中国医师协会脑胶质瘤专业委员会推荐用书

脑胶质瘤诊疗规范临床解读

CLINICAL INTERPRETATIONS OF GUIDELINES FOR DIAGNOSIS AND TREATMENT OF GLIOMA

主　审　江　涛　毛　颖

主　编　杨学军　马文斌

副主编　毛　庆　邱晓光　秦智勇　刘志雄

　　　　蒋传路　尤永平　王　樑

人民卫生出版社

·北　京·

图书在版编目（CIP）数据

脑胶质瘤诊疗规范临床解读 / 杨学军，马文斌主编
. —北京：人民卫生出版社，2021.6
ISBN 978-7-117-31637-8

Ⅰ. ①脑… Ⅱ. ①杨… ②马… Ⅲ. ①脑肿瘤 – 神经
胶质瘤 – 诊疗 Ⅳ. ①R739.41

中国版本图书馆 CIP 数据核字（2021）第 096196 号

人卫智网	www.ipmph.com	医学教育、学术、考试、健康，购书智慧智能综合服务平台
人卫官网	www.pmph.com	人卫官方资讯发布平台

脑胶质瘤诊疗规范临床解读

Naojiaozhiliu Zhenliao Guifan Linchuang Jiedu

主　　编：杨学军　　马文斌
出版发行：人民卫生出版社（中继线 010-59780011）
地　　址：北京市朝阳区潘家园南里 19 号
邮　　编：100021
E - mail：pmph @ pmph.com
购书热线：010-59787592　　010-59787584　　010-65264830
印　　刷：北京盛通印刷股份有限公司
经　　销：新华书店
开　　本：787 × 1092　1/16　　印张：18
字　　数：342 千字
版　　次：2021 年 6 月第 1 版
印　　次：2021 年 7 月第 1 次印刷
标准书号：ISBN 978-7-117-31637-8
定　　价：89.00 元

打击盗版举报电话：010-59787491　E-mail：WQ @ pmph.com
质量问题联系电话：010-59787234　E-mail：zhiliang @ pmph.com

脑胶质瘤诊疗规范临床解读

主　审　江　涛　毛　颖

主　编　杨学军　马文斌

副主编　毛　庆　邱晓光　秦智勇　刘志雄　蒋传路　尤永平　王　樑

编　者（以姓氏笔画为序）

马　杰（上海交通大学医学院附属新华医院）　　　李学军（中南大学湘雅医院）

马文斌（北京协和医院）　　　　　　　　　　　　杨学军（清华大学附属北京清华长庚医院）

王　元（中国人民解放军空军军医大学唐都医院）　杨瑞鑫（中国人民解放军南部战区总医院）

王　政（天津市环湖医院）　　　　　　　　　　　邱晓光（首都医科大学附属北京天坛医院）

王　翔（四川大学华西医院）　　　　　　　　　　汪　洋（复旦大学附属华山医院）

王　裕（北京协和医院）　　　　　　　　　　　　沈　俐（浙江大学医学院附属第二医院）

王　磊（首都医科大学附属北京天坛医院）　　　　张　伟（首都医科大学附属北京天坛医院）

王　樑（中国人民解放军空军军医大学唐都医院）　陈银生（中山大学附属肿瘤医院）

尤永平（江苏省人民医院）　　　　　　　　　　　罗承科（中南大学湘雅医院）

牛小东（四川大学华西医院）　　　　　　　　　　赵炳昊（北京协和医院）

毛　庆（四川大学华西医院）　　　　　　　　　　宫　杰（山东大学齐鲁医院）

白红民（中国人民解放军南部战区总医院）　　　　秦智勇（复旦大学附属华山医院）

庄冬晓（复旦大学附属华山医院）　　　　　　　　徐松柏（吉林大学白求恩第一医院）

刘志雄（中南大学湘雅医院）　　　　　　　　　　郭艳红（宁夏医科大学总医院）

花　玮（复旦大学附属华山医院）　　　　　　　　郭玎玎（中山大学附属肿瘤医院）

李　智（广东省人民医院）　　　　　　　　　　　梁宇超（首都医科大学附属北京天坛医院）

李文斌（首都医科大学附属北京天坛医院）　　　　蒋传路（哈尔滨医科大学附属第二医院）

李守巍（首都医科大学三博脑科医院）　　　　　　樊　星（首都医科大学附属北京天坛医院）

李志勇（南方医科大学南方医院）　　　　　　　　潘　灏（中国人民解放军东部战区总医院）

序 一

　　脑胶质瘤是最常见的颅内肿瘤，绝大多数为恶性。随着科学技术的发展，现代脑胶质瘤的诊治水平有了长足的进步。随着现代神经影像学检查（CT、MRI、PET等）的应用，脑胶质瘤不仅可以被准确定位，而且有些还可以被定性，显示与功能区的关系；显微外科、导航技术和术中MRI导航技术的结合、术中电生理监测技术包括直流电皮质和皮质下刺激技术配合术中唤醒麻醉的应用，大大提高了外科手术的安全性，并且使神经功能得以保留；基于分子生物学的精准医学制订的个体化诊治方案，不仅提高了外科手术、放射治疗和化学治疗的综合治疗的疗效和安全性，而且避免了不恰当的治疗和并发症。例如，脑胶质瘤外科手术死亡率已从41.1%（Bavis 1949）下降到低于1%（华山医院2008）；功能区脑胶质瘤手术后神经缺失发生率，在华山医院已从67%（1997）下降到4.8%；基于多个循证医学1级和2级证据支持的最大范围、安全地切除肿瘤的方案已取代一度在神经外科的悲观观点：脑胶质瘤仅做活检和放射治疗。基于替莫唑胺的术后放射治疗、化学治疗的STUPP方案，改变了脑胶质瘤化学治疗无用论。新的放射治疗技术（三维适形调强、立体定向放射治疗）和放射外科技术（伽马刀、射波刀、质子刀）不仅进一步提高了传统放射治疗的疗效，而且为术后脑胶质瘤复发的治疗提供了多种选择。

　　但是，令人遗憾的是，近15年来脑胶质瘤的综合治疗疗效停滞不前。胶质母细胞瘤的总生存期（overall survival，OS）平均在12~18个月，5年OS<10%。被寄予厚望的基因治疗和免疫治疗，虽然在临床前期（包括动物实验）和Ⅰ期、Ⅱ期临床试验有效，但是Ⅲ期临床试验均告失败（Parsons 2008，Liau 2018）。这种情况也发生在对脑脊髓外伤等的研究。例如，Hackam（2006）分析有关脑脊髓外伤动物的前瞻随机对照研究（RCT），发现：①不规范RCT应用。发表在高影响因子、被引用超过500次的76篇报告中，正确应用RCT的不到20%。②给药时间、方式和剂量存在问题，甚至模型致伤前用药。③没考虑到动物与人类的差别等。Bragge（2016）收集颅脑外伤RCT报告191篇共35 340人，内容涉及中、重型伤、院前急救、药物、手术和重症支持等。结果：全部研究无效。究其原因，存在下列问题：69% RCT样本量小（<100例）、72%为单中心、69%存在随机偏倚风险、68%存在分配隐蔽风险。多中心、大样本的RCT也不乐观，或多或少存在上述问题。

　　鉴于上述问题和为寻找破解对策，国际有识之士纷纷提出，应提高临床前期和临床试验的质量，强调研究的规范、透明和可重复性。为此，动物实验指南ARRIVE（英国2010）和CONSORT为基础的指南（NINDS 2012）又被重新强调。在脑胶质瘤的临床研究中，近来国际多学科包括神经肿瘤、神经放射、神经外科、放射肿瘤、神经心理等学科的专家组成的神经肿瘤反应评价（response assessment in neuro-oncology，RANO）工作组成立，并制定一系列临床标准方案、指南（Wen 2017）。例如，对术后进行的影像学检查，高级别脑胶质瘤须在术后3天内，低级别者在任何时间至12周内，前者应有T_1增强，后者应有T_2/FLAIR，并取替了过去习惯使用的Macdonal标准；建议用MR增强全切，可见肿瘤全切或部分切除，取替肿瘤全部或部分切除；建议设立独立的疗效评估中心，研究结果盲法分析等。另一重要的对策是强调推广和执行有关指南或共识，因为好的指南或共识是按照循证医学证据等级编写，把最新科学证据与临床实践结合。它不仅规范我们的职业行为，而且可改善服务质量、提高医疗安全性。可是，临床医师对指南或共识的知晓度和执行情况却不容乐观。Volovici（2019）调研欧洲20个国家65个医学中心，执行《欧洲重度颅脑外伤指南》的情况，结果发现75%用该指南，17%不用，8%用其他指南。在用该指南的中心中，仅38%真正执行。我国虽然有《中国中枢神经系统胶质瘤诊断和治疗指南》，且已更新3次，又有国家卫生健康委员会主持制定的《脑胶质瘤诊疗规范》（2018年版）（以下简称"规范"），但是，由于我国地广人多，难免存在对指南和规范知晓、执行的差异，导致我国各地对脑胶质瘤诊治疗效存在差别。为此，杨学军和马文斌两位教授，在江涛和毛颖两位教授的支持下，组织国内青年专家和资深专家，编写了《脑胶质瘤诊疗规范临床解读》，致力于对"规范"答疑解惑，致力于推广"规范"的正确应用。该书具有很高的参考价值。

　　本人殷切地希望，本书的出版为我们攻克胶质瘤这一人类的顽疾添砖加瓦。

中国工程院　院士
复旦大学神经外科研究所　主任
上海市神经外科临床医学中心　主任
复旦大学附属华山医院神经外科　主任
2020年10月29日

序　二

　　恶性脑胶质瘤（malignant glioma）是最常见的原发性中枢神经系统恶性肿瘤。近年来，虽然脑胶质瘤相关的基础研究和临床试验纷纭，临床诊断与治疗方法不断推陈出新，但仍面临恶性脑胶质瘤预后极差的窘境。在恶性脑胶质瘤的诊疗中，坚持诊疗的规范化、标准化和个体化，促进诊疗全程的质量控制，有望进一步改善恶性脑胶质瘤的预后。

　　神经肿瘤学是神经外科学的重要分支，中枢神经系统肿瘤的研究与临床诊疗所涉及的知识体系庞大且更新快。国内医学中心在恶性脑胶质瘤的临床诊疗中，一般均采用多学科诊疗模式（MDT），需要神经外科、放射治疗科、肿瘤化学治疗科、神经影像科、神经病理科、康复医学科等专业医师协同合作。

　　对于我国恶性脑胶质瘤临床诊疗水平的提高，多个学术组织和专家群体共同制定和推动实施的脑胶质瘤诊疗相关指南和规范起了重要推动作用。《中国中枢神经系统胶质瘤诊断和治疗指南》是我国首个脑胶质瘤诊治指南，获得临床医师的普遍认可和遵循，已连续更新3版。由中国专家制定的"CGCG clinical practice guidelines for the management of adult diffuse gliomas"和"Clinical practice guideline for the diagnosis and treatment of adult glioma-related epilepsy"更是将中国脑胶质瘤诊治的相关指南推向了世界。2018年12月国家卫生健康委员会颁布了《脑胶质瘤诊疗规范》（2018年版），将国际上高级别循证医学证据的诊疗方法和中国实际情况相结合，以行政手段推动了我国脑胶质瘤的临床诊疗标准与规范的实施，努力使我国神经肿瘤诊断与治疗标准保持与国际先进水平同步。

　　本书由参与《脑胶质瘤诊疗规范》（2018年版）制定的知名专家和青年才俊撰写，旨在促进脑胶质瘤肿瘤质控体系建立，强化我国脑胶质瘤的诊断与治疗能力和规范化程度，保障医疗质量与安全，推进诊断与治疗新技术的应用。本书内容丰富，图文并茂，实用性强，采纳国内外诊疗共识和前沿研究成果，可供神经外科和相关学科的青年医师、学者和研究生参考。

中国科学院　院士
国家神经系统疾病临床医学研究中心　主任
首都医科大学神经外科学院　院长
首都医科大学附属北京天坛医院神经外科　教授
2020年10月22日

前　言

恶性脑胶质瘤是中枢神经系统最常见的恶性肿瘤，迄今5年生存率仍不足10%。近十年来，在新型化学治疗和生物治疗的推动下，其他系统恶性肿瘤疗效有了不同程度的改善，但恶性脑胶质瘤仍面临新疗法匮乏、复发后无标准方案的诊疗困惑，凸显其难治性。

《中国中枢神经系统胶质瘤诊断和治疗指南》是我国首个脑胶质瘤诊治指南，在周良辅院士领导下已连续更新3版，极大促进了脑胶质瘤的临床诊疗。近年来，国内不同专业学术团体、专家群体也制定了不同专业特色的脑胶质瘤诊治共识、指南，在唤醒状态下脑功能区胶质瘤手术、成人幕上低级别脑胶质瘤手术、脑胶质瘤分子诊疗、脑干胶质瘤综合诊疗、脑胶质瘤放射治疗、脑胶质瘤免疫和靶向治疗、脑胶质瘤多学科诊治（MDT）、弥漫性脑胶质瘤相关性癫痫诊疗等方面给出了专业性的指导。

2018年12月国家卫生健康委员会主持制定并颁布了《脑胶质瘤诊疗规范》（2018年版），连同其他17个恶性肿瘤的诊疗规范，以国家行政命令形式要求各地各级卫生健康委员会遵照执行，目的是提高我国脑胶质瘤的诊疗能力和规范化水平、配合抗肿瘤药品有关政策的调整、保障医疗质量与安全、推进诊疗新技术的应用。本书的撰写主旨是通过对"规范"的详细解读，在卫生与健康管理层面，加大诊疗管理工作力度，建立健全的肿瘤质控体系，推进治疗新技术应用，加强医疗质量管理；在脑胶质瘤相关诊疗层面，规范肿瘤的诊疗行为，提高医院诊疗水平，确定质量管理目标。

本书共设十五章来对应《脑胶质瘤诊疗规范》（2018年版）的内容，以诊疗流程及诊疗方式为线索，解读影像学诊断、病理学诊断及分子病理学诊断、手术治疗、放射治疗、药物治疗、电场治疗、康复治疗、多学科诊疗；以特征性病情的诊疗为线索，解读合并癫痫症状的脑胶质瘤，复发脑胶质瘤、老年脑胶质瘤、儿童脑胶质瘤、弥漫性中线胶质瘤、较低级别脑胶质瘤。本书力图规范与实践相结合，各章均设"诊疗规范专家解读"及"诊疗规范实践中的常见问题"两个部分，前一部分主要由参与规范制定的资深专家写作，后一部分在问题征集的基础上由新锐青年骨干学者解答。

期待本书能够为我国卫生与健康管理者和医疗服务提供者在脑胶质瘤疾病诊

疗的优化、系统化、规范化和脑胶质瘤质控体系建立方面提供帮助，也期待有益于青年医师和研究生系统学习脑胶质瘤的诊疗知识。因时间和条件限制，书中难免有不足之处，欢迎读者诸君批评指正。

复旦大学附属华山医院神经外科主任、中国工程院院士周良辅教授，国家神经系统疾病临床医学研究中心主任、中国科学院院士赵继宗教授对《脑胶质瘤诊疗规范临床解读》的出版非常关心，百忙之中通读本书并作序，在此表示衷心感谢！

杨学军

2020年9月

目　录

第一章　脑胶质瘤诊疗规范概述解读 ··················· 1

第一节　诊疗规范专家解读 ··························· 1

1. 脑胶质瘤临床诊治领域相关指南/共识的国内外现状 ········· 3
2. 未来指南的方向 ······························· 10

第二节　诊疗规范实践中的常见问题 ··················· 15

1. 国内外脑胶质瘤的发病率和病死率 ················· 15
2. 脑胶质瘤的症状和体征 ························· 16
3. 脑胶质瘤治疗的原则和目标 ····················· 17
4. NCCN中枢神经系统肿瘤诊疗指南的证据级别 ········· 17
5. 《中国中枢神经系统胶质瘤诊断与治疗指南》的证据级别 ··· 17
6. "CGCG Clinical Practice Guidelines for the Management of Adult Diffuse Gliomas" 的证据级别和推荐级别 ·············· 17

第二章　脑胶质瘤影像学诊断解读 ··················· 19

第一节　诊疗规范专家解读 ··························· 19

1. 弥漫性脑胶质瘤的病理级别与影像学相关问题 ·········· 20
2. 弥漫性脑胶质瘤风险预测与影像学相关问题 ············ 22
3. 弥漫性脑胶质瘤的鉴别诊断 ····················· 22
4. 弥漫性脑胶质瘤疗效评估的相关影像学问题 ············ 24

第二节　诊疗规范实践中的常见问题 ··················· 35

1. 脑胶质瘤常用的影像学检查有哪些? ················ 35
2. CT检查对脑胶质瘤的诊断有哪些帮助? ·············· 36
3. MRI对脑胶质瘤诊断有哪些优缺点? 能替代CT吗? ······ 36
4. 多模态MRI检查通常包括哪些? 各有什么意义? 在脑胶质瘤级别鉴别中的意义? ························· 37
5. PET检查脑胶质瘤有哪些示踪剂? 各有什么特点? 在脑胶质瘤级别鉴别中的意义? ······················· 38

6. 神经外科临床医师对神经影像学诊断的要求有哪些？ ·············· 39

7. 弥漫性低级别脑胶质瘤的MRI特点有哪些？ ······················· 39

8. 多形性黄色星形细胞瘤的MRI特点有哪些？ ······················· 41

9. 第三脑室脊索样型脑胶质瘤的MRI特点有哪些？ ··················· 42

10. 毛细胞型星形细胞瘤的MRI特点有哪些？ ························· 42

11. 胶质母细胞瘤的MRI特点有哪些？ ······························· 43

12. 室管膜肿瘤的MRI特点有哪些？ ································· 44

13. 脑转移瘤与脑胶质瘤的影像学鉴别要点有哪些？ ················· 45

14. 脑脓肿与脑胶质瘤的影像学鉴别要点有哪些？ ··················· 47

15. 脑胶质瘤治疗后影像学评估标准是什么？ ······················· 48

16. 脑胶质瘤病人综合治疗后出现影像学进展性病灶需考虑哪些情况？
    如何鉴别以及治疗？ ·· 49

17. 为什么强调要在术后72小时内复查磁共振？ ····················· 50

第三章　脑胶质瘤病理学及分子病理学解读 ····················· 51

第一节　诊疗规范专家解读 ···································· 51

1. 2016年版《WHO中枢神经系统肿瘤分类》概述 ··················· 51

2. IDH突变状态与脑胶质瘤病理诊断的分级和分型 ················· 56

3. 弥漫性中线胶质瘤 ··· 62

4. 其他星形细胞肿瘤 ··· 64

5. 室管膜肿瘤 ··· 65

6. 其他脑胶质瘤 ··· 65

7. 儿童脑胶质瘤 ··· 66

第二节　诊疗规范实践中的常见问题 ···························· 69

1. 脑胶质瘤进行病理学检查及基因检测的意义是什么？ ············· 69

2. 大体病理和分子病理在脑胶质瘤诊断中如何整合？ ··············· 70

3. 脑胶质瘤分子病理如何开展，如何选择指标？ ··················· 70

4. 脑胶质瘤分子病理报告如何解读？ ······························· 71

5. 脑胶质瘤病理检测常用的免疫组化染色指标有哪些？有什么临床
    意义？ ·· 72

6. 对于不能做分子检测的基层医院，神经病理的形态学诊断对临床
    还有价值吗？ ·· 73

7. 全基因组测序目前对脑胶质瘤诊断和临床治疗的意义何在？ ········ 73

8. 不同肿瘤部位之间的异质性对病理诊断的影响是什么？ …………… 74

9. 2016年版《WHO中枢神经系统肿瘤分类》中脑胶质瘤病理诊断主
要有哪些更新？ …………………………………………………… 75

10. 立体定向穿刺活检时快速病理确诊脑胶质瘤的准确性如何，是否
有办法提高？ ……………………………………………………… 76

第四章 脑胶质瘤手术治疗解读 ………………………………… 77

第一节 诊疗规范专家解读 …………………………………………… 77

1. 概述 ………………………………………………………………… 77

2. 高级别和低级别脑胶质瘤的手术治疗 ……………………………… 82

3. 复发脑胶质瘤的手术治疗 …………………………………………… 84

4. 功能区脑胶质瘤的手术治疗 ………………………………………… 84

5. 合并癫痫症状脑胶质瘤的手术治疗 ………………………………… 89

第二节 诊疗规范实践中的常见问题 …………………………………… 92

1. 手术很难实现脑胶质瘤的彻底切除，为什么还要进行手术？ …… 92

2. 脑胶质瘤手术方式有哪些，如何选择？ …………………………… 93

3. 如何判断手术切除程度？ …………………………………………… 94

4. 高级别脑胶质瘤手术中的注意事项有哪些？ ……………………… 94

5. 低级别脑胶质瘤手术中的特殊性有哪些？ ………………………… 95

6. 多发脑胶质瘤切除手术如何确定手术方案？ ……………………… 96

7. 复发脑胶质瘤手术时机如何把握？什么样的复发病人手术获益更大？ … 96

8. 功能区脑胶质瘤如何界定，是否均需要进行唤醒手术？ ………… 97

9. 唤醒手术需要进行哪些术前评估内容？病人需要进行哪些准备？ … 97

10. 术中辅助技术包括哪些？其对外科医师的指导作用在哪里？ …… 98

11. 术中唤醒时语言区监测如何进行？ ………………………………… 99

12. 哪些脑干脑胶质瘤适合进行手术？ ………………………………… 99

13. 脑干脑胶质瘤的手术入路有哪些？如何选择？ …………………… 100

14. 合并癫痫的脑胶质瘤病人手术注意事项有哪些？ ………………… 101

15. 抗癫痫药物的围手术期应用及术后停药策略有哪些？ …………… 101

第五章 脑胶质瘤放射治疗解读 ………………………………… 103

第一节 诊疗规范专家解读 …………………………………………… 103

1. 高级别脑胶质瘤的放射治疗 ………………………………………… 103

2．低级别脑胶质瘤的放射治疗 ·· 105

3．室管膜肿瘤的放射治疗 ·· 105

4．放射性脑损伤 ·· 106

第二节　诊疗规范实践中的常见问题 ·· 108

1．脑胶质瘤术后放射治疗适应证是什么？ ····································· 108

2．脑胶质瘤术后放射治疗何时介入？ ·· 109

3．放射治疗技术有哪些？如何选择？ ·· 109

4．在脑胶质瘤放射治疗靶区勾画中，如何应用好磁共振？ ············· 109

5．高级别脑胶质瘤术后放射治疗靶区勾画中，水肿带是否包括？ ···· 110

6．低级别脑胶质瘤预后的高危因素有哪些？ ·································· 110

7．室管膜肿瘤术后放射治疗适应证是什么？ ·································· 111

8．室管膜肿瘤术后放射治疗的范围是什么？ ·································· 111

9．如何评估复发脑胶质瘤再程放射治疗的安全性？ ······················ 112

10．如何减少放射性脑损伤？ ·· 112

11．脑胶质瘤治疗中如何应用FSRT或SRS？ ································· 113

12．术后放射治疗对高级别脑胶质瘤生存的影响有哪些？ ··············· 113

13．高级别脑胶质瘤术后放射治疗开始时间与生存的关系是什么？ ··· 113

14．TMZ在GBM病人放射治疗中的应用价值是什么？ ··················· 114

第六章　脑胶质瘤诊疗规范关于药物治疗的解读 ························· 115

第一节　诊疗规范专家解读 ··· 115

1．化学治疗 ··· 115

2．靶向与免疫治疗 ·· 120

3．关于临床试验 ·· 124

第二节　诊疗规范实践中的常见问题 ·· 127

1．脑胶质瘤的化学治疗有什么基本原则？ ····································· 127

2．低级别脑胶质瘤的病人需要化学治疗吗？ ·································· 128

3．低级别脑胶质瘤病人复发后有什么化学治疗方案可以选择？ ········ 129

4．WHO Ⅲ级脑胶质瘤需要化学治疗吗？ ····································· 129

5．WHO Ⅲ级脑胶质瘤化学治疗有什么选择？如何选择？ ············· 130

6．胶质母细胞瘤术后一般状况不同，如何选择化学治疗方案？ ········ 130

7．年龄大于70岁的胶质母细胞瘤病人，术后需要化学治疗吗？ ········ 130

8．年龄小于70岁的胶质母细胞瘤，术后放射治疗后，有什么化学治

　　　　疗方案的选择？ ·· 132

　　9. 对于MGMT未甲基化的术后新诊断的脑胶质瘤病人，目前如何进
　　　　行一线用药，达到最佳治疗目的？ ····················· 132

　　10. 弥漫性中线胶质瘤的病人，化学治疗有什么方案可以选择？ ······ 132

　　11. 哪些室管膜瘤病人可以考虑化学治疗？ ··················· 133

　　12. 胶质肉瘤术后是否需要常规放射治疗、化学治疗？ ·········· 134

　　13. 胶质母细胞瘤病人有什么靶向药物选择？ ················· 134

　　14. 放射治疗与靶向药物治疗（尤其是抗血管治疗）联合是否存在时
　　　　序性？同步还是一前一后？哪种可能使病人获益更明显？ ····· 136

　　15. 基因检测后病人假如对放射治疗、化学治疗均不敏感，下一步如
　　　　何制定放射治疗、化学治疗方案？如提示有靶向药物可能位点，能
　　　　建议吃靶向药吗？ ······································· 136

　　16. 胶质母细胞瘤复发后有什么化学治疗方案可以选择？ ········ 137

　　17. 间变性脑胶质瘤病人复发后有什么化学治疗方案可以选择？ ······ 138

　　18. 组合或联合药物治疗有什么样的应用前景？对上述两种方法的药
　　　　物筛选中又有什么样的建议呢？ ·························· 140

第七章　脑胶质瘤肿瘤电场治疗解读 ······························ 141

第一节　诊疗规范专家解读 ··· 141

　　1. 背景和概念 ··· 141

　　2. 电场治疗的抗肿瘤机制 ····································· 142

　　3. 肿瘤电场治疗的临床研究 ··································· 144

　　4. 小结与展望 ··· 150

第二节　诊疗规范实践中的常见问题 ································· 152

　　1. 什么是肿瘤电场治疗？ ····································· 152

　　2. 肿瘤电场治疗的适应证及禁忌证是什么？ ··················· 153

　　3. 肿瘤电场治疗强度是否随距离衰减，能到达深层组织吗？ ······· 153

　　4. 肿瘤电场治疗对脑内的正常细胞有影响吗？ ················· 153

　　5. 肿瘤电场治疗的主要不良反应及其处理原则是什么？ ·········· 154

　　6. 肿瘤电场治疗对GBM的效果怎么样，临床研究证据有什么？ ···· 154

　　7. 影响肿瘤电场治疗疗效的因素有哪些？ ····················· 156

　　8. 常规GBM预后因素是用来筛选肿瘤电场治疗使用病人的标准吗
　　　　（手术切除范围、MGMT、年龄）？ ······················ 156

9. 肿瘤电场治疗多久后可以看到病人的应答？ …………………… 156
10. 为什么肿瘤电场治疗要在放射治疗/TMZ治疗后才开始，而不是在
放射治疗/TMZ治疗期间？ …………………………………… 157
11. 护理人员接触接受肿瘤电场治疗的病人时，是否存在暴露风险？ … 157
12. 病人进行影像检查（MRI/CT）时是否需要移除电极贴片？ …… 158
13. 病人接受肿瘤电场治疗的简易流程是什么？ ………………… 158
14. 当肿瘤出现进展时肿瘤电场治疗是否停止？ ………………… 158

第八章　合并癫痫症状的脑胶质瘤诊疗解读…………………… 159

第一节　诊疗规范专家解读 ……………………………………… 159
1. GRE的特点 ……………………………………………………… 159
2. GRE的诊断 ……………………………………………………… 160
3. GRE的治疗 ……………………………………………………… 161
4. GRE与肿瘤复发的关系 ………………………………………… 164

第二节　诊疗规范实践中的常见问题 …………………………… 166
1. 脑胶质瘤病人中癫痫的发病率是多少？对病人有哪些影响？ … 166
2. GRE的高危因素有哪些？ ……………………………………… 167
3. GRE诊断中要注意的问题有哪些？ …………………………… 167
4. GRE病人在AEDs的选择应用上要注意哪些问题？ ………… 168
5. 哪些脑胶质瘤病人需要在围手术期预防性使用AEDs？ …… 168
6. 对于接受AEDs治疗的脑胶质瘤病人，应如何指导其减用或停用
AEDs？ ………………………………………………………… 168
7. 手术治疗对于脑胶质瘤相关癫痫的控制效果如何，术中应注意哪
些问题？ ……………………………………………………… 168
8. 唤醒麻醉下直接电刺激诱发的术中癫痫应如何处理？ ……… 169
9. 脑胶质瘤病人术后早期出现癫痫发作应如何处理？ ………… 169
10. 放射治疗或化学治疗等治疗方式对控制脑胶质瘤相关癫痫是否
有效？ ………………………………………………………… 169

第九章　复发脑胶质瘤诊疗解读………………………………… 170

第一节　诊疗规范专家解读 ……………………………………… 170
1. 脑胶质瘤复发概述 …………………………………………… 170
2. 复发脑胶质瘤的手术治疗 …………………………………… 171

3．复发脑胶质瘤的放射治疗 ……………………………………… 171

4．复发脑胶质瘤的药物治疗 ……………………………………… 171

5．复发脑胶质瘤的免疫治疗 ……………………………………… 172

6．复发脑胶质瘤的机制 …………………………………………… 172

7．复发脑胶质瘤的鉴别诊断 ……………………………………… 173

第二节　诊疗规范实践中的常见问题 ……………………………………… 175

1．如何定义复发脑胶质瘤? ……………………………………… 175

2．如何理解复发脑胶质瘤与原发肿瘤位置关系以及转移、播散途径? … 176

3．病人脑胶质瘤复发与放射性脑损伤如何鉴别诊断? …………… 177

4．复发脑胶质瘤再次手术是否需要再次分子病理检测? ………… 178

5．复发脑胶质瘤治疗方式如何选择? …………………………… 178

6．复发脑胶质瘤再放射治疗方式如何选择? …………………… 179

7．复发脑胶质瘤如何选择适宜的化学治疗和靶向治疗方案? …… 180

8．肿瘤电场治疗是否适合复发脑胶质瘤治疗? ………………… 180

9．继发高级别脑胶质瘤预后及治疗选择是什么? ……………… 181

10．如何评价立体定向活检手术、立体定向放射治疗在复发脑胶质瘤
中的作用? …………………………………………………… 182

第十章　老年脑胶质瘤诊疗解读 …………………………………………… 183

第一节　诊疗规范专家解读 ………………………………………………… 183

1．老年脑胶质瘤分子遗传学 ……………………………………… 184

2．老年脑胶质瘤的术前综合评估 ………………………………… 184

3．老年脑胶质瘤病人的手术治疗 ………………………………… 188

4．老年脑胶质瘤病人的放射治疗 ………………………………… 189

5．老年脑胶质瘤病人的化学治疗及其他辅助治疗 ……………… 189

6．老年脑胶质瘤的电场治疗 ……………………………………… 190

7．老年脑胶质瘤治疗方案的选择与优先性 ……………………… 191

8．证据总结和推荐 ………………………………………………… 191

第二节　诊疗规范实践中的常见问题 ……………………………………… 193

1．如何定义老年病人? …………………………………………… 193

2．老年脑胶质瘤病人的发病率及疾病特点与年轻人有哪些不同? … 193

3．老年病人的治疗方案如何选择? ……………………………… 194

4．老年病人是否需要行分子病理检测以及对治疗的意义? ……… 196

5. 老年病人能耐受手术治疗吗？ ·· 196

6. 肿瘤电场治疗是否适合老年脑胶质瘤治疗？ ······················ 197

7. 对于老年病人不进行放射治疗、化学治疗等抗肿瘤治疗就等于"放弃"吗？ ·· 197

第十一章　儿童脑胶质瘤诊疗解读 ······································· 199

第一节　诊疗规范专家解读 ·· 199

1. 儿童低级别脑胶质瘤 ·· 199

2. 儿童高级别脑胶质瘤 ·· 203

第二节　诊疗规范实践中的常见问题 ··· 208

1. 儿童脑胶质瘤常见哪些类型，发生率多少，预后怎样？ ······ 208

2. 儿童脑胶质瘤的主要临床症状有哪些？ ··························· 209

3. 儿童脑胶质瘤影像学诊断是什么？ ·································· 209

4. 儿童视路脑胶质瘤的诊治现状是什么？ ··························· 210

5. 儿童脑胶质瘤的手术治疗是什么？ ·································· 210

6. 儿童脑干胶质瘤治疗现状是什么？ ·································· 211

7. 何为儿童弥漫性中线胶质瘤？ ··· 212

8. 儿童脑胶质瘤在分子病理检测上的特点及临床意义有哪些？ ······· 213

9. 对于不可完全切除/不可切除，复发或进展脑胶质瘤的治疗方法是什么？ ··· 214

10. 儿童室管膜瘤的治疗现状是什么？ ································· 214

第十二章　弥漫性中线胶质瘤诊疗解读 ······························ 216

第一节　诊疗规范专家解读 ·· 216

1. 弥漫性中线胶质瘤的流行病学 ··· 217

2. 弥漫性中线胶质瘤的临床特征 ··· 218

3. 弥漫性中线胶质瘤的分子机制 ··· 219

4. 弥漫性中线胶质瘤的诊断 ·· 220

5. 弥漫性中线胶质瘤的治疗方案 ··· 222

第二节　诊疗规范实践中的常见问题 ··· 226

1. 弥漫性中线胶质瘤的定义及诊断标准是什么？ ················ 226

2. 弥漫性中线胶质瘤的好发人群有哪些？ ··························· 227

3. 中线部位的脑胶质瘤，比如常见的丘脑胶质瘤、脑干胶质瘤，是

否都可诊断为弥漫性中线胶质瘤？ ⋯⋯⋯⋯⋯⋯⋯⋯⋯⋯⋯ 227

4. 弥漫内生性脑桥胶质瘤（DIPG）是否为弥漫性中线胶质瘤？ ⋯⋯ 228

5. 非中线部位脑胶质瘤，但具有H3K27M突变的，是否为弥漫性中线
胶质瘤？ ⋯⋯⋯⋯⋯⋯⋯⋯⋯⋯⋯⋯⋯⋯⋯⋯⋯⋯⋯⋯⋯⋯ 228

6. 组织类型为弥漫星形细胞瘤（WHO Ⅱ级），但具有H3K27M突变，
是否诊断为弥漫性中线胶质瘤？ ⋯⋯⋯⋯⋯⋯⋯⋯⋯⋯⋯⋯ 228

7. 组织类型为毛细胞性星形细胞瘤、节细胞胶质瘤、室管膜瘤的，
但具有H3K27M突变，是否诊断为弥漫性中线胶质瘤？ ⋯⋯⋯⋯ 229

8. 弥漫性中线胶质瘤的预后如何？相比胶质母细胞瘤，2年总体生存
率是好还是差？ ⋯⋯⋯⋯⋯⋯⋯⋯⋯⋯⋯⋯⋯⋯⋯⋯⋯⋯⋯ 229

9. 手术在弥漫性中线胶质瘤治疗中的价值如何？如何选择手术切除还
是活检术？ ⋯⋯⋯⋯⋯⋯⋯⋯⋯⋯⋯⋯⋯⋯⋯⋯⋯⋯⋯⋯ 229

10. 弥漫性中线胶质瘤术后使用胶质母细胞瘤标准的STUPP放射治疗、
化学治疗方案效果有限，还可以考虑使用哪些治疗手段？电场治
疗在弥漫性中线胶质瘤中的应用前景如何？ ⋯⋯⋯⋯⋯⋯⋯ 230

第十三章　较低级别脑胶质瘤诊疗概述 ⋯⋯⋯⋯⋯⋯⋯⋯⋯ 231

第一节　诊疗规范专家解读 ⋯⋯⋯⋯⋯⋯⋯⋯⋯⋯⋯⋯⋯⋯ 231

1. 病理 ⋯⋯⋯⋯⋯⋯⋯⋯⋯⋯⋯⋯⋯⋯⋯⋯⋯⋯⋯⋯⋯⋯ 231

2. 影像学表现 ⋯⋯⋯⋯⋯⋯⋯⋯⋯⋯⋯⋯⋯⋯⋯⋯⋯⋯⋯ 232

3. 预后 ⋯⋯⋯⋯⋯⋯⋯⋯⋯⋯⋯⋯⋯⋯⋯⋯⋯⋯⋯⋯⋯⋯ 233

4. 观察 ⋯⋯⋯⋯⋯⋯⋯⋯⋯⋯⋯⋯⋯⋯⋯⋯⋯⋯⋯⋯⋯⋯ 234

5. 手术 ⋯⋯⋯⋯⋯⋯⋯⋯⋯⋯⋯⋯⋯⋯⋯⋯⋯⋯⋯⋯⋯⋯ 234

6. 放射治疗 ⋯⋯⋯⋯⋯⋯⋯⋯⋯⋯⋯⋯⋯⋯⋯⋯⋯⋯⋯⋯ 235

7. 化学治疗 ⋯⋯⋯⋯⋯⋯⋯⋯⋯⋯⋯⋯⋯⋯⋯⋯⋯⋯⋯⋯ 237

8. 靶向抗血管治疗 ⋯⋯⋯⋯⋯⋯⋯⋯⋯⋯⋯⋯⋯⋯⋯⋯⋯ 239

9. 靶向IDH的治疗 ⋯⋯⋯⋯⋯⋯⋯⋯⋯⋯⋯⋯⋯⋯⋯⋯⋯ 240

10. 电场治疗 ⋯⋯⋯⋯⋯⋯⋯⋯⋯⋯⋯⋯⋯⋯⋯⋯⋯⋯⋯ 240

11. 复发 ⋯⋯⋯⋯⋯⋯⋯⋯⋯⋯⋯⋯⋯⋯⋯⋯⋯⋯⋯⋯⋯ 241

12. 总结 ⋯⋯⋯⋯⋯⋯⋯⋯⋯⋯⋯⋯⋯⋯⋯⋯⋯⋯⋯⋯⋯ 241

第二节　诊疗规范实践中的常见问题 ⋯⋯⋯⋯⋯⋯⋯⋯⋯⋯ 244

1. 何为较低级别脑胶质瘤，与传统低级别脑胶质瘤有何区别？ ⋯⋯ 244

2. 较低级别脑胶质瘤的手术治疗原则是什么？ ⋯⋯⋯⋯⋯⋯ 245

3．如何面对术前和术中对较低级别脑胶质瘤诊断的不确定性？ ········· 245

4．分子病理和传统病理诊断在取样偏倚现象方面是否会有所不同？ ··· 246

5．较低级别脑胶质瘤是否切除范围越大远期获益越大？ ·············· 246

6．在分子诊断时代，放射治疗在较低级别脑胶质瘤辅助治疗中的权重
如何？ ·· 247

7．较低级别脑胶质瘤放射治疗时机的选择是否有变化？ ·············· 247

8．分子分型时代，对于较低级别脑胶质瘤，放射治疗的最佳剂量是
否有变化？ ·· 248

9．新的分子分型后，较低级别脑胶质瘤放射治疗晚期并发症是否有
变化？ ·· 248

10．分子诊疗时代，较低级别脑胶质瘤的化学治疗有何变化？ ········· 249

第十四章　脑胶质瘤康复治疗解读 ···································· 251

第一节　诊疗规范专家解读 ··· 251

1．脑胶质瘤所致功能障碍的康复评定 ····························· 251

2．脑胶质瘤所致功能障碍的康复治疗 ····························· 252

3．脑胶质瘤康复的模式 ··· 254

第二节　诊疗规范实践中的常见问题 ································· 255

1．哪些脑胶质瘤病人需要康复治疗？ ····························· 255

2．脑胶质瘤病人康复治疗的合适时机是什么？ ····················· 255

3．脑胶质瘤病人康复治疗执行科室是什么？ ······················· 255

4．对功能结构已发生器质性破坏者，康复治疗是否真能奏效？ ········· 256

5．一级康复是否影响切口愈合、增加瘤腔出血概率？ ················ 256

6．儿童脑胶质瘤病人心理康复治疗的时机、方法和标准与成人病人的
异同有哪些？ ·· 256

7．脑胶质瘤康复治疗是否需个体化？ ····························· 257

8．邀请和安排脑胶质瘤病人参与脑胶质瘤学术会议（国外模式）是否
属于脑胶质瘤康复治疗方式之一？ ····························· 257

9．心理治疗何时开始，心理治疗的原则和目的有哪些？ ·············· 257

10．脑胶质瘤康复治疗疗效的影响因素有哪些？ ····················· 258

第十五章　脑胶质瘤多学科诊疗解读 ……………………………………… 259

第一节　诊疗规范专家解读 ……………………………………………… 259
第二节　诊疗规范实践中的常见问题 …………………………………… 264
  1. MDT在脑胶质瘤诊疗中的作用是什么？ ……………………………… 264
  2. 脑胶质瘤MDT的核心人员构成有哪些？ …………………………… 265
  3. 脑胶质瘤MDT团队除了核心成员外，还需要哪些辅助人员参与？ … 266
  4. MDT在脑胶质瘤病人诊疗的哪个阶段介入？ ……………………… 266
  5. 脑胶质瘤的MDT临床运作形式主要有哪些？ ……………………… 266
  6. 脑胶质瘤MDT门诊的病人转诊、预约与筛选如何进行？ ………… 267
  7. MDT讨论会可否以网络会议形式进行多中心的讨论？ …………… 267
  8. 经MDT讨论给出诊疗意见的病例后续随访与反馈如何进行？ …… 267
  9. 如何对MDT的病史资料及临床数据进行管理？ …………………… 268
  10. 通过什么渠道，如何对脑胶质瘤病人及家属进行MDT诊疗模式的
     宣教？ ………………………………………………………………… 268

第一章
脑胶质瘤诊疗规范概述解读

第一节 诊疗规范专家解读

恶性肿瘤（癌症）已经成为严重威胁中国人群健康的主要公共卫生问题之一，根据"2015年中国恶性肿瘤流行情况分析"显示，因恶性肿瘤死亡占居民全部死因的23.91%。近十多年来，恶性肿瘤发病率每年保持约3.9%的增幅，死亡率每年保持2.5%的增幅。与历史数据相比，癌症负担呈持续上升态势，防控形势非常严峻。

中枢神经系统（central nervous system，CNS）的恶性肿瘤包括原发于颅内和椎管内的肿瘤，以及从远隔部位转移或由邻近结构侵犯至CNS的肿瘤。历版《五大洲癌症发病率》中，恶性脑肿瘤的发病率和致死率一般位居第10位左右。2018年国家癌症中心汇总2015年全国肿瘤登记资料，恶性脑肿瘤发病率居第9位，致死率居第8位。

近30年来，原发性恶性脑肿瘤发病率逐年递增，年增长率为1%~2%。据统计，脑胶质瘤占所有中枢神经系统肿瘤的27%，约占恶性脑肿瘤的80%，其中以胶质母细胞瘤发病率最高，约为46.1%。新诊断胶质母细胞瘤年龄别发病率随年龄增长，在74~79岁年龄段达到高峰，中位年龄为64岁。中枢神经系统的功能重要，生长于脑的恶性肿瘤医疗干预十分困难。以手术为主的综合治疗仍是恶性脑胶质瘤治疗的总原则，但是无论是在重要功能区实现最大安全切除，还是在辅助治疗及疗效评估方面，方法手段仍然缺乏。以新诊断的胶质母细胞瘤（glioblastoma，GBM）为例，在未来相当长的时间内仍需继续采用现有标准治疗方案，即手术、放射治疗联合替莫唑胺同步化学治疗以及替莫唑胺序贯化学治疗。新近循证医学证据支持把肿瘤电场治疗（tumor-treating fields，TTFields）加入新诊断胶质母细胞瘤的一线治疗。遗憾的是，继贝伐珠单抗可以延长新诊断胶质母细胞瘤的无进展生存期（progression free survival，PFS）而不延长总生存期（overall survival，

OS）的Ⅲ期临床试验结果之后，新型靶向药物、免疫检查点抑制剂或其他抗肿瘤免疫疗法在新诊断或复发性胶质母细胞瘤中均未能通过Ⅲ期临床试验。与颅外其他恶性肿瘤相比，恶性脑胶质瘤面临缺乏新疗法的困境主要原因有：缺乏良好的动物模型、血-脑屏障的阻碍、缺乏简单直接的治疗靶点、参与的信号转导通路过多、空间及时间的异质性、肿瘤干细胞抵抗、复杂的肿瘤微环境等。相对于人体其他系统或器官的恶性肿瘤，胶质母细胞瘤发病率相对较低、肿瘤的组织学和分子改变更具有不均一性，导致新疗法极其缺乏，而目前胶质母细胞瘤的各种临床试验均为标准的临床试验，试验组仅接受一种治疗干预，试验方案一旦实施就不再修改，试验得出结果一般需要2～7年的时间。现有临床试验效能低下，亟需创新性临床试验体系的支持。2015年，全球胶质母细胞瘤适应性临床创新试验体系（glioblastoma multiforme adaptive global innovative learning environment，GBM AGILE）的设想被提出，参与者多达150人，包括临床医师、研究人员、生物统计学家、影像学专家、病理学专家、来自政府和企业的领袖、病人利益的倡导者等，美国国家癌症研究基金会主席兼CEO巴素娟女士和很多国家癌症基金会资助过的科学家是重要的推动力量。2019年6月，在多年合作的基础上，全球适应性研究联盟（global coalition for adaptive research，GCAR）正式发起GBM AGILE。

GBM AGILE是针对胶质母细胞瘤进行无缝推理而设计的Ⅱ/Ⅲ期平台试验体系。这是一个双阶段、多臂的试验平台。所纳入的试验组与对照组进行比较，以评估治疗手段对生存的影响，并在评估完成后脱离试验。在试验的第一阶段，首先基于病人临床亚型与分子亚型采用适应性随机化分组，评估多种治疗手段（包括联合治疗），确定每个有希望的治疗手段的适应证。接着这些有希望的治疗手段被筛选进入第二阶段，在小队列病人中进行固定随机对照试验来确定其疗效和适应证。GBM AGILE试验设计加速了试验参与者接受先进治疗的过程，而广泛定义的合格标准也能从更多的病人那里获得信息。无缝的推理设计意味着高效的治疗手段在试验过程中进展迅速，并更快地注册，进入监管审查，最终成为临床常规治疗。不符合验证阶段（第二阶段）标准的、有希望的治疗手段在退出试验时，会利用试验获得的大量数据来重新完善生物标志物的假设，并在试验之外再做出其去留的决定。

GBM AGILE与标准的临床试验有很大的不同。除了其他试验平台所共同具有的创新点，如可以增加和减少实验臂、在生物标志物确定的亚组中进行自适应性随机化、在同一个试验方案中能够处理多个假设，GBM AGILE独特的创新之处在于其可以由筛选阶段无缝过渡到第二个验证阶段，以支持注册。作为同时具有一定广度和创新性的人群来源的试验设计，GBM AGILE将创建一个识别胶质母细胞瘤的有效治疗方法和生物标记物的学习环境。通过对新诊断和复发性肿瘤病人的表现进行统计汇总，并将其纳入统计模型中，试验设计将有助于整合原本不相关的知识，从中学习到何种治疗方案针对哪一类病人有效，由此可将成功的试验结果应用到下一位病人身上。这将减少药物开发过程的时间并大幅降低成本。即使是那些没有进展到验证阶段的试验臂，也可能产生有价值的数据来完善生物标志物假设，并为GBM AGILE以外的试验提供更好的决策。新诊断和复发病人全覆盖、持续存在的试验平台结构确保了更多病人的参与。GBM AGILE让我们有更多的机会认识这种致命肿瘤的发生机制并提供更好的治疗选择，试验平台所孕育的合作与创新环境为其他罕见疾病新疗法的开发树立了典范。

2019—2020年度GBM AGILE首先在美国和澳大利亚启动，随后将在中国和其他国家开展，以便能快速招募到大量病人。GBM AGILE中国合作单位包括首都医科大学附属北京天坛医院、中国人民解放军总医院、北京协和医院、复旦大学附属华山医院、四川大学华西医院、天津医科大学总医院、中国人民解放军空军军医大学唐都医院、中山大学肿瘤防治中心。GBM AGILE合作平台对我国精准医疗战略的发展是十分有利的，可以提高我国在国际新药临床研发标准制定方面的话语权，进一步强化以科技创新驱动的医药产业发展。

1. 脑胶质瘤临床诊治领域相关指南 / 共识的国内外现状

（1）国际指南/共识现状： 脑胶质瘤诊治领域相关指南的制定是随着对疾病认识水平提高而出现的，是国家或地区医学实力的体现。国际上，脑胶质瘤领域的指南大多出现在2005年以后。胶质母细胞瘤STUPP方案（STUPP 2005）改善了新诊断胶质母细胞瘤的治疗，延长了病人的中位总生存期，对指南的制定起了重要的推动作用。脑胶质瘤领域诊疗指南的大量出现也反映了医疗人员对恶性脑胶质瘤的诊治困惑由来已久，希望通过规范化的诊疗来破局。在这期间，美洲、欧洲、亚洲、大洋洲的区域性或国家学术团体颁布了脑胶质瘤方面的诊治指南，如美国、英国、澳大利亚、加拿大、法国、克罗地亚、西班牙、墨西哥、日本、韩国等，许多国家也是首次颁布脑胶质瘤诊疗方面的指南。值得注意的是，一些人口比较少的国家也在这段时期制定了指南，比如克罗地亚2015年颁布了《成人中枢神经系统胶质瘤诊断、治疗、监测临床指南》，新加坡2015年颁布了《高级别脑胶质瘤系统治疗指南》，西班牙肿瘤学会在2012年颁布首个《恶性脑胶质瘤治疗指南》基础上，在2017年颁布了分别针对低级别脑胶质瘤、间变性脑胶质瘤、胶质母细胞瘤三个诊断和治疗临床指南。应该说，指南制定大多依托活跃的学术组织或专注于脑胶质瘤领域的专家群体，是临床与转化的实力体现。各个国家或地区

3

的首部指南一般都是针对低级别脑胶质瘤或高级别脑胶质瘤（间变性脑胶质瘤、胶质母细胞瘤）的诊疗给予多学科的指导。

脑胶质瘤的治疗，强调以手术为主的综合治疗。在中国、日本、韩国等亚洲国家，脑胶质瘤的总体治疗和随访主要由神经外科医师负责，化学治疗方案的选择和实施也主要由神经外科医师肩负。当然，近年来国内也出现了专职从事化学治疗等药物治疗的神经肿瘤医师，放射治疗专业也有越来越多的医师专注于神经肿瘤的放射治疗。欧美神经外科医师从最初的参与辅助治疗，到现在只把握手术环节，术后辅助治疗由专门的神经肿瘤科/放射治疗科医师负责。所以，欧美的脑胶质瘤治疗指南，一般是由神经肿瘤或放射治疗学科牵头。欧洲学术团队如欧洲神经肿瘤协会（European Association of Neuro-Oncology，EANO）和欧洲医学肿瘤学会（European Society for Medical Oncology，ESMO）对规范脑胶质瘤的诊疗贡献较大，内容涵盖广，不断更新。比如ESMO针对恶性脑胶质瘤/高级别脑胶质瘤的指南于2008年、2009年、2010年、2014年4次更新。EANO近年的指南也针对具体的病种进行了更新，如星形细胞瘤和少突胶质细胞瘤（2017年）、室管膜瘤（2018年）、间变性脑胶质瘤和胶质母细胞瘤（2014年）（表1-1）。

表1-1 EANO/ESMO脑胶质瘤诊疗相关指南

指南	发布机构	发布时间/年
EANO guideline for the diagnosis and treatment of anaplastic gliomas and glioblastoma	EANO	2014
Response Assessment in Neuro-Oncology working group and European Association for Neuro-Oncology recommendations for the clinical use of PET imaging in gliomas	EANO	2016
European Association for Neuro-Oncology (EANO) guidelines for palliative care in adults with glioma	EANO	2017
European Association for Neuro-Oncology (EANO) guideline on the diagnosis and treatment of adult astrocytic and oligodendroglial gliomas	EANO	2017
EANO guidelines for the diagnosis and treatment of ependymal tumors	EANO	2018
Joint EANM/EANO/RANO practice guidelines/SNMMI procedure standards for imaging of gliomas using PET with radiolabelled amino acids and [18F]FDG: version 1.0	EANO	2019
ESMO Minimum Clinical Recommendations for diagnosis, treatment and follow-up of malignant glioma	ESMO	2005
Malignant glioma: ESMO clinical recommendations for diagnosis, treatment and follow-up	ESMO	2007
Malignant glioma: ESMO clinical recommendations for diagnosis, treatment and follow-up	ESMO	2008

续表

指南	发布机构	发布时间/年
Malignant glioma: ESMO clinical recommendations for diagnosis, treatment and follow-up	ESMO	2009
High-grade malignant glioma: ESMO Clinical Practice Guidelines for diagnosis, treatment and follow-up	ESMO	2010
High-grade glioma: ESMO Clinical Practice Guidelines for diagnosis, treatment and follow-up	ESMO	2014

除了多学科专家合作制定脑胶质瘤诊治的综合指南，专业学术团体还就诊治的某一方面进行指南/共识的细化，针对脑胶质瘤诊疗的一个环节发布指南，比如，在影像学诊断方面有针对脑肿瘤中氨基酸代谢、FDG PET、SPECT的指南、颅外胶质母细胞瘤的影像指南；在病理方面，法国神经病理学会制定了《成人弥漫性脑胶质瘤WHO Ⅱ、Ⅲ、Ⅳ级病理和活检指南（2012）》；在手术环节方面，西班牙神经外科学会神经肿瘤工作组发布了《5-ALA（5-氨基乙酰丙酸）在恶性脑胶质瘤手术中的应用推荐（2013）》《高级别脑胶质瘤卡莫司汀缓释膜片使用的NICE共识（2012）》；在放射治疗方面，ESTRO-ACROP发布了《胶质母细胞瘤靶区描画指南（2015）》，在胶质母细胞瘤的放射治疗方面，ASCO支持《ASTRO指南（2017）》《胶质瘤再放射治疗专家共识》；在瘤周水肿的控制方面，发布了《地塞米松在高级别脑胶质瘤病中的使用临床指南（2014）》。

在众多指南中，不同于欧洲由神经肿瘤或放射学科牵头制定指南，美国神经外科医师大会（Congress of Neurological Surgeons，CNS）和美国神经外科医师协会（American Association of Neurological Surgeons，AANS）2014—2015年牵头制定了基于系统评价和基于证据的临床实践指南，涉及了手术、放射治疗、神经病理学、活检、影像学和首次化学治疗在弥漫性低级别脑胶质瘤病人处理中的作用、复发性低级别脑胶质瘤病人的处理；高级别脑胶质瘤则涉及了减瘤手术、神经病理学、靶向治疗、细胞毒性化学治疗、放射治疗、影像学在进展性胶质母细胞瘤处理中的作用（表1-2）。

表1-2　基于系统回顾和循证证据的胶质母细胞瘤AANS/CNS合作指南

指南	发布机构	发布时间/年
The role of cytoreductive surgery in the management of progressive glioblastoma: a systematic review and evidence-based clinical practice guideline	AANS/CNS	2014
The role of targeted therapies in the management of progressive glioblastoma: a systematic review and evidence-based clinical practice guideline	AANS/CNS	2014

续表

指南	发布机构	发布时间/年
The role of cytotoxic chemotherapy in the management of progressive glioblastoma: a systematic review and evidence-based clinical practice guideline	AANS/CNS	2014
The role of neuropathology in the management of progressive glioblastoma: a systematic review and evidence-based clinical practice guideline	AANS/CNS	2014
The role of radiotherapy in the management of progressive glioblastoma: a systematic review and evidence-based clinical practice guideline	AANS/CNS	2014
The role of imaging in the management of progressive glioblastoma: a systematic review and evidence-based clinical practice guideline	AANS/CNS	2014

　　一部好的指南制定与更新需要稳定的学术组织，需要一批相关领域的专家。指南更新反映流程指导、治疗的阶梯，同时更新的过程就是对疾病认识提高的过程，并反映诊治方法的多样化和进步，也包含了在临床试验中获得高级别证据的新疗法。这方面美国国立综合癌症网（National Comprehensive Cancer Network，NCCN）每年发布的各种恶性肿瘤临床实践指南就是实例，得到了全球临床医师的认可和遵循。1995年1月31日，致力于建立和制定癌症诊治标准以积极进行癌症结局研究的NCCN成立。NCCN由13个成员机构发起，目标是确保为癌症病人提供高质量、具有成本效益的服务。NCCN将在教育、研究和病人照护方面促进国家计划的建立作为自己的使命。NCCN作为具有28个前沿癌症中心的联盟，其宗旨是为在全球范围内提高肿瘤服务水平，造福肿瘤病人。NCCN致力于发展和沟通科学评估信息，以更好地为病人和医师提供决策信息，最终提高病人的结局。

　　NCCN指南目前有53个小组，包括来自28个NCCN成员机构的1 300名医师和肿瘤研究者。小组成员是多领域特定疾病的亚专业专家，既从事临床工作也从事科学研究。另外，每个指南都会进行年度机构审查，在各个NCCN成员机构进行传阅并给出评论。NCCN指南包括如下部分：小组成员及所附属的机构和专业列表，提供决策过程的步骤和流程图，讨论部分介绍支持推荐步骤和流程图中推荐的数据资料和临床信息，列出所有推荐证据的参考文献，小组成员和NCCN总部成员的潜在利益冲突的披露。

　　1996年NCCN第一次发布临床实践指南，当时包括的肿瘤为急性白血病、乳腺、结肠、肺、卵巢、前列腺、直肠肿瘤以及儿童肿瘤。截至目前NCCN指南已经覆盖美国97%癌症病种。另外，独立的指南为一些关键瘤种的预防、筛查以及支持照护问题提供建议。NCCN指南提供的建议是基于撰写修改时最佳的证据，而这些新的数据及资料是持续发布的，因此NCCN指南也是需要不断更新和修改，反映新的数据及资料和临床信息，以增加或改变目前的临床实践标准。纵观迄今所有指南，NCCN是目前更新最及时、使用最广泛的指南。在脑胶质瘤领域，每年有2~3次更新。NCCN指南致力于帮助与肿瘤治疗护理有关的所有人，包括医师、护士、药剂师、支付方、病人及其家庭，在决策过程中提供帮助，最终的目标是改善医护、生存质量及延长病人生存期。

（2）国内指南/共识现状：《中国中枢神经系统恶性胶质瘤诊断和治疗共识》是国内的第一个脑胶质瘤诊治共识，在周良辅院士领导下，主要依托中华医学会神经外科学分会神经肿瘤专业组，于2009年10月发表在《中华医学杂志》。这份共识采用了2007年版《WHO中枢神经系统肿瘤分类》中的对脑胶质瘤的分类、分级，首次在胶质母细胞瘤的治疗中强烈推荐放射治疗联合替莫唑胺的同步放射治疗、化学治疗及替莫唑胺的序贯化学治疗方案。按照循证医学五级分类，随机对照试验报告统一标准（CON solidated standards of reporting trials，CONSORT）以及临床指南评估系统（appraisal of guidelines for research and evaluation，AGREE）程序，多人针对某一问题进行磋商，评估文献的证据质量。如果存在1级证据、多个一致性的2级证据进行"强烈推荐"：有2、3、4级证据且结果多一致进行"推荐"；2、3、4级证据不一致为"可推荐"；2级证据否定，2~4级证据不一致占多数，较少或缺乏系统经验则"不推荐"。2011年在周良辅院士领导下启动更新，加强了循证医学证据，更名为《中国中枢神经系统胶质瘤诊断和治疗指南》，并于2012年发表。主要增加了毛细胞型星形细胞瘤、胚胎发育不良性神经上皮肿瘤（dysembryoplastic neuroepithelial tumor，DNET）、节细胞瘤及节细胞胶质瘤等病种。由于髓母细胞瘤和幕上原始神经外胚叶肿瘤从组织病理学分类角度，并不属于脑胶质瘤，但是作为高级别神经上皮组织肿瘤，诊治方法也亟须规范，因此也包括在更新的指南中。最新一版《中国中枢神经系统胶质瘤诊断和治疗指南》发表于2016年，在手术处理中更新了脑功能定位和保护技术，在分子诊断方面呼应了整合式诊断的分子标志，制定了清晰的多学科诊疗流程，强调"以病人为中心"的诊疗理念。

　　面对脑胶质瘤是人类难治性肿瘤这一现实，国内越来越多的医学专业也开始关注脑胶质瘤诊治并参与到临床诊疗中来，在临床交流中相长共进。脑胶质瘤的手术在多模态影像信息的应用、皮质及皮质下功能定位、术中唤醒等方面对神经外科医师提出更高的专业要求；不仅在专科医院出现了神经肿瘤放射治疗医师，在综合性医院也出现专业方向明确的放射治疗医师；有些医院设置了神经肿瘤化学治疗医师；康复医学专业参与脑胶质瘤病人的神经功能康复。在脑胶质瘤的诊治成为较活跃的临床医学领域的背景下，催生了由不同专业学术团体/专家群体制定的具有专业特色的脑胶质瘤共识/指南（表1-3）。在手术方面有《唤醒状态下切除脑功能区胶质瘤手术技术指南》（中国微侵袭神经外科杂志，2014、2018）《成人幕上低级别胶质瘤的手术治疗指南》（中华神经外科杂志，2016）。中国胶质瘤协作组编写了《中国脑胶质瘤分子诊疗指南》（中华神经外科杂志，2014）及CGCG clinical practice guidelines for the management of adult diffuse gliomas（Cancer Letter 2016）。中华医学会神经外科学分会肿瘤学组《脑干胶质瘤综合诊疗中国专家共识》编写委员会编写了《脑干胶质瘤综合诊疗中国专家共识》（中华神经外科杂志，2017）。中华医学会放射肿瘤学分会编写了《胶质瘤放射治疗中国专家共识（2017）》（中华放射肿瘤学杂志，2018）。另外还有《中国中枢神经系统胶质瘤免疫和靶向治疗专家共识》（中华医学杂志，2018）《胶质瘤多学科诊治（MDT）中国专家共识》（中华神经外科杂志，2018）。最新的指南是由中国医师协会胶质瘤专委会和中国抗癫痫协会共同制定的Clinical practice guidelines for the diagnosis and treatment of adult diffuse glioma-related epilepsy（Cancer Medicine，2019）。

表1-3　国内脑胶质瘤诊疗规范与指南

指南	发布机构	发布时间/年
中国中枢神经系统恶性胶质瘤诊断和治疗共识	中华医学会神经外科分会肿瘤专业组	2009
中国中枢神经系统胶质瘤诊断和治疗指南	《中国中枢神经系统胶质瘤诊断和治疗指南》编写组	2013
唤醒状态下切除脑功能区胶质瘤手术技术指南	中国脑胶质瘤协作组（CGCG）	2014
中国脑胶质瘤分子诊疗指南	中国脑胶质瘤协作组（CGCG）中国脑胶质瘤基因组图谱计划	2014
中国中枢神经系统胶质瘤诊断和治疗指南	《中国中枢神经系统胶质瘤诊断和治疗指南》编写组	2015
成人幕上低级别胶质瘤的手术治疗指南	中国脑胶质瘤协作组（CGCG）	2016
CGCG Clinical Practice Guidelines for the Management of Adult Diffuse Gliomas	Chinese Glioma Cooperative Group（CGCG）	2016
脑干胶质瘤综合诊疗中国专家共识	中华医学会神经外科学分会肿瘤学组脑干胶质瘤综合诊疗中国专家共识编写委员会	2017
唤醒状态下切除脑功能区胶质瘤手术技术指南	中国脑胶质瘤协作组中国医师协会脑胶质瘤专业委员会	2018
胶质瘤放射治疗中国专家共识（2017）	中华医学会放射肿瘤治疗学分会	2018
中国中枢神经系统胶质瘤免疫和靶向治疗专家共识	中国医师协会脑胶质瘤专业委员会上海市抗癌协会神经肿瘤分会	2018
胶质瘤多学科诊治（MDT）中国专家共识	中国医师协会脑胶质瘤专业委员会	2018

续表

指南	发布机构	发布时间/年
"Clinical Practice Guidelines for the Diagnosis and Treatment of Adult Diffuse Glioma-Related Epilepsy"	中国医师协会脑胶质瘤专业委员会 中国抗癫痫协会	2019
脑胶质瘤诊疗规范（2018年版）	国家卫生健康委员会医政医管局	2019
中国老年胶质瘤患者术前评估专家共识（2019）	中国医师协会脑胶质瘤专业委员会老年胶质瘤组	2019

　　为促进卫生健康事业发展和人民健康水平持续提升，全力推进健康中国战略，2018年4月国家卫生健康委员会提出制定《脑胶质瘤诊疗规范》的指令。在江涛教授领导下，编委会于5月30日在要求的时间节点将稿件上交国家卫生健康委员会。历经汇总、审核、修改，2018年12月21日国家卫生健康委员会颁布了包括脑胶质瘤在内的18个肿瘤病种的肿瘤诊疗规范，要求各省、自治区、直辖市及新疆生产建设兵团卫生健康委员会遵照执行。目前的指南或共识仅是针对脑胶质瘤诊断与治疗的专业建议，并非法规意义上的质量标准及医疗规范，而国家卫生健康委员会主持制定并颁布的《脑胶质瘤诊疗规范》（2018年版）则是以国家行政命令形式要求各地各级卫生健康委员会遵照执行的。

　　《脑胶质瘤诊疗规范》（2018版）（以下简称"规范"）制定过程中，秉承国家卫生健康委员会对规范制定的要求，坚持思路清晰、层次清楚、语言简单的风格，以循证为据进行诊疗推荐；不仅体现MDT，还在脑胶质瘤的诊疗方面达到了新高度。本"规范"主要涉及星形细胞、少突胶质细胞和室管膜细胞来源的高、低级别脑胶质瘤的诊治，分为概述、影像学诊断、神经病理学与分子病理学诊断、治疗、多学科诊疗模式五个部分。

　　"影像学诊断"部分描述了脑胶质瘤的影像学检查方法，提出影像学诊断的规范要求及关键的鉴别诊断。以表格的形式列出"脑胶质瘤影像学诊断要点""脑胶质瘤治疗效果评估的RANO标准""脑胶质瘤复发、假性进展及放射性坏死鉴别方法"。在神经病理学与分子病理学诊断部分，遵循2016年《中枢神经系统肿瘤WHO分类》（修订版）的整合式诊断原则，分别对"规范"涉及的脑胶质瘤病种，从定义、大体及镜下病理特点、免疫组织化学、分子病理学特征进行高度归纳，提出规范化的脑胶质瘤病理报告应包括：①病人基本临床信息；②肿瘤部位；③免疫组织化学与分子病理学检测结果；④组织学类型、分级及分子病理学诊断和分级；⑤特殊情况备注等。"脑胶质瘤的治疗"是本规范的重点着墨之处。手术治疗方面，在肿瘤切除与活检的适应证和禁忌证、围手术期的处理、新型手术辅助技术的应用、手术切除程度的判定等方面提出规范化要求，特别涉及了功能区脑胶质瘤手术以及合并癫痫症状的脑胶质瘤手术。"放射治疗"部分规范了高级别、低级别脑胶质瘤、室管膜肿瘤、复发脑胶质瘤的放射治疗时机、技术、剂量、靶区确定、联合放射治疗、化学治疗、危险因素等。"药物治疗"部分提出了药物治疗的基本原则及经典方案，特别讲述了GBM、间变性脑胶质瘤、间变性室管膜瘤、低级别脑胶质瘤，以及复发后的可选方案。根据最新循证医学证据，本"规范"把"电场治疗"推荐用于新发GBM（1级证据）和复发高级别脑胶质瘤的治疗（2B证据）。针对老年脑胶质瘤、弥漫性中线胶质瘤的特殊性，在手术及放射治疗、化学治疗方面规定了治疗原则。"康复治疗"方面包括了常见的康复问题及评估、康复治疗的个体化综合治疗方案、康复模式。脑胶质瘤是需要多学科综合治疗的疾病，MDT应贯穿脑胶质瘤规范化诊疗的全过程。本"规范"对MDT组织形式、组织机构、实施路径与流程提出了具体要求。

《脑胶质瘤诊疗规范》（2018版）的颁布，对于提高我国脑胶质瘤的诊疗能力和规范化水平、配合抗肿瘤药品供应保障有关政策的调整、保障医疗质量与安全、推进诊疗新技术的应用将起到重要作用。

归纳起来，国内脑胶质瘤诊治指南/规范的里程碑事件应为：①周良辅院士主导的《中国中枢神经系统胶质瘤诊断和治疗指南》的发布及三版更新；②江涛教授为首的中国胶质瘤协作组首次在英文期刊上发表"CGCG clinical practice guidelines for the management of adult diffuse gliomas"，把中国指南推向世界；③国家卫生健康委员会首次把《脑胶质瘤诊疗规范》纳入国家肿瘤诊治规范系列；④中国医师协会胶质瘤专委会和中国抗癫痫协会联手合作，使"Clinical practice guidelines for diagnosis and treatment of diffuse glioma-related epilepsy"成为全球首部脑胶质瘤相关癫痫的诊治指南。当然，我们还必须冷静地看到我们在指南/规范的制定中所存在的不足和进一步努力的方向，例如指南中所采纳的来自中国的循证医学研究存在证据级别不高、数量偏少的问题，具有原始创新意义的临床研究不多，疗效评价基本是舶来标准，有"为指南而指南"苗头或存在指导性不强。

2. 未来指南的方向

现有最新指南与规范均是按照2016年版《WHO中枢神经系统肿瘤分类》为基本的病理及分子病理依据。2021年将迎来《WHO中枢神经系统肿瘤分类》第五版，未来指南、规范的制定需要考虑下述因素进行修改、补充及更新。

（1）"弥漫性中线胶质瘤，H3K27M突变型"的诊断应满足4个条件：肿瘤呈弥漫性生长、位于CNS中线部位、脑胶质瘤的组织学改变，且存在H3K27M突变。

"弥漫性中线胶质瘤，H3K27M突变型"属于WHO Ⅳ级肿瘤，但不仅组织学表现具有显著的不均一性，在影像学上也可能无高级别肿瘤典型的强化特征。不符合上述全部4个条件的肿瘤，即使发生H3K27M突变，也不应归于这一类型。在中线生长的局限性肿瘤（如毛细胞型星形细胞瘤、室管膜瘤）或生长于非中线部位的脑胶质瘤（如节细胞胶质瘤），即使均具备H3K27M突变的分子特征，也不能诊断"弥漫性中线胶质瘤，H3K27M突变型"。

（2）具有IDH突变的弥漫性脑胶质瘤，如果免疫标记ATRX核表达缺失和/或TP53广泛且强阳性者，不需要1p/19q检测就可以诊断为"弥漫性星形细胞瘤，IDH突变型（WHO Ⅱ级）"或"间变性星形细胞瘤，IDH突变型（WHO Ⅲ级）"。这说明，共同具备IDH突变、ATRX突变、TP53突变分子特征对于诊断IDH突变型较低级别弥漫性星形细胞瘤来说已充分。

（3）在临床实践中，存在影像学及组织学均诊断为较低级别弥漫性星形细胞瘤（WHO Ⅱ级或Ⅲ级），但肿瘤的生物学行为和临床结局却相当于胶质母细胞瘤的情况。现在认识到，这类肿瘤具备以下分子特征：IDH野生型、EGFR扩增和/或7号染色体获得、10号染色体缺失（+7/−10）和/或TERT启动子突变，推荐诊断为"弥漫性星形细胞瘤，IDH野生型，具有胶质母细胞瘤的分子特征，WHO Ⅳ级"。这就提示临床，要重视该类病人的治疗和预后。

（4）少突胶质细胞瘤和间变性少突胶质细胞瘤的诊断需要具备IDH突变和1p/19q共缺失的分子特征。在2016年版《WHO中枢神经系统肿瘤分类》中，保留了"少突–星形细胞瘤"的诊断，因为确实存在共同具有星形细胞瘤和少突胶质细胞瘤组织学特征的肿瘤，这种组织学构成甚至可以在同一张组织学切片上呈现。现在已经证明，即使组织学表现为混合性脑胶质瘤的特征，但分子特征并不混合。从分子诊断角度，少突星形细胞瘤这种混合性脑胶质瘤并不存在。

（5）有关低级别脑胶质瘤风险的预测：对于弥漫性星形细胞瘤和少突胶质细胞瘤，临床上常面临一个问题，预测病人在相对短的时间内复发和进展为高级别肿瘤的高危险因素是什么？NCCN指南曾归纳出8点：①年龄≥40岁；②KPS<70；③星形细胞瘤；④肿瘤≥6cm；⑤跨中线生长；⑥术前存在明显的神经功能障碍；⑦1p/19q无共缺失；⑧IDH1/2无突变。病人具备3点及以上，判断为高危险。近年来，简化到"年龄≥40岁、肿瘤次全切"这两个重要因素，有时还需考虑肿瘤大小、神经功能缺陷、测序证实的IDH突变与否。但是，即使是IDH突变型的低级别脑胶质瘤在出现恶性转化危险方面仍有不同，但一直缺乏可靠的分子标志。现在研究发现，在IDH突变的星形细胞瘤（WHO Ⅱ或Ⅲ级）中，CDKN2A/B杂合性缺失、CDK4扩增和14号染色体缺失，具备这些分子特征的病人生存期明显缩短

（23.3个月vs.94.5个月），为预后明显不良的高危险因素。

（6）对于儿童脑胶质瘤，需要强调的是，儿童弥漫性脑胶质瘤并不是成人的"缩小版"，不能直接套用成年人的治疗方案。在儿童脑胶质瘤的诊治上缺乏规范指导。虽然在"规范"中并未涉及儿童脑胶质瘤的诊治，但在本书中我们请马杰教授团队撰写了相关章节（详见本书第十一章"儿童脑胶质瘤诊疗解读"），详细阐述儿童脑胶质瘤的诊治。

IDH野生型/H3野生型的儿童弥漫性脑胶质瘤，根据所伴分子特征进行分型："弥漫性脑胶质瘤，伴MYB改变（MYB alteration）""弥漫性脑胶质瘤，伴MYBL1改变（MYBL1 alteration）""弥漫性脑胶质瘤，伴FGFR1 TKD重复（FGFR1 TKD-duplicated）""弥漫性脑胶质瘤，伴FGFR1突变（FGFR1-mutant）""弥漫性脑胶质瘤，伴BRAF V600E突变（BRAF V600E-mutant）""弥漫性脑胶质瘤，伴MAPK信号通路其他分子改变（other MAPK pathway alteration）"。上述诊断的确立需排除CDKN2A/B纯合性缺失，并结合组织学表现。临床由于上述分型各具有不同的临床特征，为对儿童病人实施针对性的精准医疗方案提供了线索。

（7）规范中应加入缓和医疗的内容：WHO在缓和医疗的定义中指出它"可在疾病早期以及与旨在延长生命的其他疗法结合使用"。脑胶质瘤在其整个病程中都存在复杂的缓和医疗需求。恶性脑胶质瘤的生存期预期有限，并且存在与神经功能退化相关的症状。EANO多学科缓和医疗工作组做了系统回顾，利用可用的科学文献为成人神经胶质瘤病人的缓和治疗制定了最好的循证建议。缓和医疗的目的是减轻症状负担和改善病人及照顾者的生活质量，特别是在临终阶段。在国内未来的指南/规范制定中应当纳入缓和医疗的内容。

杨学军（清华大学附属北京清华长庚医院）

参考文献

[1] STUPP R, MASON W P, VAN DEN BENT M J, et al. Radiotherapy plus concomitant and adjuvant temozolomide for glioblastoma [J]. The New England journal of medicine, 2005, 352(10): 987-996.

[2] TAPHOORN M J B, HENRIKSSON R, BOTTOMLEY A, et al. Health-related quality of life in a randomized phase Ⅲ study of bevacizumab, temozolomide, and radiotherapy in newly diagnosed glioblastoma [J]. J Clin Oncol, 2015, 33(19): 2166-2175.

[3] STUPP R, TAILLIBERT S, KANNER A A, et al. Maintenance Therapy With Tumor-Treating

Fields Plus Temozolomide vs. Temozolomide Alone for Glioblastoma: a Randomized Clinical Trial [J]. JAMA, 2015, 314(23): 2535-2543.

[4]　TAPHOORN M J B, DIRVEN L, KANNER A A, et al. Influence of Treatment With Tumor-Treating Fields on Health-Related Quality of Life of Patients With Newly Diagnosed Glioblastoma: A Secondary Analysis of a Randomized Clinical Trial [J]. JAMA oncology, 2018, 4(4): 495-504.

[5]　ALEXANDER B M, BA S, BERGER M S, et al. Adaptive global innovative learning environment for glioblastoma: GBM AGILE [J]. Clin Cancer Res, 2018, 24(4): 737-743.

[6]　BRAT D J, RYKEN T C, KALKANIS S N, et al. The role of neuropathology in the management of progressive glioblastoma: a systematic review and evidence-based clinical practice guideline [J]. Neurooncol, 2014, 118(3): 461-478.

[7]　OLSON J J, NAYAK L, ORMOND D R, et al. The role of cytotoxic chemotherapy in the management of progressive glioblastoma: a systematic review and evidence-based clinical practice guideline [J]. Neurooncol, 2014, 118(3): 501-555.

[8]　OLSON J J, NAYAK L, ORMOND D R, et al. The role of targeted therapies in the management of progressive glioblastoma: a systematic review and evidence-based clinical practice guideline [J]. Neurooncol, 2014, 118(3): 557-599.

[9]　RYKEN T C, AYGUN N, MORRIS J, et al. The role of imaging in the management of progressive glioblastoma: a systematic review and evidence-based clinical practice guideline [J]. Neurooncol, 2014, 118(3): 435-460.

[10]　RYKEN T C, KALKKANIS S N, BUATTI J M, et al. The role of cytoreductive surgery in the management of progressive glioblastoma: a systematic review and evidence-based clinical practice guideline [J]. Neurooncol, 2014, 118(3): 479-488.

[11]　RYU S, BUATTI J M, MORRIS A, et al. The role of radiotherapy in the management of progressive glioblastoma: a systematic review and evidence-based clinical practice guideline [J]. Neurooncol, 2014, 118(3): 489-499.

[12]　中华医学会神经外科分会肿瘤专业组. 中国中枢神经系统恶性胶质瘤诊断和治疗共识（简化版）[J]. 中华医学杂志, 2009, 89(43): 3028-3030.

[13]　《中国中枢神经系统胶质瘤诊断和治疗指南》编写组. 中国中枢神经系统胶质瘤诊断与治疗指南（2015）[J]. 中华医学杂志, 2016(7): 485-509.

[14]　中国脑胶质瘤协作组. 唤醒状态下切除脑功能区胶质瘤手术技术指南（2014版）[J]. 中国微侵袭神经外科杂志, 2014(10): 479-485.

[15]　中国脑胶质瘤协作组, 中国医师协会脑胶质瘤专业委员会. 唤醒状态下切除脑功能区胶质瘤手术技术指南（2018版）[J]. 中国微侵袭神经外科杂志, 2018, 23(8): 383-384, 后插1-后插4.

[16]　中国脑胶质瘤协作组（CGCG）. 成人幕上低级别脑胶质瘤的手术治疗指南[J]. 中华神经外科杂志, 2016, 32(7): 652-658.

[17]　中国脑胶质瘤协作组, 中国脑胶质瘤基因组图谱计划. 中国脑胶质瘤分子诊疗指南[J]. 中华神经外科杂志, 2014, 30(5): 435-444.

[18]　JIANG T, MAO Y, MA W B, et al. CGCG clinical practice guidelines for the management of adult diffuse gliomas [J]. Cancer letters, 2016, 375(2): 263-273.

[19]　中华医学会神经外科学分会肿瘤学组, 脑干胶质瘤综合诊疗中国专家共识编写委员会. 脑干胶质瘤综合诊疗中国专家共识[J]. 中华神经外科杂志, 2017, 33(3): 217-229.

[20]　中华医学会放射肿瘤治疗学分会, 胶质瘤放射治疗中国专家共识（2017）[J]. 中华放射肿瘤

学杂志, 2018, 27(2): 123-131.

[21] 中国医师协会脑胶质瘤专业委员会, 上海市抗癌协会神经肿瘤分会. 中国中枢神经系统胶质瘤免疫和靶向治疗专家共识[J]. 中华医学杂志, 2018, 98(5): 324-331.

[22] 中国医师协会神经外科医师分会脑胶质瘤专业委员会. 胶质瘤多学科诊治（MDT）中国专家共识[J]. 中华神经外科杂志, 2018, 34(2): 113-118.

[23] LIANG S L, FAN X, ZHAO M, et al. Clinical practice guidelines for the diagnosis and treatment of adult diffuse glioma-related epilepsy [J]. Cancer medicine, 2019, 8(10): 4527-4535.

[24] 国家卫生健康委员会医政医管局. 脑胶质瘤诊疗规范（2018年版）[J]. 中华神经外科杂志, 2019, 35(3): 217-239.

[25] LAW I, ALBERT N L, ARBIZU J, et al. Joint EANM/EANO/RANO practice guidelines/SNMMI procedure standards for imaging of gliomas using PET with radiolabelled amino acids and [(18) F]FDG: version 1. 0. [J]. European journal of nuclear medicine and molecular imaging 46, 2019, 46(3): 540-557.

[26] PACE A, DIRVEN L, KOEKKOEK J A F, et al. European Association for Neuro-Oncology (EANO) guidelines for palliative care in adults with glioma [J]. The Lancet. Oncology, 2017, 18(6): e330-e340.

[27] RUDA R, REIFENBERGER G, FRAPPAZ D, et al. EANO guidelines for the diagnosis and treatment of ependymal tumors [J]. Neuro Oncol 2018, 20(4): 445-456.

[28] WELLER M, BENT M V D, HOPKINS K, et al. EANO guideline for the diagnosis and treatment of anaplastic gliomas and glioblastoma [J]. The Lancet. Oncology, 2014, 15, e395-403

[29] ALBERT N L, WELLER M, SUCHORSKA B, et al. Response Assessment in Neuro-Oncology working group and European Association for Neuro-Oncology recommendations for the clinical use of PET imaging in gliomas [J]. Neuro Oncol, 2016, 18(9): 1199-1208.

[30] WELLER M, BENT M V B, TONN J C, et al. European Association for Neuro-Oncology (EANO) guideline on the diagnosis and treatment of adult astrocytic and oligodendroglial gliomas [J]. The Lancet. Oncology, 2017, 18(6): e315-e329.

[31] STUPP R, Malignant glioma: ESMO clinical recommendations for diagnosis, treatment and follow-up [J]. Annals of oncology: official journal of the European Society for Medical Oncology, 2007, 18 (Suppl 2): 69-70.

[32] STUPP R, BRADA M, BENT M V B, et al. High-grade glioma: ESMO Clinical Practice Guidelines for diagnosis, treatment and follow-up [J]. Annals of oncology: official journal of the European Society for Medical Oncology, 2014, 25 (Suppl 3): 93-101.

[33] STUPP R, PAVLIDIS N, JELIC S. ESMO Minimum Clinical Recommendations for diagnosis, treatment and follow-up of malignant glioma [J]. Annals of oncology: official journal of the European Society for Medical Oncology, 2005, 16 (Suppl 1): 64-65.

[34] STUPP R, ROILA F, Malignant glioma: ESMO clinical recommendations for diagnosis, treatment and follow-up [J]. Annals of oncology: official journal of the European Society for Medical Oncology, 2008, 19 (Suppl 2): 83-85.

[35] STUPP R, TONN J C, BRADA M, et al. G. High-grade malignant glioma: ESMO Clinical Practice Guidelines for diagnosis, treatment and follow-up [J]. Annals of oncology: official journal of the European Society for Medical Oncology, 2010, 21 (Suppl 5): 190-193.

[36] THE SINGAPORE CANCER NETWORK (SCAN) NEURO-ONCOLOGY WORKGROUP,

Singapore Cancer Network (SCAN) Guidelines for Systemic Therapy of High-Grade Glioma [J]. Annals of the Academy of Medicine, Singapore, 2015, 44(10): 463-473 (2015).

[37] KRPAN A M, JURETJC A, BOBAN M, et al. [CLINICAL GUIDELINES FOR DIAGNOSING, TREATING AND MONITORING OF ADULT PATIENTS WITH GLIOMAS OF CENTRAL NERVOUS SYSTEM] [J]. Lijecnicki vjesnik, 2015, 137(11-12): 343-347.

[38] BERROCAL A, GIL M, GALLGO O, et al. SEOM guideline for the treatment of malignant glioma [J]. Clinical & translational oncology: official publication of the Federation of Spanish Oncology Societies and of the National Cancer Institute of Mexico, 2012, 14(7): 545-550.

[39] CELIS M A, ALEGRIA-LOYOLA M A, GONZALEZ-AGUILAR A, et al. [First Mexican consensus on recommendations of the multidisciplinary care of patients with glioblastoma multiforme (GBM): Mexican Interdisciplinary Group on Neuro-Oncology Research (GIMINO)] [J]. Gaceta medica de Mexico, 2015, 151(3): 403-415.

[40] FIGARELLA-BRANGER D, LABROUSSE F, MOHKTARI K. [Guidelines for adult diffuse gliomas WHO grade II, III and IV: pathology and biology. Societe franc aise de neuropathologie. Reseau de neuro-oncologie pathologique] [J]. Annales de pathologie, 2012, 32(5): 318-327.

[41] KOSTARAS X, CUSANO F, KLINE G A, et al. Use of dexamethasone in patients with high-grade glioma: a clinical practice guideline [J]. Current oncology (Toronto, Ont.), 2014, 21(3): 493-503.

[42] KRAUZE A V, ATTIA A, BRAUNSTEIN S, et al. Expert consensus on re-irradiation for recurrent glioma [J]. Radiation oncology (London, England), 2017, 12(1): 194.

[43] SEIDEL C, KORTMANN R D. Radiotherapy for glioblastoma: ASCO endorses the ASTRO guideline] [J]. Strahlentherapie Und Onkologie, 2017, 193(6): 513-514.

[44] GIL-SALU J L, ARRAEZ M A, BARCIA J A, et al. [Recommendations on the use of 5-amino-levulinic acid in surgery of malignant gliomas. Consensus document. The Neuro-oncology Working Group of the Spanish Neurosurgical Society (SENEC)] [J]. Neurocirugia (Asturias, Spain), 2013, 24(4): 163-169.

[45] PRICE S J, WHITTLE I R, ASHKAN K, et al. NICE guidance on the use of carmustine wafers in high grade gliomas: a national study on variation in practice [J]. British journal of neurosurgery, 2012, 26(3): 331-335.

[46] NIYAZI M, BRADA M, CHALMERS A J, et al. ESTRO-ACROP guideline "target delineation of glioblastomas" [J]. Radiotherapy and oncology: journal of the European Society for Therapeutic Radiology and Oncology, 2016, 118(1): 35-42.

第二节 诊疗规范实践中的常见问题

1. 国内外脑胶质瘤的发病率和病死率

脑胶质瘤是指起源于神经胶质细胞和神经前体细胞的一类肿瘤，是最常见的颅内原发恶性肿瘤。主要包括星形细胞来源、少突胶质细胞来源和室管膜细胞来源等。世界脑胶质瘤发病率为5.48/10万，我国脑胶质瘤发病率为7.00/10万，男性发病率略高于女性。世界恶性脑肿瘤年病死率为4.37/10万，而其中恶性程度最高的胶质母细胞瘤1年生存率为39.5%，5年生存率仅为5.4%，在我国，这一数据为9%。高级别脑胶质瘤的复发率可超过70%。目前已经确定的脑胶质瘤发病危险因素有高剂量电离辐射、神经纤维瘤病（NF-1）综合征、胶质瘤息肉病综合征和利–弗劳梅尼综合征。此外，亚硝酸盐、病毒和细菌感染等致癌因素也可能参与脑胶质瘤的发生。脑胶质瘤已经成为影响人类生存的重要疾病之一。

2. 脑胶质瘤的症状和体征

脑胶质瘤的主要症状包括颅内压增高、神经功能和认知功能障碍和癫痫发作三大部分。

颅内压增高主要由于肿瘤占位效应引起，其主要症状包括头痛、呕吐和视盘水肿。头痛是最常见的颅内压增高表现，部位多在额部和颞部，可向前后扩散，头痛程度与颅内压增高程度平行并可进行性较重。头痛剧烈时可以伴有恶心、呕吐，呕吐呈喷射性，严重者可以伴有水电解质紊乱和体重减轻。颅内压增高常伴有视盘充血、水肿，边缘模糊不清，中央凹陷消失、视盘隆起、静脉怒张。严重者可出现视神经继发性萎缩，如果颅内压增高状态不能缓解，有可能出现视力恢复困难甚至失明。颅内压持续增高，还可引起意识障碍，库欣反应（心跳变慢、呼吸节律变慢、血压升高），甚至脑疝。小儿颅内压增高常出现头围增大，颅缝增宽或分离，前囟饱满隆起等体征。

肿瘤生长在特定的功能区可能引起相应的神经功能障碍。主要原因在于肿瘤直接刺激、压迫、皮质及皮质下传导结构等破坏。肿瘤位于中央沟前后附近者，可以引起对侧肢体活动和感觉异常；位于优势半球额中回和额下回后部者，可以引起失读、失写、命名性失语等；位于优势半球缘上回角回处者，可以引起感觉性语言功能异常；位于枕叶者，可以引起视野异常；位于下丘脑者可以引起内分泌障碍；位于四叠体者，可以引起眼球运动障碍；位于小脑者，可以引起共济失调；位于脑干不同部位者，可以引起相应脑神经功能障碍和交叉麻痹等症状。肿瘤位于额叶、颞叶、累及胼胝体者可能引起性格、情感、认知和记忆等功能障碍。

肿瘤位于大脑半球时，常因局部刺激引起癫痫。发作的类型与肿瘤所在的部位有关，位于额叶者多数为全身大发作；位于中央沟前后者常为局灶性发作，伴有肢体和语言功能障碍；位于颞叶者常表现为伴有幻嗅的精神运动发作。伴有癫痫发作的病人，常需结合脑电图检查确定癫痫病灶。在肿瘤治疗过程中，需兼顾癫痫的治疗。

3．脑胶质瘤治疗的原则和目标

脑胶质瘤是颅脑最常见的恶性肿瘤，不同级别、类型的脑胶质瘤其预期结果不一样，治疗需要神经外科、神经影像科、放射治疗科、神经肿瘤科、病理科和神经康复科、缓和医疗团队、社会工作者、志愿者等多学科合作，采用MDT的方式针对诊疗过程中的疑问进行讨论，最终确定个体化的治疗策略。脑胶质瘤治疗的目的是尽可能延长病人的无进展生存期（PFS）和总生存期（OS），同时需要兼顾提高病人的生活质量。治疗上主要采用手术、放射治疗、化学治疗等，新型的电场治疗、免疫和靶向治疗等也对脑胶质瘤治疗具有一定的疗效，多种治疗模式联合使用，有望获得较好的治疗效果并使得病人有较好的生活质量。

4．NCCN 中枢神经系统肿瘤诊疗指南的证据级别

NCCN指南证据和共识证据级别共分为三类，四个等级。

1类：基于高水平证据（严谨的Meta分析或RCT结果），专家组一致同意。

2A类：基于较低水平证据，专家组一致同意。

2B类：基于较低水平证据，专家组基本同意，无明显分歧。

3类：基于任何水平证据提出的建议，专家组意见存在显著的分歧。

除非特别指出，NCCN指南中出现的证据级别均达成2A类共识及以上。

5．《中国中枢神经系统胶质瘤诊断与治疗指南》的证据级别

《中国中枢神经系统胶质瘤诊断与治疗指南》的循证医学证据级别分为五级。

Ⅰ级：按特定病种或疗法收集所有质量可靠的随机对照试验（RCT）后，作出系统评价或荟萃分析或大样本多中心RCT。

Ⅱ级：单中心大样本RCT。

Ⅲ级：设对照组的非随机分组的研究，病例对照和队列研究。

Ⅳ级：无对照的系列病例观察。

Ⅴ级：个案病例、描述性研究、专家意见。

6．"CGCG Clinical Practice Guidelines for the Management of Adult Diffuse Gliomas"的证据级别和推荐级别

"CGCG Clinical Practice Guidelines for the Management of Adult Diffuse Gliomas"使用的证据级别是牛津大学文献类型的新五级标准。

1a：随机对照研究的系统评价。

1b：随机对照研究。

1c："全"或"无"病案研究。

2a：队列研究的系统评价。

2b：队列研究或交叉的随机对照研究。

2c："结果"研究；生态学研究。

3a：病例对照研究的系统评价。

3b：病例对照研究。

4：病例系列研究。

5：未经明确讨论或基于生理学实验室研究或"第一原则"的专家意见推荐级别如下。

A级推荐：一致性的1类研究。

B级推荐：一致性的2类或3类研究；1类研究外推得出的结论。

C级推荐：4类研究；2类或3类研究外推得出的结论。

D级推荐：5类证据；任何研究级别不一致的意见。

王樑（中国人民解放军空军军医大学唐都医院）

王元（中国人民解放军空军军医大学唐都医院）

第二章
脑胶质瘤影像学诊断解读

第一节　诊疗规范专家解读

医学影像学的发展对神经外科疾病的诊治作用巨大，对神经肿瘤更是这样。1879年英国格拉斯哥的MacEwen医师仅仅根据病人的神经科症状及体征进行病灶定位，成功切除了左额颅底脑膜瘤，开启了世界神经外科手术的篇章。1895年德国物理学家Wilhelm Conrad Roentgen发现了X射线，1918年美国Walter Edward Dandy医师发明了气脑造影，1927年葡萄牙Egas Moniz医师发明了脑血管造影术。在几十年里，伟大的前辈们一直依靠神经症状与查体以及病灶的间接影像进行脑肿瘤的定位和定性，在脑肿瘤外科领域进行了开创性的工作。直到20世纪70年代头颅CT（英国Godfrey Houndsfield）、80年代MRI（美国Paul C.Lauterbur，英国Peter Mansfield）应用于临床，我们才真正观察到脑结构与脑肿瘤的直接影像。目前，CT及MRI已成为脑胶质瘤常规诊断方法，而MRI的T_1WI、T_2WI、液体衰减反转恢复（FLAIR）、磁共振弥散加权成像（DWI）以及对比增强更是标准成像。尽管如此，仍不能充分指导临床决策。磁共振弥散张量成像（DTI）、磁共振灌注成像（PWI）、磁共振波谱成像（MRS）、功能磁共振成像（fMRI）等多种MRI成像方法和序列、正电子发射计算机断层显像（PET）在诊疗中也起重要作用。

2018年12月国家卫生健康委员会颁布的《脑胶质瘤诊疗规范》中，脑胶质瘤的影像学诊断分为四个部分：①脑胶质瘤常规的影像学特征；②脑胶质瘤的鉴别诊断；③脑胶质瘤的影像学分级；④脑胶质瘤治疗后的影像学评估。我们在本章解读中并不立足于涵盖弥漫性脑胶质瘤影像的全部相关问题，而主要围绕术前诊断与鉴别诊断、风险预测以及疗效判定中的一些临床纠结问题进行延伸思考和解读。

1. 弥漫性脑胶质瘤的病理级别与影像学相关问题

有关脑胶质瘤的影像学诊断要点，在"规范"中以表格形式进行了归纳总结（表2-1）。作为一般特征，弥漫性低级别脑胶质瘤（弥漫性星形细胞瘤、少突胶质细胞瘤、少突星形细胞瘤）MRI信号呈长T_1、长T_2和FLAIR高信号，多无对比增强。对于具有"低级别弥漫性脑胶质瘤"MRI影像特征的病变，从临床角度需要思考两个问题：①影像学是否可能会低估了弥漫性脑胶质瘤病理级别；②影像学诊断为低级别弥漫性脑胶质瘤，哪些因素提示容易发生间变及恶性进展。

表2-1　脑胶质瘤影像学诊断要点

肿瘤类型		影像学特征性表现
低级别脑胶质瘤	主要指弥漫性星形胶质细胞瘤、少突胶质细胞瘤、少突星形胶质细胞瘤3种。特殊类型还包括：多形性黄色星形细胞瘤（PXA）、第三脑室脊索样型脑胶质瘤和毛细胞型星形细胞瘤等	弥漫性星形胶质细胞瘤MRI信号相对均匀，长T_1，长T_2和FLAIR高信号，多无强化；少突胶质细胞瘤表现同弥漫性星形脑胶质瘤，常伴钙化。PXA多见于颞叶，位置表浅，有囊变及壁结节。增强扫描，壁结节及邻近脑膜有强化。第三脑室脊索样型脑胶质瘤位于第三脑室内。毛细胞型星形细胞瘤以实性为主，常见于鞍上和小脑半球
间变性脑胶质瘤（Ⅲ级）	主要包括间变性星形细胞瘤、间变性少突胶质细胞瘤	当MRI/CT表现似星形细胞瘤或少突胶质细胞瘤伴强化时，提示间变脑胶质瘤可能性大
Ⅳ级脑胶质瘤	胶质母细胞瘤；弥漫性中线胶质瘤	胶质母细胞瘤特征为不规则形周边强化和中央大量坏死，强化外可见水肿。弥漫性中线胶质瘤常发生于丘脑、脑干等中线结构，MRI表现为长T_1长T_2信号，增强扫描可有不同程度的强化
室管膜肿瘤	主要指Ⅱ级和Ⅲ级室管膜肿瘤。特殊类型：黏液乳头型室管膜瘤为Ⅰ级	室管膜肿瘤边界清楚，多位于脑室内，信号混杂，出血、坏死、囊变和钙化可并存，瘤体强化常明显。黏液乳头型室管膜瘤好发于脊髓圆锥和马尾

对低级别弥漫性脑胶质瘤的MRI影像特征最近注意到一些新特点，即MRI T_2WI与FLAIR成像的信号失配，病变在T_2WI上的高信号强度超过FLAIR信号，同时在病灶FLAIR较低信号边缘出现高信号环。这种T_2WI-FLAIR失配的影像特征对IDH突变型星形细胞瘤的特异度几乎为100%，也可为少突胶质细胞瘤的诊断所借鉴。虽然MRI"T_2WI-FLAIR失配"的影像特征显示出很高的阳性预测值，但仍有27%～88%的IDH突变型星形细胞瘤并不出现。另外，此特征并不适用于具有对比增强或囊性成分的肿瘤。儿童脑胶质瘤不是成人肿瘤的缩小版，此特征也并不适用于儿童脑胶质瘤。

　　在临床实践中发现，影像学诊断为低级别弥漫性脑胶质瘤的有些病例，其生物学行为和临床结局却相当于WHO Ⅳ级肿瘤。按照中枢神经系统分子信息与分类实践联盟-非WHO官方组织（cIMPACT-NOW）对弥漫性脑胶质瘤整合式诊断的更新，这种情况有可能出现在"弥漫性星形胶质细胞瘤，IDH野生型"和"弥漫性中线胶质瘤，H3K27M突变型"中。

　　对于术前影像考虑低级别脑胶质瘤，术后整合式诊断为"弥漫性星形细胞瘤，IDH野生型"的肿瘤，即使缺乏微血管增生和/或坏死等胶质母细胞瘤的组织学表现形式，只要分子检测具备EGFR高度扩增，7号染色体获得和10号染色体缺失（+7/-10）、TERT启动子突变三种分子改变中的一种或多种，则推荐诊断为"弥漫性星形胶质细胞瘤，IDH野生型，具有胶质母细胞瘤的分子特征，WHO Ⅳ级"。

　　"弥漫性中线胶质瘤，H3K27M突变型"需要同时具备呈弥漫性生长、位于中枢神经系统中线部位、脑胶质瘤的组织学改变、存在H3K27M突变这四个特征。这种肿瘤往往在影像学和组织病理学方面具有明显不均一性，即MRI可以出现不同程度的对比增强或无增强，组织病理不同部位取材可以表现为WHO Ⅱ～Ⅳ级的组织学表现，但K27M突变是共同具有的分子特征。换句话说，如果这种肿瘤在影像学上无对比增强，组织切片也未见到WHO Ⅳ级的组织学表现，那么在没有分子诊断之前，病理级别很可能会被低估。

　　我们可以从肿瘤发生的临床过程、肿瘤生物学行为与影像学关系角度，尝试理解"低级别脑胶质瘤的影像学特征"与"高级别肿瘤预后"之间的矛盾。影像学上，脑胶质瘤病灶的对比增强取决于血-脑屏障的完整性、血供是否丰富及有无新生毛细血管；组织病理学上，胶质母细胞瘤的病理诊断依赖细胞密度、核的异形性及有丝分裂、血管增殖及坏死。综合看来，对胶质母细胞瘤的影像及组织病理诊断，需要活跃的肿瘤细胞增殖及丰富的新生血管形成来支撑。基础研究已经提示，肿瘤细胞在完成迁移运动时不表现增殖表型，而组织学上血管增殖和坏死均与细胞活跃的有丝分裂有关。只有当肿瘤细胞和新生血管增殖活跃以及血-脑屏障发生破坏时，弥漫性脑胶质瘤才会在MRI成像上反映为对比增强。因此，我们有理由推测，这类肿瘤发生之初，肿瘤细胞的浸润迁移能力突出，局部血-脑屏障破坏少以及新生血管形成并不活跃，但随着肿瘤的发展终究会出现斑片样增强以至典型的胶质母细胞瘤的对比增强特征。从此类肿瘤的生物学行为角度理解影像学，也是我们进一步归纳总结这部分病人的影像学特征和临床进程特点的线索，力争在术前影像学诊断中就能把影像学表现为低级别脑胶质瘤但预后不良的病例甄别出来。所幸的是作为最后防线，弥漫性脑胶质瘤分子分型的新认识和分子检测的应用，让这部分病例已无处遁形。

2. 弥漫性脑胶质瘤风险预测与影像学相关问题

低级别弥漫性脑胶质瘤大多会随病程而发生恶性转化，但发生恶性进展的时间仍不同，5年生存率为27%～85%。对低级别弥漫性脑胶质瘤进行风险判定，就是为了甄别出易发生恶性转化的高风险病人，以预判病程及总生存期，就不同风险病人的治疗时机、节奏、强度及治疗方式展开临床研究，从而推荐具有循证医学证据的治疗方案。低级别脑胶质瘤的风险判定指标，大多依据临床指标。欧洲癌症研究与治疗组织（EORTC）的EORTC22844临床试验建立了低级别脑胶质瘤临床预后因素危险预测模型，并经过EORTC22845临床试验验证。年龄≥40岁、星形细胞瘤、肿瘤直径≥6cm、肿瘤跨中线和术前神经功能缺陷是独立的预后不良因素。不良因素越多，总生存期越短；高风险组中位生存期为3.9年，低危险组为10.8年。NCCN指南曾归纳出8个危险因素：①星形细胞肿瘤；②年龄≥40岁；③Karnofsky功能状态评分（Karnofsky performance score，KPS）<70分；④肿瘤直径≥6cm；⑤肿瘤越过中线；⑥术前有明显的神经功能障碍；⑦1p/19q无共缺失；⑧IDH1/2突变。病人具备3点及以上，判断为高危险。近年来简化为年龄≥40岁、肿瘤次全切除两项高危险因素，有时参考肿瘤大小、神经功能缺陷、测序证实的IDH野生型。

标准MRI在低级别脑胶质瘤风险预测方面可以提供肿瘤大小和手术切除的信息。从组织学和分子特征方面，星形细胞瘤和IDH野生型是低级别脑胶质瘤内在高风险因素。但即使是IDH突变型低级别脑胶质瘤，出现肿瘤进展的时间差异也很大，需要在病程中尚未表现出明显的肿瘤进展时，就有可以参考的影像指标进行预测。MRS上检测IDH的代谢产物2-羟基戊二酸盐（2-HG）的特征性峰值，具有一定意义。一项对136例病人的前瞻性研究中，治疗过程中重复MRS扫描追踪2-HG水平。当2-HG截断值定为1mM时，IDH突变的检测敏感度为100%，特异度为88%。67%无法接受切除手术的病人可以通过MRS建立分子学诊断。低级别脑胶质瘤在病程中出现2-HG浓度快速升高，可以预测肿瘤进展，这一影像指标出现在病灶增大及出现对比增强等特征之前。从分子检测方面，IDH突变型星形细胞肿瘤，如果CDKN2A/CDKN2B纯合性缺失，病人生存期明显缩短。实际上，无论弥漫性星形细胞瘤还是少突胶质细胞瘤，CDKN2A/CDKN2B缺失均是提示发生组织学间变的分子改变特征。

3. 弥漫性脑胶质瘤的鉴别诊断

规范指出，脑胶质瘤影像学常常需要与脑内转移性病变、感染性病变、恶性淋巴瘤、其他神经上皮来源肿瘤、瘤样脱髓鞘病变进行鉴别诊断。少见情况下，颅内深部静脉栓塞造成丘脑甚至双侧丘脑对称性梗死、皮质静脉栓塞造成脑半球局部梗死灶等颅脑疾病也需要与弥漫性脑胶质瘤进行鉴别。我们说上述疾病之间需要鉴别诊断，也主要因为在某个病程阶段中彼此影像容易混淆。但疾病的诊断不能唯影像论，仍需结合病人的年龄、性别、发病特点，病情演变等临床信息。在影像学鉴别困难且病情允许的情况下，有时间隔2~4周复查影像检查，病情及影像学的演变规律会让我们避免过早地实施活检程序，规避不必要的外科风险和对病人的可能损害。如果说颅内转移瘤、脑脓肿、恶性淋巴瘤还属需神经外科参与诊疗的疾病的话，脱髓鞘病变则是完全的神经内科疾病。临床上由于误诊对瘤样脱髓鞘病变实施外科切除的事例仍时有发生。在本部分，我们将主要就此病的鉴别诊断进行重点叙述。

瘤样脱髓鞘病变通常为急性或亚急性起病，少数病人也可慢性起病；起病前常无前驱症状，少数病人可有疫苗接种史或上呼吸道感染史；发病年龄明显低于弥漫性脑胶质瘤；头痛多见，而癫痫首发少见；多数病人是单相病程，部分转变为复发–缓解型。瘤样脱髓鞘病变好发于脑白质，且常为邻近脑室的白质。头颅MRI平扫显示，T_1WI、T_2WI多为高信号，边界较清楚，增强扫描可能无明显对比增强，也可能在急性期或亚急性期病灶表现为结节样、闭合环样、开环样、火焰样等不同形式的强化，还可见病变中心静脉扩张及梳齿征；病灶大小"夸张"的占位效应和周围水肿。由于瘤样脱髓鞘病变不一定呈现出上述典型MRI特征，炎症急性期可以表现出与某些低级别脑胶质瘤相似的影像学特征，如与弥漫性脑胶质瘤类似沿胼胝体进展，亦可见与脑胶质瘤相似的灰质受累，也可能类似于弥漫性脑胶质瘤存在不够清晰和规整的边界，占位效应明显时易误诊为肿瘤。亦有脑胶质瘤呈现开环状强化征象。这些均可能在病程中造成两类疾病在MRI诊断和鉴别诊断上的困难。

在弥漫性脑胶质瘤与瘤样脱髓鞘病变的鉴别方面临床特征非常重要，综合多种成像技术并动态观察影像学变化也起重要作用，实验室检查有特征性提示，必要时进行病理活检。瘤样脱髓鞘病变在头颅CT上多数为低密度，有时等密度，如为高密度则可基本除外脱髓鞘疾病；若病灶发生坏死或出血，以高级别脑胶质瘤可能性大；MRI对比增强出现"梳齿征""开环征"则更支持瘤样脱髓鞘的诊断；瘤样脱髓鞘病变急性期或亚急性期DWI多为高信号；在MRS上，瘤样脱髓鞘病变出现β，γ-Glx峰升高、胆碱（Cho）峰升高、N-乙酰天门冬氨酸（NAA）峰降低，部分还伴有一定程度乳酸（Lac）峰升高，而Cho/NAA＞2支持脑胶质瘤诊断；弥漫性脑胶质瘤新生血管多，PWI往往呈高灌注，而瘤样脱髓鞘疾病一般不出现高灌注表现。不同显像剂如^{18}F-脱氧葡萄糖（^{18}F-FDG）PET和^{11}C-蛋氨酸（^{11}C-MET）PET显像在鉴别弥漫性脑胶质瘤和瘤样脱髓鞘病变时需要注意，瘤样脱髓鞘病变急性期PET-CT可能呈现出与脑胶质瘤相似的高代谢，而在非急性期，病灶会由高代谢转为低代谢。实验室检查方面，瘤样脱髓鞘病变可在脑脊液中检出寡克隆区带阳性和/或髓鞘碱蛋白升高，血清AQP4抗体阳性。类固醇激素实验性治疗有效可能有助于诊断瘤样脱髓鞘病变。临床鉴别确实困难的病例，可能需要组织病理检查。瘤样脱髓鞘病变组织病理可见巨噬细胞及反应性胶质细胞增生，血管周围淋巴细胞浸润，部分可见到特异性核分裂状的Creutzfeldt细胞（肥胖型星形胶质细胞），GFAP染色部分呈阳性，CD68染色均阳性。

4．弥漫性脑胶质瘤疗效评估的相关影像学问题

尽管脑胶质瘤在临床试验和药物研发方面取得了初步进展，尤其是在胶质母细胞瘤领域，但病人临床预后的改善仍相当有限。脑胶质瘤复杂的异质性以及对治疗抵抗可能在很大程度上可以解释这种令人失望的疗效现状，而临床疗效的反应评估体系不完善所导致的临床试验获益误判则可能是另一个根本原因。例如，临床试验中引用的新疗法或影像技术可能导致某些意外的影像学改变，类似于肿瘤状态下的疾病进展或缓解，进而会误导临床试验中治疗反应评估，最终可能会阻碍药物研发的进程。

（1）神经肿瘤反应评价标准：1990年，MacDonald等人报告了评估高级别脑胶质瘤病人肿瘤反应的标准。此标准主要依赖于对CT或MR成像上的肿瘤病灶进行二维测量、临床状态和治疗后皮质类固醇需求的变化，标志着从对临床和影像学变化的主观解释转变为以影像学为基础的客观标准。MacDonald标准认为肿瘤最大截面垂直径乘积的增大是主要的测量指标，同时也考虑类固醇激素的使用和神经功能状态的变化；肿瘤进展被定义为对比增强病灶的大小增加≥25%。由于MacDonald标准在确定治疗反应方面具有一定的客观性，因此在临床试验中被广泛接受，用于在不同的治疗干预措施之间进行比较。然而，随着新疗法的出现和使用，MacDonald标准的各种潜在局限性开始显现。例如，MacDonald标准只涉及肿瘤病灶的对比增强成分，仅是间接反映了肿瘤生长，而肿瘤的对比增强与否及程度，会受类固醇皮质激素使用以及炎症、术后改变和放射治疗的影响。"假性进展"和"假性反应"概念的出现都强调了病灶对比增强的变化，并不能简单地解释为肿瘤病灶的疗效反应。

神经肿瘤反应评价（response assessment in neurooncology，RANO）标准是建立在MacDonald标准的基础上，也是采用病灶最大截面的二维测量，其中包括在

临床试验中招募病人所涉及的疾病进展的定义（与基线或最佳反应相比，垂直直径乘积增加≥25%）、可测量疾病的定义（两个垂直直径均≥10mm，在两个或多个轴向切面上可见，无间隔扫描且层厚≤5mm），多病灶情况下疗效评估最多允许观察五个靶病变。由于假性进展的可能，RANO标准建议在放射治疗后的前12周（3个月）内，病人应排除在复发性疾病的临床试验之外，除非所出现的病灶进展明显超出了放射治疗范围或有病灶进展的明确组织学证据。为了解释抗血管生成治疗后的假性反应，获得部分或完全反应的病人至少需要进行间隔4周的确认性扫描才能被考虑为真性反应。此外，RANO标准不仅将进展定义为对比增强面积比基线或最佳反应增加≥25%，而且还包括任何可以归因于肿瘤生长而引起的MRI T_2/FLAIR信号的显著增大。重要的是，对于影像学改变不明确的病例，RANO建议允许此类病人仍留在临床试验中，间隔至少4周再重复影像扫描，如果随后证实进展，进展时间将追溯到最初怀疑问题的时间点，意义是防止病人在影像学发现不明确时不恰当地被终止试验。

低级别脑胶质瘤的RANO标准与高级别脑胶质瘤不同，影像学评估主要基于T_2WI/FLAIR的变化，低级别脑胶质瘤出现新的对比增强病灶或对比增强信号增加被认为是发生恶性转化的提示。此外，低级别脑胶质瘤的RANO标准引入了轻微反应类别，其特征是T_2WI/FLAIR高信号病变的大小减少了25%～49%。低级别脑胶质瘤的RANO标准还建议使用神经功能、癫痫发作活动、神经认知功能、症状负担和生活质量的综合评分来制定更详细的临床反应标准（表2-2）。

表2-2　脑胶质瘤治疗效果评估RANO标准

	完全缓解（CR）	部分缓解（PR）	疾病稳定（SD）	疾病进展（PD）
T_1增强	无	缩小≥50%	变化在-50%～+25%	增加≥25%
T_2/FLAIR	稳定或减小	稳定或减小	稳定或减小	增加
新发病变	无	无	无	有
激素使用	无	稳定或减少	稳定或减少	不适用*
临床症状	稳定或改善	稳定或改善	稳定或改善	恶化
需要满足条件	以上全部	以上全部	以上全部	任意一项

*在出现持续的临床症状恶化时，即为疾病进展，但不能单纯地将激素用量增加作为疾病进展的依据。

（2）**肿瘤进展与假性进展：** 自从放射治疗和辅助性替莫唑胺作为胶质母细胞瘤的标准治疗方案以来，人们逐渐认识到，同步放射治疗、化学治疗结束后MRI

所出现的对比增强，虽然影像学类似于肿瘤进展，但其本质是亚急性放射治疗反应，称为假性进展。假性进展被定义为在并非肿瘤真实进展的情况下MRI表现出短暂的对比增强，可伴或不伴T_2加权和FLAIR的改变。在接受放射治疗的胶质母细胞瘤病人中，无论是否使用替莫唑胺，有报告其发生率甚至可高至50%。先前研究也注意到，在接受脑干超分割放射治疗和卡莫司汀动脉化学治疗后的脑胶质瘤病人中，也出现此类变化。这些发现提示，假性进展在接受加强治疗的病人中更为常见。有趣的是，假性进展的发生率和病人生存率的提高有关，原因可能为假性进展代表了对肿瘤的一种积极的"炎症"反应；O^6-甲基鸟嘌呤-DNA甲基转移酶（O^6-methylguanine-DNA methyltransferase，MGMT）启动子甲基化也促进假性进展的发生。发生假性进展时，病人的神经功能可能有所下降以及类固醇激素需求增加，但通常在3个月内可自行消失。假性进展的发生机制尚未完全阐明，可能是同步放射治疗、化学治疗等强化治疗促进了更高程度的肿瘤细胞杀伤以及内皮细胞的损伤，并导致血-脑屏障的破坏和继发反应，包括肿瘤区域的水肿和异常血管通透性，从而模拟了肿瘤进展的影像学变化。

值得注意的是，假性进展并不意味着"无瘤"状态。针对可疑病灶的活检发现，其中1/3的病灶显示兼具肿瘤和假性进展的组织学特点。即使在临床采用的标准治疗中，在胶质母细胞瘤放射治疗、化学治疗期间或在随访中出现新的影像学改变，也是要判断是肿瘤进展还是假性进展。临床医师必须在观察、选择靶区活检或再次手术切除之间做出选择。对假性进展的错判或盲目乐观可能造成治疗延迟或有效化学治疗的不恰当终止；而对肿瘤进展的错判又会导致不必要的手术干预，以及对病人及其家属的心理压力。

表2-3列出了脑胶质瘤复发、假性进展及放射性坏死的鉴别方法。影像学涉及了MRI、PWI、MRS、DWI、^{18}F-FDG PET和^{11}C-MET PET。另外需注意的是，室管膜下强化对肿瘤进展具有预测作用，其特异度为93%，而敏感度仅为38%。

表2-3　脑胶质瘤复发、假性进展及放射性坏死的鉴别方法

项目	肿瘤复发	假性进展	放射性坏死
发生时间	任何时间	多见于放/化学治疗后3个月内，少数病人可见于10个月内	治疗后数月至数年
临床症状	恶化	不变或恶化	不变或恶化
MRI增强扫描	多病变和胼胝体受侵通常是复发	大片长T_1和T_2信号，内有不规则的强化，占位效应明显	MRI增强扫描可见强化，晚期表现为高信号

续表

项目	肿瘤复发	假性进展	放射性坏死
PWI	通常高灌注	通常低灌注	通常低灌注
MRS	Cho/NAA，Cho/Cr较高	Cho/NAA，Cho/Cr较低	Cho/NAA，Cho/Cr较低
DWI	弥散受限	比肿瘤信号低	比肿瘤信号低
葡萄糖PET	通常高代谢	高代谢或低代谢	低代谢
氨基酸PET和 ^{18}F-FDG PET	高代谢	低代谢	低代谢
好发因素		RT加TMZ	RT
与放射治疗关系	可在放射治疗野范围外	多在放射治疗野范围内	多在放射治疗野范围内
发生率	几乎全部	总20%～30%，在同步放射治疗、化学治疗中常见，特别是MGMT启动子区甲基化者发生率更高	与剂量有关，在2%～18%

1）磁共振的脑灌注成像（PWI）中，动态磁敏感对比增强（dynamic susceptibility-weighted contrast-enhanced，DSC）成像采集钆转运而降低的磁化率信号，从而计算兴趣区（ROI）内的相对脑血容量（rCBV），肿瘤进展会显示出更高的rCBV比率。磁共振动态对比增强成像（dynamic contrast enhanced MRI，DCE MRI）是一种依靠钆剂 T_1 缩短特性测量血管通透性的方法。DSC与DCE MRI相结合，可以更准确地鉴别肿瘤进展/假性进展。但是，脑胶质瘤中血-脑屏障具有多孔特性，可能导致钆外渗，限制了灌注成像的准确性。超顺磁性氧化铁纳米颗粒，由于粒径较大，血-脑屏障破坏时不易渗漏，主要局限于血管内。有研究提示，依靠钆对比剂的PWI成像所得到的rCBV偏低，而使用纳米氧化铁对比剂的PWI更能正确地反映肿瘤的高rCBV，在肿瘤进展和假性进展的鉴别上具有优势。三维伪连续动脉自旋标记（three-dimensional pseudocontinuous arterial spin labeling，3D-pcASL）灌注成像技术是不需要对比剂的一种灌注测量方法，受血-脑屏障破坏影响小。据报道，与DCE-MRI相比（71%），pcASL的敏感度（94%）增加，可能对区分肿瘤和放射性坏死特别有用。该技术也可用于无进展生存的分层，并可与其他先进的成像技术一起用于区分肿瘤进展/假性进展。但pcASL的使用受限于低信噪比和低分辨率。

2）磁共振波谱（MRS）检测在一个确定的ROI内的特异性代谢物。肿瘤组织在MRS中的特征是由于细胞密度和总体细胞膜的增加而致胆碱上升，且由于神经元的减少致NAA（乙酰天门冬氨酸）减少。坏死的MRS特点为脂质升高和出现乳酸峰，但与实体肿瘤组织相比，由于缺乏完整的细胞，胆碱水平可能较低。因此，在选择ROI用于分析时要注意坏死区域。与假性进展相比，肿瘤进展具有较高的胆碱/肌酐比值。荟萃分析回顾了55项研究和总共1 174例病人通过MRI（5项研究，166例病人）、ADC（7项研究，204例病人）、DSC灌注（18项研究，708例病人）、DCE灌注（5项研究，207例病人）和MRS（9项研究，203例病人）比较这些方法在高级别脑胶质瘤接受放射治疗、化学治疗后对肿瘤进展的敏感度和特异度。MRS的表现优于其他方法，对肿瘤进展的总敏感度为91%，特异度为95%。

3）弥散加权成像（diffusion-weighted Imaging，DWI）利用多个弥散梯度来测量水分子随机运动的幅度，定义为表观弥散系数（ADC）。对脑胶质瘤DWI/ADC的可视化检查通常不能提供有用信息，但通过定义ROI，可以从体素的总和生成直方图。术前脑胶质瘤的最小ADC值与肿瘤分级呈负相关。同样，与假性进展相比，肿瘤进展的平均ADC比值和最大ADC值较低。值得注意的是，这些ADC值的测量高度依赖于定义ROI的方法。有研究应用高b值DWI（high-b value DWI）识别富于细胞的肿瘤，可作为无进展生存的负向预测因子。ADC成像也是肿瘤表皮生长因子受体（EGFR）扩增的影像标志，而EGFR扩增与血管生成增加有关。已经有尝试使用ADC来区分高级别脑胶质瘤和低级别脑胶质瘤，发现具有一定相关性，但DCE灌注成像更优于ADC。

4）正电子发射断层扫描（PET）测量由注射给药的放射性示踪剂发射的正电子，这些示踪剂通常只在离发射点很短的大约1mm的距离接触电子。接触的电子被湮灭，产生光子向相反的方向传播，分别被扫描仪探测到，从而可以计算出初始的湮灭点。PET扫描仪的整体空间分辨率约为5mm。最广泛使用的放射性示踪剂是^{18}F-FDG，这是一种葡萄糖类似物，可以直接测量代谢率。标准化的摄取值可以在肿瘤区域和参考区域之间进行比较，以半定量地测量代谢活动，从而区分低级别和高级别脑胶质瘤。与其他肿瘤一样，高级别脑胶质瘤的Warburg效应倾向于葡萄糖代谢，因此，它们具有高度的FDG亲和度。FDG亲和度也与总体细胞密度相关。但大脑本质上也具有较高的葡萄糖代谢率，尤其是灰质。在一项对59例脑胶质瘤病人的回顾性研究中，在IDH1突变型脑胶质瘤中，FDG摄取显著降低，而对于IDH1野生型脑胶质瘤，FDG摄取增加预示生存期下降。另有荟萃分析发现，^{18}F-FDG PET在发现脑胶质瘤复发方面是一种有前景的检测方法，其灵敏度为77%，特异度为78%。已有研究表明，在低级别脑胶质瘤中发现较高的FDG亲和性，往往提示肿瘤的间变转化。连续FDG PET成像在区分肿瘤进展和假性进展方面优于标准的单时间点成像。延迟成像时，进展性肿瘤FDG摄取增加，但炎性病变随着时间延迟代谢保持稳定或FDG摄取减少。

^{11}C-MET在增殖细胞中优先被摄取，^{11}C-MET摄取与脑胶质瘤分级、血管分布和rCBV相关，也可用于区别肿瘤进展和假性进展。在一项对比^{11}C-MET PET与MRI区分肿瘤进展与假性进展的研究中，MRI的敏感度为86.1%，特异度为71.4%，而^{11}C-MET PET的敏感度为97.1%，特异度为93.3%。如将同一天获得的^{11}C-MET同^{18}F-FDG PET显像进行比较，MET在鉴别复发性肿瘤上比FDG更可靠，这已被后续的荟萃分析证实。但由于^{11}C标记的MET的半衰期只有20分钟，需要具备回旋加速器和精确的给药配合，具备^{11}C-MET PET显像能力的医院国内并不多。

5）酰胺质子转移（APT）成像属于化学交换饱和转移成像的一种，是磁化传递技术的衍生技术。APT技术通过选择性预饱和游离蛋白质及多肽中的酰胺质子的信号，探测经过与酰胺质子交换之后的周围自由水信号，通过采集自由水饱和前后信号的变化，间接获得APT信号值。与正常细胞相比，肿瘤细胞异常增殖、代谢活跃，蛋白质含量增多，酰胺质子浓度增加，APT信号随之增高，故可通过测定病灶内APT的信号强度来反映蛋白质的浓度。在弥漫性脑胶质瘤中，肿瘤实质和瘤周水肿区在T$_2$WI和FLAIR像上均表现为高信号，因此无法准确界定病灶范围。而在APT成像上，肿瘤实质和囊变区呈高信号，坏死和水肿区呈低信号，可在不使用钆对比剂增强的情况下确定肿瘤边界，为手术范围提供参考信息。研究还显示，部分病人瘤周水肿区的APT呈略高信号，后经病理证实存在肿瘤细胞浸润。这是常规MRI成像所无法显示的，可见APT成像作为新型分子影像技术优于传统MRI成像技术。无论肿瘤是否强化，APT的信号强度都随着脑胶质瘤级别的增加而增加，并且与Ki-67和细胞密度呈中度相关。通过对32例放射治疗、化学治疗后疑似肿瘤进展的病人进行APT成像扫描，结果显示，肿瘤进展组的平均强度比假性进展组几乎高出两倍，APTmean对于鉴别二者的敏感度达85.0%，特异度达100%。总之，APT加权成像有助于鉴别肿瘤进展及假性进展，特别是与其他成像方式联合使用时。

（3）抗血管生成药物治疗后的假性反应：通过抑制血管内皮生长因子（vascular endothelial growth factor，VEGF）介导的信号传导或整合素功能来靶向胶质母细胞瘤血管生成一直是肿瘤药物治疗研究的热点。此类药物治疗可以快速减低肿瘤的对比增强信号，延长无进展生存期，但遗憾的是并不能延长胶质母细胞瘤病人总生存期。

在这些试验中，MRI对比增强磁影像被确定为基础测量，以反映疗效。以贝伐珠单抗为例，药物治疗后18天就可以看到对比增强信号减低和病人临床状态的改善，而肿瘤的真实负荷并没有减轻。这种在没有真正减轻肿瘤负荷的情况下，造影剂对比增强对比信号减低的现象被称为假性反应。假性反应的主要机制为肿瘤内异常渗透的血–脑屏障被"正常化"和肿瘤对血管生成抑制的规避效应。已经证明，在抗血管生成治疗后的数小时，血-脑屏障就可以发生快速变化，肿瘤MRI对比增强信号减低。这种现象可以持续几天或几周，随后肿瘤将启动其他血管生成补救途径，甚至刺激所谓的"血管共选择"（vessel co-option）。有趣的是，血管正常化与胶质母细胞瘤病人的总生存率和无进展生存率延长相关，而贝伐珠单抗治疗后出现早期病灶进展预示着总生存期缩短，因此可作为抗血管内皮生长因子治疗失败的MRI有效标志。泛VEGF酪氨酸激酶抑制剂西地尼布（cediranib）也有类似的作用。总的来说，假性反应对灌注成像影响较大，易造成rCBV错判，除了基于纳米氧化铁的rCBV测量；MRS和APT等对靶向VEGF治疗引起的假性反应的敏感性较低。

（4）神经肿瘤免疫治疗反应评估（immunotherapy response assessment in neuro-oncology，iRANO）：近年来，免疫疗法在治疗多种肿瘤方面取得了很有前景的临床进展。美国食品药品监督管理局（FDA）相继批准了针对细胞毒性T淋巴细胞相关蛋白4（cytotoxic T-lymphocyte-associated protein 4，CTLA-4）的抑制剂Ipilimumab（2011年3月）以及针对编程性细胞死亡蛋白1（programmed cell death protein 1，PD1）的抑制剂Pembrolizumab（2014年末）和Nivolumab（2015年3月）用于转移性黑色素瘤和非小细胞肺癌的治疗。T淋巴细胞是浸润肿瘤的最关键的免疫细胞类型，尽管T细胞免疫检查点抑制剂已进入胶质母细胞瘤的临床试验阶段，但仍需要在有效监测免疫反应方面进行相应的改进。在接受免疫靶向治疗的病人中，影像学随访所发现的病灶进行性的对比增强，常需要和肿瘤进展相鉴别；在免疫靶向治疗中，肿瘤负荷的增加并不总是真实的肿瘤进展，即使在影像学发生进展后，也可能发生随后的治疗反应。胶质母细胞瘤免疫靶向治疗早期影像结果与随后的治疗获益之间的脱节存在两种主要的解释。首先，有效的抗肿瘤免疫反应需要时间来判断，治疗早期的影像可能确实反映了肿瘤的进展，因为在抗肿瘤免疫反应获得激发之前肿瘤仍会生长甚至出现新病变；抗肿瘤免疫反应的成功激发，肿瘤浸润性淋巴细胞（tumor-infiltrating lymphocytes，TIL）大量进入肿瘤，也可导致肿瘤明显增大。其次，免疫介导的炎性反应在宏观和微观层面，都会使浸润性肿瘤区域发生对比增强和水肿增加，类似于肿瘤进展的影像学特征。

作为治疗神经肿瘤的一个有前景的领域，免疫疗法治疗的肿瘤在影像学上常表现出延迟反应或类似于假性进展的由治疗导致的炎症反应等改变，因此需要对接受免疫治疗的脑胶质瘤病人的反应评估标准进行改进。iRANO纳入了RANO工作组以前定义的标准，为恶性脑胶质瘤、低级别脑胶质瘤和脑转移病人制定了完全反应、部分反应、轻微反应、疾病稳定、疾病进展及疾病不可评价等疗效反应状态。iRANO标准的关键部分是确定了接受免疫治疗的神经肿瘤病人疾病进展的特定附加标准，即在评价影像学进展时需要考虑病人的临床状况和免疫治疗开始的时间。免疫相关反应标准指南（irRC）指出，如果病人的临床状态没有明显下降，除非后续影像学检查证实病灶进展，否则早期病灶大小的增加或新病灶的出现不能确定为疾病进展。具体来说，iRANO工作组建议对没有临床症状缓解的病人要采用6个月的免疫治疗，治疗早期的影像学进展并不除外随后会出现临床获益。另外，此类出现影像学进展的病人3个月后需要重复影像学检查，并与最初肿瘤影像扫描结果进行比较，以评估疾病进展的潜在变化。只有在重复评估证实疾病进展的情况下，才应将病人回顾性地归类为疾病进展，并应停止免疫治疗试验。如果重复成像显示肿瘤负荷稳定或减少，则应继续治疗。如果在判断影像学进展的原因方面存在任何困难，则认为组织活检是可行的。

脑胶质瘤影像学检查的理想目标是：①可靠地诊断弥漫性脑胶质瘤；②分清脑胶质瘤的病理级别；③确认脑胶质瘤的重要分子特征；④选择合适的活检靶区；⑤勾画手术或放射外科的靶区；⑥判断脑胶质瘤的治疗效果。迄今为止，尚没有单一的影像学检查能独立支撑上述脑胶质瘤影像学检查的目标。尽管包括分子影像技术的医学影像学仍在发展，但在对弥漫性脑胶质瘤进行综合影像检查时，我们提醒临床医师必须牢记不能"唯影像论"，要在整合病人临床病情特点的大背景下，动态地理解脑胶质瘤的影像学表现，最大化地实现在临床诊疗中的价值。

杨学军（清华大学附属北京清华长庚医院）

蒋传路（哈尔滨医科大学附属第二医院）

尤永平（江苏省人民医院）

参考文献

[1] ALEXANDER B M, GALANIS E, ALFRED YUNG W K, et al. Brain malignancy steering committee clinical trials planning workshop: report from the targeted therapies working group [J]. Neuro Oncol, 2015, 17(2): 180-188.

[2] GUISHARD A F, YAKISICH J S, AZAD N, et al. Translational gap in ongoing clinical trials for glioma [J]. Clin Neurosci, 2018, 47: 28-42.

[3] JIN X, KIM L J Y, WU Q L, et al. Targeting glioma stem cells through combined BMI1 and EZH2 inhibition [J]. Nat Med, 2017, 23(11): 1352-1361.

[4] MACDONALD D R, CASCINO T L, SCHOLD S C, et al. Response criteria for phase II studies of supratentorial malignant glioma [J]. J Clin Oncol, 1990, 8(7): 1277-1280.

[5] SHARMA M, JUTHANI R G, VOGELBAUM M A. Updated response assessment criteria for

high-grade glioma: beyond the Macdonald criteria [J]. Chin Clin Oncol, 2017, 6(4): 37.

[6] VAN DEN BENT M J, VOGELBAUM M A, WEN P Y, et al. End point assessment in gliomas: novel treatments limit usefulness of classical MacDonald's criteria [J]. J Clin Oncol, 2009, 27(18): 2905-2908.

[7] ULMER S, BRAGA T A, BARKER F G, et al. Clinical and radiographic features of peritumoral infarction following resection of glioblastoma [J]. Neurology, 2006, 67(9): 1668-1670.

[8] HYGINO DA CRUZ L C, RODRIGUEZ I, DOMINGUES R C, et al. Pseudoprogression and pseudoresponse: imaging challenges in the assessment of posttreatment glioma [J]. AJNR Am J Neuroradiol, 2011, 32(11): 1978-1985.

[9] STUPP R, MASON W P, VAN DEN BENT M J, et al. Radiotherapy plus concomitant and adjuvant temozolomide for glioblastoma [J]. N Engl J Med, 2005, 352(10): 987-996.

[10] PERRY J R, LAPERRIERE N, O'CALLAGHAN C J, et al. Short-course radiation plus temozolomide in elderly patients with glioblastoma [J]. N Engl J Med, 2017, 376(11): 1027-1037.

[11] BRANDSMA D, STALPERS L, TAAL W, et al. Clinical features, mechanisms, and management of pseudoprogression in malignant gliomas [J]. Lancet Oncol, 2008, 9(5): 453-461.

[12] BRANDES A A, TOSONI A, SPAGNOLLI F, et al. Disease progression or pseudoprogression after concomitant radiochemotherapy treatment: Pitfalls in neurooncology [J]. Neuro Oncol, 2008, 10(3): 361-367.

[13] GAHRAMANOV S, VARALLYAY C, TYSON R M, et al. Diagnosis of pseudoprogression using MRI perfusion in patients with glioblastoma multiforme may predict improved survival [J]. CNS Oncol, 2014, 3(6): 389-400.

[14] BRANDES A A, FRANCESCHI E, TOSONI A, et al. MGMT promoter methylation status can predict the incidence and outcome of pseudoprogression after concomitant radiochemotherapy in newly diagnosed glioblastoma patients [J]. J Clin Oncol, 2008, 26(13): 2192-2197.

[15] LIN A L, WHITE M, MILLER-THOMAS M M, et al. Molecular and histologic characteristics of pseudoprogression in diffuse gliomas [J]. J Neurooncol, 2016, 130(3): 529-533.

[16] GAHRMANN R, VAN DEN BENT M, VAN DER HILT B, et al. Comparison of 2D (RANO) and volumetric methods for assessment of recurrent glioblastoma treated with bevacizumab-a report from the BELOB trial [J]. Neuro Oncol, 2017, 19(6): 853-861.

[17] NORDEN A D, YOUNG G S, SETAYESH K, et al. Bevacizumab for recurrent malignant gliomas: efficacy, toxicity, and patterns of recurrence [J]. Neurology, 2008, 70(10): 779-787.

[18] CLARKE J L, CHANG S. Pseudoprogression and pseudoresponse: challenges in brain tumor imaging [J]. Curr Neurol Neurosci Rep, 2009, 9(3): 241-246.

[19] SORENSEN A G, BATCHELOR T T, ZHANG W T, et al. A "vascular normalization index" as potential mechanistic biomarker to predict survival after a single dose of cediranib in recurrent glioblastoma patients [J]. Cancer Res, 2009, 69(13): 5296-5300.

[20] BOXERMAN J L, ZHANG Z, SAFRIEL Y, et al. Early post-bevacizumab progression on contrast-enhanced MRI as a prognostic marker for overall survival in recurrent glioblastoma: results from the ACRIN 6677/RTOG 0625 central reader study [J]. Neuro Oncol, 2013, 15(7): 945-954.

[21] ROBERT C, LONG G V, BRADY B, et al. Nivolumab in previously untreated melanoma without BRAF mutation [J]. N Engl J Med, 2015, 372(4): 320-330.

[22] ANTONIOS J P, SOTO H, EVERSON R G, et al. Immunosuppressive tumor-infiltrating myeloid

cells mediate adaptive immune resistance via a PD-1/PD-L1 mechanism in glioblastoma [J]. Neuro Oncol, 2017, 19(6): 796-807.

[23] QIN L, LI X, STROINEY A, et al. Advanced MRI assessment to predict benefit of anti-programmed cell death 1 protein immunotherapy response in patients with recurrent glioblastoma [J]. Neuroradiology, 2017, 59(2): 135-145.

[24] RANJAN S, QUEZADO M, GARREN N, et al. Clinical decision making in the era of immunotherapy for high grade-glioma: Report of four cases [J]. BMC Cancer, 2018, 18(1): 239.

[25] PREUSSER M, LIM M, HAFLER D A, et al. Prospects of immune checkpoint modulators in the treatment of glioblastoma [J]. Nat Rev Neurol, 2015, 11(9): 504-514.

[26] NISHINO M, GIOBBIE-HURDER A, GARGANO M, et al. Developing a common language for tumor response to immunotherapy: Immune-related response criteria using unidimensional measurements [J]. Clin Cancer Res, 2013, 19(14): 3936-3943.

[27] CHANG S M, WEN P Y, VOGELBAUM M A, et al. Response assessment in neuro-oncology (RANO): more than imaging criteria for malignant glioma [J]. Neuro Oncol Pract, 2015, 2(4): 205-209.

[28] CHINOT O L, MACDONALD D R, ABREY L E, et al. Response assessment criteria for glioblastoma: practical adaptation and implementation in clinical trials of antiangiogenic therapy [J]. Curr Neurol Neurosci Rep, 2013, 13(5): 347.

[29] HUANG R Y, RAHMAN R, BALLMAN K V, et al. The impact of T_2/FLAIR evaluation per RANO criteria on response assessment of recurrent glioblastoma patients treated with Bevacizumab [J]. Clin Cancer Res, 2016, 22(3): 575-581.

[30] HATTINGEN E, JURCOANE A, DANESHVAR K, et al. Quantitative T_2 mapping of recurrent glioblastoma under bevacizumab improves monitoring for non-enhancing tumor progression and predicts overall survival [J]. Neuro Oncol, 2013, 15(10): 1395-1404.

[31] CLAUS E B, WALSH K M, WIENCKE J K, et al. Survival and low-grade glioma: The emergence of genetic information [J]. Neurosurg Focus, 2015, 38(1): E6.

[32] QIAN Z, LI Y, FAN X, et al. Molecular and clinical characterization of IDH associated immune signature in lower-grade gliomas [J]. Oncoimmunology, 2018, 7(6): E1434466.

[33] CARCELLER F, MANDEVILLE H, MACKINNON A D, et al. Facing pseudoprogression after radiotherapy in low grade gliomas [J]. Transl Cancer Res, 2017, 6 Suppl 2: S254-258.

[34] EISELE S C, WEN P Y, LEE E Q. Assessment of brain tumor response: RANO and its offspring [J]. Curr Treat Options Oncol, 2016, 17(7): 35.

[35] AVILA E K, CHAMBERLAIN M, SCHIFF D, et al. Seizure control as a new metric in assessing efficacy of tumor treatment in low-grade glioma trials [J]. Neuro Oncol, 2017, 19(1): 12-21.

[36] SUNDAR R, CHO B C, BRAHMER J R, et al. Nivolumab in NSCLC: latest evidence and clinical potential [J]. Ther Adv Med Oncol, 2015, 7(2): 85-96.

[37] OKADA H, WELLER M, HUANG R, et al. Immunotherapy response assessment in neuro-oncology: a report of the RANO working group [J]. Lancet Oncol, 2015, 16(15): E534-542.

[38] ARMSTRONG T S, VERA-BOLANOS E, GNING I, et al. The impact of symptom interference using the MD Anderson symptom inventory-brain tumor module (MDASI-BT) on prediction of recurrence in primary brain tumor patients [J]. Cancer, 2011, 117(14): 3222-3228.

[39] NAYAK L, DEANGELIS L M, BRANDES A A, et al. The neurologic assessment in neuro-oncology (NANO) scale: a tool to assess neurologic function for integration into the response

assessment in neuro-oncology (RANO) criteria [J]. Neuro Oncol, 2017, 19(5): 625-635.

[40] ALEXANDER B M, BROWN P D, AHLUWALIA M S, et al. Clinical trial design for local therapies for brain metastases: a guideline by the response assessment in neuro-oncology brain metastases working group [J]. Lancet Oncol, 2018, 19(1): E33-42.

[41] LAMBORN K R, YUNG W K, CHANG S M, et al. Progression-free survival: an important end point in evaluating therapy for recurrent high-grade gliomas [J]. Neuro Oncol, 2008, 10(2): 162-170.

[42] HAN K, REN M, WICK W, et al. Progression-free survival as a surrogate endpoint for overall survival in glioblastoma: a literature-based Meta-analysis from 91 trials [J]. Neuro Oncol, 2014, 16(5): 696-706.

[43] HUANG R Y, RAHMAN R, BALLMAN K V, et al. The impact of T_2/FLAIR evaluation per RANO criteria on response assessment of recurrent glioblastoma patients treated with bevacizumab [J]. Clin Cancer Res, 2015, 22(3): 575.

[44] KHAN M N, SHARMA A M, PITZ M, et al. High-grade glioma management and response assessment-recent advances and current challenges [J]. Curr Oncol, 2016, 23(4): E383-391.

[45] BROEN M P G, SMITS M, WIJNENGA M M J, et al. The T_2-FLAIR mis-match sign as an imaging marker for non-enhancing IDH-mutant, 1p/19q-intact lower-grade glioma: a validation study [J]. Neuro Oncol, 2018, 20(10): 1393-1399.

[46] BATCHALA P P, MUTTIKKAL T J E, DONAHUE J H, et al. Neuroimaging- based classification algorithm for predicting 1p/19q-Codeletion status in IDH-mutant lower grade gliomas [J]. Am J Neuroradiol, 2019, 40(3): 426-432.

[47] JURATLI T A, TUMMALA S S, RIEDL A, et al. Radiographic assessment of contrast enhancement and T_2/FLAIR mismatch sign in lower grade gliomas: correlation with molecular groups [J]. J Neurooncol, 2019, 141(2): 327-335.

[48] CHOI C, RAISANEN J M, GANJI S K, et al. Prospective longitudinal analysis of 2-hydroxyglutarate magnetic resonance spectroscopy identifies broad clinical utility for the management of patients with IDH-mutant glioma [J]. J Clin Oncol, 2016, 34(33): 4030-4039.

[49] YANG Y H, HE M Z, LI T, et al. MRI combined with PET-CT of different tracers to improve the accuracy of glioma diagnosis: a systematic review and meta-analysis [J]. Neurosurg Rev, 2019, 42(2): 185-195.

[50] ZHOU J, PAYEN J F, WILSON D A, et al. Using the amide proton signals of intracellular proteins and peptides to detect pH effects in MRI [J]. Nat Med, 2003, 9(8): 1085-1090.

[51] ZHOU J, TRYGGESTAD E, WEN Z, et al. Differentiation between glioma and radiation necrosis using molecular magnetic resonance imaging of endogenous proteins and peptides [J]. Nat Med, 2011, 17(1): 130-134.

[52] MA B, BLAKELEY J O, HONG X, et al. Applying amide proton transfer-weighted MRI to distinguish pseudoprogression from true progression in malignant gliomas [J]. J Magn Reson Imaging, 2016, 44(2): 456-462.

[53] TOGAO O, YOSHIURA T, KEUPP J, et al. Amide proton transfer imaging of adult diffuse gliomas: correlation with histopathological grades [J]. Neuro Oncol, 2014, 16(3): 441-448.

[54] LOUIS D N, WESSELING P, PAULUS W, et al. cIMPACT-NOW update 1: Not Otherwise Specified (NOS) and Not Elsewhere Classified (NEC) [J]. Acta Neuropathol, 2018, 135(3): 481-484.

[55] LOUIS D N, GIANNINI C, CAPPER D, et al. cIMPACT-NOW update 2: diagnostic clarifications

for diffuse midline glioma, H3 K27M-mutant and diffuse astrocytoma/anaplastic astrocytoma, IDH-mutant [J]. Acta Neuropathol, 2018, 135(4): 639-642.

[56] BRAT D J, ALDAPE K, COLMAN H, et al. cIMPACT-NOW update 3: recommended diagnostic criteria for "Diffuse astrocytic glioma, IDH-wildtype, with molecular features of glioblastoma, WHO grade IV" [J]. Acta Neuropathol, 2018, 136(5): 805-810.

[57] 周良辅. 现代神经外科学 [M]. 2版. 上海: 复旦大学出版社, 2015.

[58] 余永强. 中枢神经系统肿瘤磁共振分类诊断 [M]. 北京: 人民卫生出版社, 2014.

[59] HORI M, MORI H, AOKI S, et al. Three-dimensional susceptibility-weighted imaging at 3 T using various image analysis methods in the estimation of grading intracranial gliomas [J]. Magn Reson Imaging, 2010, 28(4): 594-598.

[60] WANG S, KIM S, CHAWLA S, et al. Differentiation between glioblastomas, solitary brain metastases, and primary cerebral lymphomas using diffusion tensor and dynamic susceptibility contrast-enhanced MR imaging [J]. ANJR Am J Neuroradiol, 2011, 32(3): 507-514.

[61] DUNET V, POMONI A, HOTTINGER A, et al. Performance of 18F-FET versus 18F-FDG-PET for the diagnosis and grading of brain tumors: systematic review and meta-analysis [J]. Neuro-oncology, 2016, 18(3): 426-434.

[62] KUNZ M, THON N, EIGENBROD S, et al. Hot spots in dynamic (18)FET-PET delineate malignant tumor parts within suspected WHO grade II gliomas [J]. Neuro-oncology, 2011, 13(3): 307-316.

[63] ALBERT N L, WELLER M, SUCHORSKA B, et al. Response Assessment in Neuro-Oncology working group and European Association for Neuro-Oncology recommendations for the clinical use of PET imaging in gliomas [J]. Neuro-oncology, 2016, 18(9): 1199-1208.

[64] WU J S, GONG X, SONG Y Y, et al. 3. 0-T intraoperative magnetic resonance imaging-guided resection in cerebral glioma surgery: interim analysis of a prospective, randomized, triple-blind, parallel-controlled trial [J]. Neurosurgery 2014, 61 Suppl 1: 145-154.

[65] 国家卫生健康委员会医政医管局. 脑胶质瘤诊疗规范（2018年版）[J]. 中华神经外科杂志, 2019, 35(3): 217-239.

[66] LEE I H, KIM J H, SUH Y L, et al. Imaging characteristics of pilomyxiod astrocytomas in comparison with pilocytic astrocytomas [J]. Eur J Radiol, 2011, 79(2): 311-316.

[67] GRAND S, TERNIER J, ROUSSEAU N, et al. Cerebral abscesses: MRI, DWI and MRSS features [J]. J Neuroradiol, 2004, 31(2): 145-147.

[68] HIDEHO O, MICHAEL W, Raymond H, et al. Immunotherapy Response Assessment in Neuro-Oncology (iRANO): A Report of the RANO Working Group [J]. Lancet Oncol. 2015, 16(15): e534-e542.

第二节　诊疗规范实践中的常见问题

1. 脑胶质瘤常用的影像学检查有哪些？

目前临床上针对疑似脑胶质瘤病人常用的检查包括计算机断层扫描（CT）、磁共振成像（MRI）、正电子发射计算机断层扫描（PET）检查等影像学诊断。其中

MRI又包括常规MRI和磁共振弥散加权成像（DWI）、磁共振弥散张量成像（DTI）、磁共振灌注成像（PWI）、磁共振波谱成像（MRS）、功能磁共振成像（fMRI）等多模态磁共振序列。

不同的检查方法均在疾病的诊断、鉴别诊断以及治疗方式、手术方案等方面有着不同的指导意义，因此很难做到彼此替代。不同的检查方法从不同侧面描述肿瘤的各种特性：大小、位置、起源、含水量、密度、钙化、出血、囊变、坏死、瘤周水肿、生长方式、肿瘤血供、肿瘤代谢、肿瘤对周围白质纤维及功能区的影响等等，因此神经外科医生在临床工作中可以通过选取不同的针对性的影像学检查手段来对肿瘤进行全面的评估，从而能够更好地对肿瘤病人进行诊断及治疗。

2. CT 检查对脑胶质瘤的诊断有哪些帮助？

CT检查作为一种简便快速的检查方法在脑胶质瘤的筛查中起到了一定的作用，临床上很多病人都是因为头颅CT检查发现颅内占位后再次行MRI检查才诊断为脑胶质瘤的。另外，CT检查对于钙化以及瘤内出血等高密度病变的发现相比于MRI来说具有明显的优势，而这些方面对于判断病变的性质和级别具有比较重要的意义。少突胶质细胞瘤常见钙化，而瘤卒中现象则在转移瘤和高级别脑胶质瘤中多见。

此外，头颅CT检查还可以发现脑室系统的变形以及移位，脑组织的水肿，肿瘤内的囊变等低密度病变，这些影像学表现对于肿瘤的占位性效应及继发性病变大的判断在肿瘤的诊断中也相当重要。在CT平扫的基础上，通过静脉注射造影剂，还能够观察肿瘤的强化与否来判断血–脑屏障的完整性，从而判断肿瘤的级别，高级别脑胶质瘤常见瘤内不均匀的强化。CT血管造影以及CT三维重建等检查对于病变的诊断以及手术方案的制订也有一定的指导意义。

3. MRI 对脑胶质瘤诊断有哪些优缺点？能替代 CT 吗？

MRI作为一种在脑胶质瘤临床诊断中最为广泛使用的影像学检查，在脑胶质瘤影像学评价体系中占据着非常重要且不可替代的地位。常规MRI检查包括MRI平扫及MRI增强扫描。对于神经外科医师来说，MRI相比其他影像学检查最突出的优点就在于解剖结构显示清晰，此外还可以充分显示病变的诸多特性以及与血管的关系。

MRI平扫根据扫描参数不同又分为常规自旋回波（T_1WI）、快速自旋回波（T_2WI）和液体衰减反转恢复（fluid-attenuated inversion-recovery，FLAIR）等不同序列。T_1WI对颅内解剖结构显示较好，而T_2WI则对病变的展示较为清楚，即我们常说的"T_1看解剖，T_2看病变"。多数脑胶质瘤在T_1WI上呈现低信号，T_1WI序列的优势在于肿瘤定位，即观察肿瘤与周围组织间的解剖关系，可为手术部位的解剖辨认提供重要的影像学参考。多数脑胶质瘤在T_2WI上呈现高信号，易于发现，并且T_2WI对于组织特征性显示更佳，利于肿瘤内成分的判断，如：囊变、坏死、出血等，从而协助肿瘤的诊断。此外，在T_2WI图像上，血管由于流空效应呈现低信号，在高信号的脑脊液以及病变背景上显示清楚，有利于判断病变与重要血管的关系。FLAIR序列是一种抑制了脑脊液信号后的T_2加权序列，在FLAIR图像上，病变的边界显示清楚，并且还易于发现较小的病变，而对于脑胶质瘤病人，FLAIR图像上的肿瘤边界更是对于手术范围有着良好的指导意义。

我们日常工作中常说的MRI增强扫描一般是指在T_1WI基础上的通过静脉注射造影剂而完成的增强扫描。在脑胶质瘤的诊断中，T_1增强扫描的主要意义在于脑胶质瘤的级别鉴别。一般颅内肿瘤强化与否常由肿瘤是否存在血-脑屏障或血-脑屏障是否完整而决定。由于大部分低级别脑胶质瘤不会出现血-脑屏障的破坏而高级别脑胶质瘤常出现血-脑屏障的破坏，因此一般低级别脑胶质瘤（Ⅰ、Ⅱ级）多不强化或轻度强化，而高级别脑胶质瘤（Ⅲ、Ⅳ级）多呈现明显的强化，当然其中也有例外。比如多形性黄色瘤型星形细胞瘤、第三脑室脊索样型脑胶质瘤和室管膜瘤等都属于Ⅱ级的肿瘤，但MRI增强上常呈现明显强化，其强化的原因多与肿瘤的来源的细胞不存在血-脑屏障有关。

虽然磁共振检查具有以上诸多优点，但是也存在许多限制。MRI检查仪器对医院场地、电力等硬件设施要求较高，检查时间长，检查条件相对较苛刻（要求不能有顺磁性金属物品进入检查室）等都制约了MRI检查的应用。对于有条件的脑胶质瘤病人，我们建议必须完善头颅MRI检查，以利于疾病的诊断、手术方案的制订以及病人术后疗效的评估以及随访。但是在临床工作中，MRI并不能完全代替CT，主要原因有两点：其一，MRI在成像上对于肿瘤钙化以及瘤内急性出血的显示不如CT；其二，MRI检查不如CT快捷简便，对于急症病人或者昏迷病人的早期筛查CT更为方便。

4. 多模态 MRI 检查通常包括哪些？各有什么意义？在脑胶质瘤级别鉴别中的意义？

MRI检查除了上述的常规MRI检查，还有许多功能成像的新技术在临床上越来越普及，我们统称为多模态MRI，目前包括磁敏感加权成像（susceptibility weighted imaging，SWI）、弥散加权成像（diffusion weighted imaging，DWI）、弥散张量成像（diffusion tensor imaging，DTI）、灌注加权成像（perfusion weighted imaging，PWI）、磁共振波谱成像（MR spectroscopy，MRS）、血氧水平依赖（blood oxygenation level dependent，BOLD）对比脑功能成像（functional MRI，fMRI）等，多种成像技术的原理此处不做过多讨论，主要就其检查意义及在脑胶质瘤诊断和治疗中的作用进行探讨。

SWI序列主要作用是对于出血灶的观察，甚至微小的出血灶也能发现，同时对于钙化灶的发现也较CT敏感，但是需要结合其他常规序列图像共同判断，高级别脑胶质瘤中常见出血灶而低级别反之。DWI序列可以反映病变中细胞的密度高低、细胞外间隙的大小等信息，可用于脑胶质瘤的术前影像学分级评价，多数高级别脑胶质瘤的肿瘤实质在DWI上呈较高信号而瘤周水肿的信号则较低；此外DWI序列在脑胶质瘤与其他肿瘤与炎性疾病的鉴别中具有非常重要的检查意义。DTI序列主要用于显示和追综白质纤维，结合神经导航技术可以进行更好的术前评估和术中导航，从而更高标准的达到安全范围的最大切除。PWI序列主要用于测量观察靶区的局部脑血容量（region cerebral blood volume，rCBV）、局部脑血流（region cerebral blood flow，rCBF），其检查意义在脑胶质瘤的诊断中主要可进行脑胶质瘤级别的鉴别，许多低级别脑胶质瘤都表现出低灌注，而高级别脑胶质瘤则表现为高灌注；同时，PWI在肿瘤复发/坏死的鉴别中也非常重要，对于脑胶质瘤的鉴别诊断以及指导肿瘤的穿刺活检也具有很大的指导意义。狭义的fMRI又简称为BOLD技术，通过结合不同的功能任务，fMRI主要用于判断病人的重要功能区，部分脑胶质瘤病人会发生功能区的移位，而fMRI检查的重新定位不仅可以指导我们神经外科医师在新的"安全范围"内更大程度的手术切除，还能够用于制订更周密的放疗计划，从而达到更好的治疗效果。

多模态磁共振新技术种类繁多并且日新月异，对于临床医生来说，只有熟悉并掌握掌握其成像的基本原理，才能够在日常工作更加得心应手的运用，充分体现检查的诊疗价值。

5. PET 检查脑胶质瘤有哪些示踪剂？各有什么特点？在脑胶质瘤级别鉴别中的意义？

PET检查能够观察不同组织的代谢情况，在脑胶质瘤的临床诊疗中具有一定的诊疗价值，是对于CT和MRI的非常有益的补充。目前PET检查包括PET/CT和PET/MRI，PET/CT检查在临床上更为常见。在脑胶质瘤的诊疗中目前常用的示踪剂有^{18}F-FDG（氟代脱氧葡萄糖）和^{11}C-MET（蛋氨酸）、^{18}F-FET（酪氨酸类似物）。^{18}F-FDG是最常用的PET示踪剂，它能够反映脑肿瘤与正常脑组织之间存在的代谢差异性。通常在^{18}F-FDG成像上，低级别脑胶质瘤代谢稍低于正常灰质而高级别脑胶质瘤代谢稍高于正常灰质。但是由于脑组织本身对于葡萄糖的高摄取，利用^{18}F-FDG成像时图像本底很高，不利于肿瘤的显示，并且对于脑胶质瘤的诊断以及级别的鉴别敏感性和特异性不足，因此诊断价值具有局限性。^{11}C-MET和^{18}F-FET都属于氨基酸类似物，临床中以^{11}C-MET更为常用。氨基酸代谢在正常脑组织中不高但在肿瘤组织中很高，因此^{11}C-MET代谢成像在脑胶质瘤的PET检查中较^{18}F-FDG成像的敏感性和特异性均较高，对于脑胶质瘤分级的评价也优于^{18}F-FDG，故氨基酸代谢成像在脑胶质瘤的诊断中具有重要的参考价值。多中心的临床研究证实，相比于^{11}C-MET，^{18}F-FDG在疑似脑胶质瘤病人活检部位选取上指导意义更大，但对于放疗靶区的勾画却是^{11}C-MET成像联合多模态MRI更为合适。目前还有一种核苷酸类似物—^{18}F-FLT（氟代脱氧胸腺嘧啶）在国内外脑胶质瘤影像学的研究中经常被提起，其影像学的诊断意义在于鉴别脑胶质瘤综合治疗后的坏死或复发，并且具有较高的敏感性和特异性，值得神经外科临床医师进一步关注。

6. 神经外科临床医师对神经影像学诊断的要求有哪些？

神经外科医师对影像学的要求首先是进行定位诊断，确定肿瘤的大小、范围、肿瘤与周围重要结构（包括重要动脉、皮质静脉、皮质功能区及神经纤维束等）的毗邻关系及形态学特征等，这对制定脑胶质瘤手术方案具有重要的作用；其次是对神经影像学提出功能状况的诊断要求，如肿瘤生长代谢、血供状态及肿瘤对周边脑组织侵袭程度等，这对病人术后的综合疗效评估具有关键作用。多模态MRI可提供肿瘤的血液动力学、代谢、神经纤维组织受累状况和皮质功能区等信息，对于脑胶质瘤的鉴别诊断、确定手术边界、预后判断、监测治疗效果及明确有无复发等具有重要意义，是形态成像诊断的一个重要补充。

7. 弥漫性低级别脑胶质瘤的 MRI 特点有哪些？

根据2016年WHO中枢神经系统肿瘤分类，目前弥漫性低级别脑胶质瘤主要包括WHO分级为Ⅱ级的包含任何分子特征或分子特征不明确的弥漫性星形细胞瘤和少突胶质细胞瘤。其共同的MRI影像学特点有：①大部分在常规扫描上均呈现长T_1低信号，长T_2高信号，多数与正常脑组织边界清楚；②病变周围无明显水肿，病变占位效应不强；③增强扫描无强化或轻度强化；④DWI上多呈高信号，提示病变细胞密度较高，水分子弥散受限；⑤PWI上多提示低灌注；⑥MRS普遍NAA峰相对减低而Cho峰升高（图2-1）。

除了上述共同特点，星形细胞瘤和少突胶质细胞瘤又各自有不同的影像学表

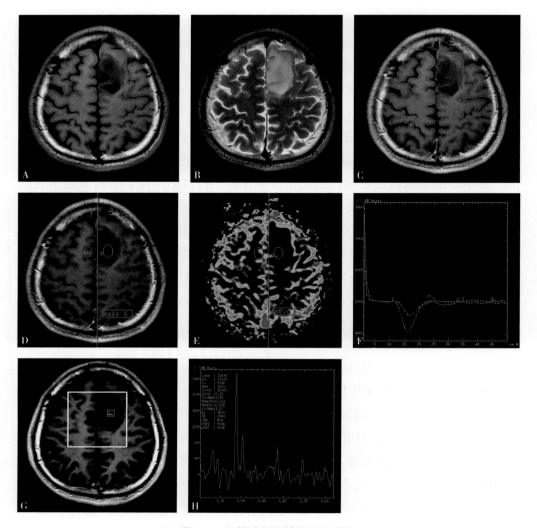

图2-1　左额叶弥漫性星形细胞瘤

A. 轴位T₁WI；B. 同层T₂WI，肿瘤位于白质内，呈明显长T₁长T₂信号，无瘤周水肿，轻度占位效应；C. 同层增强T₁WI，肿瘤边界清楚无强化；D/E/F. PWI序列，相比正常脑组织，肿瘤轻度低灌注，rCBF与rCBV均降低。G、H为MRS序列，见肿瘤区NAA峰相对减低而Cho峰升高。

现。弥漫性星形细胞瘤常中心位于脑白质，延白质纤维侵袭性生长，瘤内T₁、T₂信号多均匀，可见肿瘤自侧脑室内侧或透明隔起源生长至侧脑室内，且位于脑室内或幕下者瘤内囊变常见。少突胶质细胞瘤则多位于额叶，常累及皮质，瘤内T₁、T₂信号不均匀，钙化常见，偶见囊变，部分rCBV升高（图2-2）。

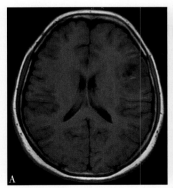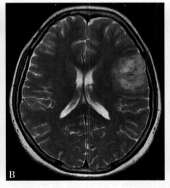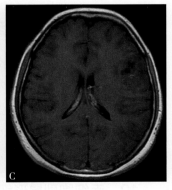

图2-2　左额叶少突胶质细胞瘤

A. 轴位T_1WI；B. 同层T_2WI，肿瘤呈不均匀长T_1长T_2信号，可见囊变，无瘤周水肿，轻度占位效应；C. 同层增强T_1WI，肿瘤无强化。

8. 多形性黄色星形细胞瘤的 MRI 特点有哪些?

多形性黄色星形细胞瘤（pleomorphic xanthoastrocytoma，PXA）是一种很少见的星形细胞肿瘤，在影像学上它具有同常见的弥漫性低级别脑胶质瘤不同的影像学表现（图2-3）。

PXA绝大部分的病变位于大脑半球的表浅部位，其中颞叶最常见。大部分病变与正常脑组织边界清楚，少数呈浸润性。按照影像学表现，PXA可分为实质型、囊腔结节型和囊型3种，其中囊腔结节型和实质型多见。肿瘤的实质性部分及囊壁常呈现不均匀的稍长T_1、稍长T_2信号，而囊型和囊内多呈均匀的长T_1、长T_2的类脑脊液信号。肿瘤周边无明显水肿，有轻微的占位效应。增强扫描上肿瘤的实质性部位明显均匀强化，DWI、PWI及MRS上PXA多符合低级别星形细胞瘤的特征。

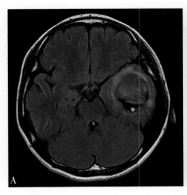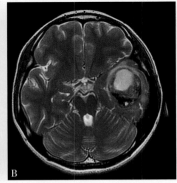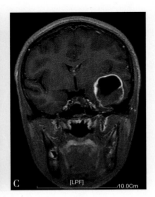

图2-3　多形性黄色星形细胞瘤

A. 轴位T_1WI；B. 同层T_2WI，肿瘤呈不均匀长T_1长T_2信号，可见囊变及出血，少量瘤周水肿，轻度占位效应；C. 同层增强T_1WI，肿瘤不均匀强化。

9. 第三脑室脊索样型脑胶质瘤的 MRI 特点有哪些？

第三脑室脊索样型脑胶质瘤是一类非常罕见的脑胶质瘤。它起源于第三脑室前方的终板，向第三脑室内膨胀性生长。磁共振特点是：见于成人，边界清楚，位于第三脑室前部；T_1WI上为低信号，T_2WI上呈明显高信号；增强后明显强化；肿块累及视交叉及下丘脑，但不浸润周围脑实质。常需要和实质性颅咽管瘤、生殖细胞瘤等鉴别。

10. 毛细胞型星形细胞瘤的 MRI 特点有哪些？

毛细胞型星形细胞瘤（pilocytic astrocytoma，PA）是一类少见的好发于儿童及青少年的星形细胞肿瘤，约占星形细胞肿瘤的5%～10%。PA好发于小脑、脑干及下丘脑视神经通路，病变边界清楚且常有囊变，根据影像学表现分为4类：完全囊变型、囊实性型、实性肿块型和附壁结节型。完全囊变型可呈单囊或多囊性变，囊壁完整，囊内呈液性类脑脊液信号，增强扫描多明显强化，偶有不强化。囊实性为最常见的类型，实质性肿瘤内可见钙化及出血，增强后明显强化，囊性部分不强化。实性肿块型则多呈混杂的长T_1、长T_2信号，增强扫描不均匀强化。附壁结节型实际是大囊小病变的一种类型，结节病灶呈现稍长T_1稍低信号和稍长T_2稍高信号，增强扫描结节明显强化（图2-4）。DWI与PWI在肿瘤实性部分也同其他低级别脑胶质瘤相仿。

总的来说毛细胞型星形细胞瘤好发于儿童，肿瘤内囊变很常见，甚至可呈现完全囊变型，实性肿瘤多呈混杂的T_1WI低、T_2WI高信号，增强扫描上囊壁及瘤结节强化明显，多不均匀，在PWI上呈现低灌注，DWI上呈现高信号。

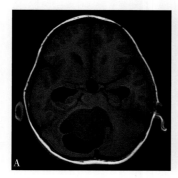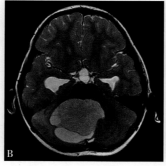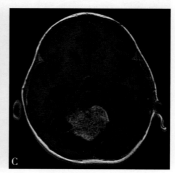

图2-4　毛细胞型星形细胞瘤

A. 轴位T_1WI；B. 同层T_2WI，肿瘤呈大致均匀长T_1长T_2信号，部分囊变，囊液信号较脑脊液相近，与周围组织边界尚清晰；C.同层增强T_1WI，肿瘤实质呈不均匀强化。

　　毛黏液样型星形细胞瘤（pilomyxoid astrocytoma，PMA）是毛细胞型星形细胞瘤的一种亚型，常见于幼儿，侵袭性较PA高。最新的肿瘤多位于下丘脑及视交叉区，也可见于幕下。肿瘤边界清楚，但可向周围脑组织侵袭性蔓延，多为实性，囊变常见，出血偶见。肿瘤在T_1WI上呈低信号，T_2WI呈高信号，大部分肿瘤增强扫描呈不均匀的环形强化，部分呈均匀强化，较少部分不强化（图2-5）。肿瘤可沿视通路蔓延生长甚至发生脑脊液播散，可见播散部位硬脑膜的强化，具有一定的特征性表现。

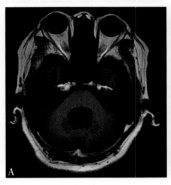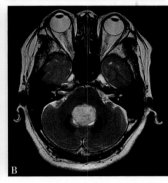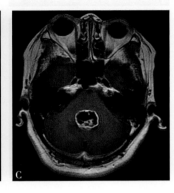

图2-5　第四脑室内毛黏液样型星形细胞瘤
A. 轴位T_1WI；B. 同层T_2WI，肿瘤呈大致均匀长T_1长T_2信号，与周围组织边界清晰；C. 同层增强T_1WI，肿瘤呈不均匀环形强化。

11. 胶质母细胞瘤的 MRI 特点有哪些?

　　胶质母细胞瘤（glioblastoma）又称多形性胶质母细胞瘤（glioblastoma multiforme，GBM），占颅内肿瘤的约10%，好发于成人，分为原发性和继发性，继发性胶质母细胞瘤多由弥漫性低级别脑胶质瘤进一步恶性进展而产生。

　　原发胶质母细胞瘤和继发胶质母细胞瘤一般具有相似的影像学表现。在MRI常规序列中，胶质母细胞瘤的肿瘤中心多位于脑白质，与正常脑组织边界不清，常呈分叶状，瘤周水肿明显，肿瘤内出血、囊变、坏死常见，因此常呈现不均匀的长T_1低信号和长T_2高信号；增强扫描后病变呈明显的不均匀强化，多为花环样或菜花样。在T_2FLAIR序列上可见肿瘤沿白质纤维向邻近脑组织或沿胼胝体等结构向对侧侵犯。在PWI上可见肿瘤及肿瘤周围呈明显高灌注，rCBF和rCBV均明显增高；在DWI上肿瘤呈现明显高信号，在MRS上则会出现明显升高的Cho峰，在坏死囊变区还会出现基线的紊乱以及Lac峰（图2-6）。

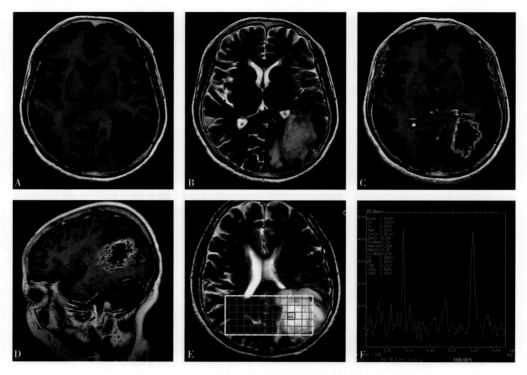

图2-6　左侧颞顶枕交界区胶质母细胞瘤

A. 轴位T$_1$WI；B. 同层T$_2$WI；C/D. 轴位和矢状位增强T$_1$WI，肿瘤内部信号不均匀，实质部分呈长T$_1$长T$_2$信号，伴有囊变及坏死，不规则花环样强化，有瘤周水肿，占位效应明显，中线结构移位，同侧侧脑室受压变形；E/F. MRS序列，见肿瘤区基线紊乱，NAA峰相对减低而Cho峰升高，并且可见明显升高的Lac峰。

12. 室管膜肿瘤的MRI特点有哪些？

室管膜肿瘤（ependymal tumors）包括室管膜瘤（ependymoma）、间变性室管膜瘤（anaplastic ependymoma）、黏液乳头型室管膜瘤（myxopapillary ependymoma）和室管膜下瘤（subependymoma），来源于脑室与脊髓中央管的室管膜细胞或脑内白质室管膜细胞巢的一类肿瘤，因此以脑室内和脑室旁多见。

室管膜瘤及间变室管膜瘤多见于儿童和青少年，其中约75%为WHO Ⅰ-Ⅱ级肿瘤，25%为WHO Ⅲ级肿瘤；幕下约占70%，多见于儿童，其中以第四脑室内最为常见；幕上约占30%，多为成年病人，位于侧脑室旁脑实质内居多，其次为侧脑室内，第三脑室内少见。肿瘤在T$_1$WI序列上可呈现等或低信号，在T$_2$WI呈高信号，瘤内信号多不均匀，囊变、钙化常见，偶见出血，增强后多明显不均匀强化。良性病变边界清楚，瘤周水肿较轻（图2-7），恶性病变多边界不清，浸润性生长，瘤周水肿较重，部分恶性肿瘤还可见脑脊液内播散。肿瘤位于第四脑室者可经后正中孔向延髓及经侧孔向桥脑小脑角生长；位于脑实质者可见肿瘤与侧脑室关系密切，位于侧脑室内者则多见肿瘤位于侧脑室前2/3处，少数位于三角部。影像学上有时较难鉴别WHO Ⅰ-Ⅱ级和Ⅲ级室管膜肿瘤，常需进一步行病理诊断。黏液乳头型室管膜瘤影像学表现同室管膜瘤类似，只是绝大多数见于脊髓圆锥及马尾处。

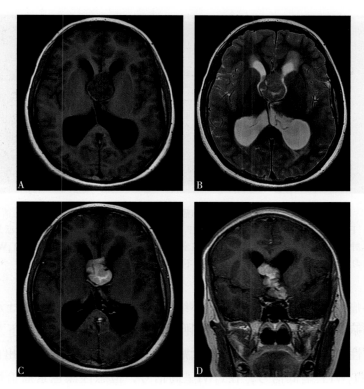

图2-7 第三脑室室管膜瘤

A. 轴位T₁WI；B. 同层T₂WI，肿瘤呈不均匀长T₁长T₂信号，与周围组织边界清晰，无瘤周水肿，幕上脑室系统扩张，双侧脑室额角渗出明显，梗阻性脑积水；C. 同层增强T₁WI，肿瘤实质呈明显不均匀强化，D. 冠状位增强T₁WI，可见肿瘤位于第三脑室内，与周围脑组织存在边界，无明显瘤周水肿。

A. 轴位T₁WI；B. 同层T₂WI 肿瘤呈不均匀长T₁长T₂信号，与周围组织边界清晰，无瘤周水肿，幕上脑室系统扩张，双侧脑室额角渗出明显，梗阻性脑积水；C. 同层增强T₁WI，肿瘤实质呈明显不均匀强化，D. 冠状位增强T₁WI，可见肿瘤位于第三脑室内，与周围脑组织存在边界，无明显瘤周水肿。

　　室管膜下瘤较少见，可见于脑室通路的任何部位，主要发生于侧脑室内靠近室间孔或透明隔部位，其次是第四脑室，三脑室、导水管及脊髓中央管内较少见。肿瘤在T₁WI上呈等或低信号，在T₂WI呈高信号，瘤内信号多均匀一致，偶见小囊变。增强扫描多不强化，少数可轻度强化，明显强化少见且多呈不均匀强化。

13. 脑转移瘤与脑胶质瘤的影像学鉴别要点有哪些？

　　脑转移瘤也是一种较常见的颅内继发恶性肿瘤，以肺癌多见，其次有乳腺癌、恶性黑色素瘤、消化道肿瘤以及肾癌等。脑转移瘤可发生在颅内任何部位，但以幕上多见，其中又以大脑中动脉分布区多见，常位于灰白质交界处（图2-8）；幕下则以小脑半球多见，脑干偶见。脑转移瘤以多发多见，占60%～85%，约有1/3的病人还会出现软脑膜转移。

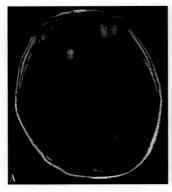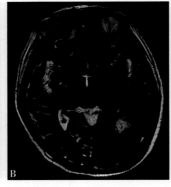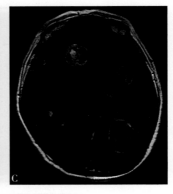

图2-8　肺癌多发脑转移

A. 轴位T_1WI；B. 同层T_2WI，肿瘤呈不均匀长T_1长T_2信号，位于灰白质交界区，可见瘤内及瘤周出血，瘤周水肿明显，有占位效应，左侧侧脑室三角部受压消失；C. 同层增强T_1WI，增强后肿瘤呈明显不均匀强化，并且可发现平扫序列中不易发现的微小病灶。

　　脑转移瘤的MRI特点为典型的"小结节，大水肿"，鳞癌转移灶水肿尤其明显，常为与病变大小不相称的指状水肿。病变常位于皮质或皮质下灰白质交界处，呈现实性结节状病灶（图2-9），大病变也可出现囊变、坏死、出血等。大部分转移瘤在T_1WI上呈低信号，在T_2WI呈高信号，但恶性黑色素瘤恰恰相反，在T_1WI上呈高信号，在T_2WI呈低信号，属该类肿瘤的特征性表现。增强扫描上病灶呈现明显结节状或环形强化。若全身PET/CT检查发现除颅内病变外存在其他部位的高代谢疑似肿瘤病灶，尤其是肺、乳腺、消化道或肾脏等部位，需考虑颅内转移瘤的可能性较大。

　　脑转移瘤与低级别脑胶质瘤相对容易鉴别，低级别脑胶质瘤在MRI增强扫描上呈现不强化或者轻度强化，而脑转移瘤多呈现明显的均匀的结节状强化或环形强化。而颅内单发转移瘤与高级别脑胶质瘤的鉴别属于影像学难点，并且部分肿瘤原发灶症状隐匿，远端转移出现早（如非小细胞肺癌），病人多以脑内占位为首发症状就诊，临床上很容易误诊。在病灶位置上，脑转移瘤多位于皮质下，而高级别脑胶质瘤多位于深部白质，并且高级别脑胶质瘤强化多不均匀，此为可与转移瘤相鉴别处。另外，转移瘤的瘤周水肿为其特征性表现，可在与高级别脑胶质瘤鉴别时提供鉴别点。转移瘤水肿范围/肿瘤大小的比值相对高级别脑胶质瘤水肿范

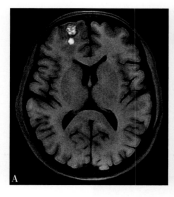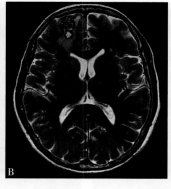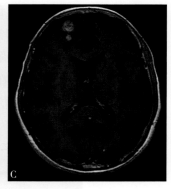

图2-9 右额叶甲状腺乳头状癌脑转移

A. 轴位T₁WI；B. 同层T₂WI；C. 同层增强T₁WI，肿瘤位于灰白质交界区，内部信号不均匀，实质部分呈等T₁稍长T₂信号，瘤内出血明显，不均匀强化，瘤周水肿较重，有占位效应，同侧侧脑室额角轻度受压变形。

围/肿瘤大小的比值明显大，并且水肿在CT上密度更低，T₂WI上信号更高。在MRS上，高级别脑胶质瘤的瘤周水肿区由于存在肿瘤细胞的浸润，因此也呈现"肿瘤样"改变，而转移瘤的瘤周水肿的MRS特点则更接近于正常白质。在PWI上，转移瘤的水肿带呈现低灌注并且距病灶越远灌注越高，而高级别脑胶质瘤的水肿带则表现为高灌注且距病灶越远灌注越低，这种差异性表现可能与两种肿瘤的发生发展以及引起水肿的机制的不同有关。

14. 脑脓肿与脑胶质瘤的影像学鉴别要点有哪些？

脑脓肿根据感染来源可分为鼻源性脑脓肿、耳源性脑脓肿、血源性脑脓肿和隐匿性脑脓肿。鼻源性脑脓肿常见于双侧额叶，耳源性脑脓肿以颞叶和幕下多见，血源性脑脓肿则多见于大脑中动脉供血区。脓肿可大可小，可为单房或多房，单发或多发，根据疾病发展过程分为4期：脑炎早期，脑炎后期，包膜形成早期和包膜形成后期，不同期的影像学表现不同，需于脑肿瘤相鉴别的主要是指包膜形成早期和后期。

临床上鉴别脑脓肿病人多存在感染病史，部分病人血液及脑脊液化验结果可异常，由局部炎症蔓延而形成的脑脓肿可见局部病灶以及颅骨的破坏，这些均为可与脑胶质瘤相鉴别之处，但随着目前整体医疗水平的提高，隐源性脓肿的病人比例明显增加，因此影像学鉴别显得越发重要。此处我们所要讨论的指单发的颅骨完整的脑脓肿及其与脑胶质瘤的影像学鉴别要点。脑脓肿在CT上呈现边界清楚或不清楚的低密度病灶，并且CT增强扫描上可见典型的环形强化，脓肿内壁光滑，而脑胶质瘤尤其是高级别脑胶质瘤在CT上呈现混杂密度表现，增强扫描不

47

强化或花环样强化，囊壁不光滑。在MRI上，脓肿壁在T$_1$WI上呈高信号而在T$_2$WI呈低信号，脓液则相反，增强后脓肿壁显著强化并且囊壁厚度均匀，光滑而有张力，而高级别脑胶质瘤的强化多不均匀，囊壁欠光滑，并且多有明显强化的瘤结节。最重要的是，脑脓肿在DWI上呈现明显的高信号弥散受限表现，而脑胶质瘤的囊变多在DWI上呈现低信号，此为脑脓肿特征性的影像学表现，可与脑胶质瘤较好的鉴别（图2-10）。

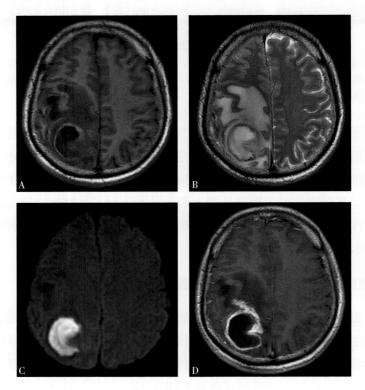

图2-10　右额顶叶脑脓肿

A. 轴位T$_1$WI，脓腔呈明显低信号，脓肿壁呈稍高信号，病变边界清楚；B. 同层T$_2$WI，脓腔呈明显高信号，脓肿壁呈低信号，灶周斑片状高信号水肿，范围较广，病灶占位效应明显；C. 同层DWI，脓腔呈明显的特征性高信号，提示弥散受限；D. 同层增强T$_1$WI，脓肿壁呈典型的环形强化，薄厚均匀，内壁光滑。

15. 脑胶质瘤治疗后影像学评估标准是什么？

脑胶质瘤治疗后的标准曾经采用过RECIST和Macdonald评价标准，但这两种方法均有一定的局限性。自2010年起，神经肿瘤相关领域专家（包括神经外科、神经肿瘤科、放疗科及影像科）共同制订了RANO标准。RANO标准不单纯依靠病灶的增强影像学表现，还将MRI T2/FLAIR序列表现、病人的状态及激素使用量的增减纳入评判标准，旨在更加准确评估脑胶质瘤治疗后的变化，用于指导临床治疗及临床试验的设计与实施。但是随着免疫治疗等新型治疗的引入，RANO标准也有一些缺陷，临床上需要综合判断（见表2-2）。

16. 脑胶质瘤病人综合治疗后出现影像学进展性病灶需考虑哪些情况？如何鉴别以及治疗？

脑胶质瘤病人综合治疗后出现影像学进展主要从三个方面考虑：治疗后复发、假性进展以及放射性坏死。这三种情况可以从出现时间、伴随或不伴随临床症状以及特征性影像学表现等几方面相鉴别。治疗后复发也称为真性进展，按照复发部位包括原位复发、远处复发和脊髓播散等特殊方式，其中以原位复发最为多见，复发可出现在治疗后任何时间，常常伴有临床症状的加重，影像学表现基本同原有病变的特征性影像学表现，组织病理学诊断仍然是金标准。假性进展多见于放/化疗后3个月内，少数病人可见于10～18个月内，常表现为病变周边的环形强化，水肿明显，有占位征象，需要结合临床谨慎判断。对于高级别脑胶质瘤，氨基酸PET对鉴别治疗相关变化（假性进展、放射性坏死）和肿瘤复发/进展的准确度较高。放射性坏死多见于放疗3个月后，目前尚无特异性检查手段鉴别放射性坏死与肿瘤进展/复发。对于高级别脑胶质瘤，^{18}F-FDG PET用于评价术后肿瘤复发和放射性坏死较MRI优势不明显，氨基酸PET用于鉴别肿瘤进展和治疗相关反应具有较高的敏感度和特异度。对于低级别脑胶质瘤，^{18}F-FDG PET不适用于评价肿瘤治疗反应，而氨基酸PET的评价作用也有限。定期MRI或PET检查，有助于鉴别假性进展和肿瘤进展/复发（见表2-3）。

脑胶质瘤的病人，在术后放化疗或者化疗期间，出现影像学的进展性病灶，伴或不伴临床症状，需要结合病人的病史，临床表现是否加重，出现的时间，影像学特点，病人的分子病理，复发部位是否在放射治疗野等综合考虑。一般同期放化疗结束3个月内出现增强病灶扩大，复查增强病灶未超出放疗范围，病人一般情况较稳定，可暂按"假性进展"处理，维持原有治疗方案，并进行密切的随访观察。定期影像学随访综合判断有助于最终判断。需要注意的是对于进行免疫治疗的病人，需要根据最新的iRANO标准进行回顾性判定，即病人在免疫治疗开始的6个月内出现无症状性的影像学进展需继续目前免疫治疗方案3个月后再次复查，如果仍判定为进展则才能最终回顾性判定初次发现时为影像学进展，否则则考虑为免疫治疗的假性进展。

17．为什么强调要在术后 72 小时内复查磁共振？

　　脑胶质瘤的切除程度是重要的预后影响因素。早期脑胶质瘤切除程度由神经外科医生主观判断，误差极大。CT及MRI成像技术出现后，脑胶质瘤切除程度评价的准确性有了显著的提高。大量的研究表明，脑胶质瘤术中放置的止血材料、术区炎症反应及脑组织的瘢痕化在术后72小时MRI上可表现为不同程度的增强，干扰了肿瘤切除程度的判断。因此本规范强调术后72小时内行MRI检查，以增加肿瘤切除程度判定的准确性。

白红民（中国人民解放军南部战区总医院）

杨瑞鑫（中国人民解放军南部战区总医院）

第三章
脑胶质瘤病理学及分子病理学解读

第一节　诊疗规范专家解读

1. 2016 年版《WHO 中枢神经系统肿瘤分类》概述

《脑胶质瘤诊疗规范》（2018年版）中的脑胶质瘤病理组织学分类是根据2016年版《WHO中枢神经系统肿瘤分类》中的肿瘤类型确定的，在诊疗规范中主要涉及星形细胞、少突胶质细胞和室管膜细胞来源的高、低级别脑胶质瘤。表3-1列出了相关肿瘤实体的规范性诊断术语和WHO组织学分级。诊断术语采用"整合式诊断"模式，即在组织学诊断名词之后增加了特征性基因分型，如"弥漫性星形细胞瘤，IDH突变型""少突胶质细胞瘤，IDH突变和1p/19q联合缺失型"等，这样的诊断格式一方面为临床提供了该肿瘤类型的特殊分子遗传学特征，另一方面也使得诊断更加严谨和具有唯一性。如对于多种脑胶质瘤中均可含有的"肥胖型星形细胞"而言，采用整合式诊断模式后只有IDH基因突变者才能被诊断为"肥胖细胞型星形细胞瘤，IDH突变型"，而那些仅具有肥胖细胞组织学特征而不具备IDH基因突变的肿瘤则不再被诊断为"肥胖细胞型星形细胞瘤"（图3-1）。再如具有"少突胶质细胞"组织学形态的肿瘤，只有其基因分型同时具有IDH突变和1p/19q联合缺失特征的情况下才能诊断为"少突胶质细胞瘤，IDH突变和1p/19q联合缺失型"，否则应被考虑诊断为其他肿瘤类型。

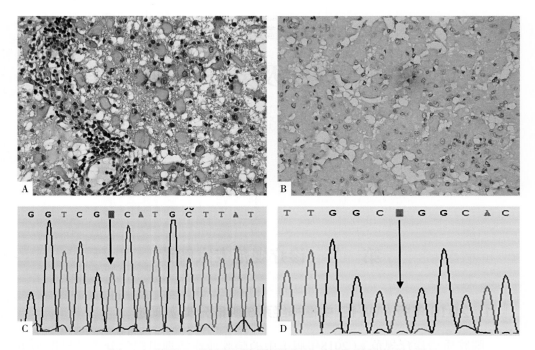

图3-1　关于IDH野生型"肥胖型星形细胞瘤"的整合式诊断

组织学形态为肥胖型星形细胞瘤，若无IDH1/2基因突变，则诊断为"弥漫性星形细胞瘤，IDH野生型，WHO Ⅱ级"。A.组织学形态诊断为所谓的"肥胖细胞型星形细胞瘤"，表现为肿瘤细胞胞浆丰富，核偏位，间质中可见灶性淋巴细胞浸润（HE染色，400倍放大）；B.免疫组化显示IDH1 R132H阴性（免疫组化染色，400倍放大）；C.分子检测显示IDH1基因无突变（Sanger测序法）；D.分子检测显示IDH2基因无突变（Sanger测序法）。

表3-1　脑胶质瘤诊疗规范涉及的肿瘤类型和规范化诊断术语

肿瘤分类	WHO分级
弥漫性星形细胞瘤和少突胶质细胞肿瘤	
弥漫性星形细胞瘤，IDH突变型	Ⅱ
肥胖细胞型星形细胞瘤，IDH突变型	Ⅱ
弥漫性星形细胞瘤，IDH野生型	Ⅱ
弥漫性星形细胞瘤，NOS	Ⅱ
间变性星形细胞瘤，IDH突变型	Ⅲ
间变性星形细胞瘤，IDH野生型	Ⅲ
间变性星形细胞瘤，NOS	Ⅲ
胶质母细胞瘤，IDH野生型	Ⅳ
巨细胞型胶质母细胞瘤	Ⅳ
胶质肉瘤	Ⅳ

肿瘤分类	WHO分级
上皮样胶质母细胞瘤	IV
胶质母细胞瘤，IDH突变型	IV
胶质母细胞瘤，NOS	IV
弥漫性中线胶质瘤，H3K27M突变型	IV
少突胶质细胞瘤，IDH突变和1p/19q联合缺失型	II
少突胶质细胞瘤，NOS	II
间变性少突胶质细胞瘤，IDH突变和1p/19q联合缺失型	III
间变性少突胶质细胞瘤，NOS	III
少突星形细胞瘤，NOS	II
间变性少突星形细胞瘤，NOS	III
其他星形细胞肿瘤	
毛细胞型星形细胞瘤	I
毛黏液样型星形细胞瘤	
室管膜下巨细胞型星形细胞瘤	I
多形性黄色星形细胞瘤	II
间变性多形性黄色星形细胞瘤	III
室管膜肿瘤	
室管膜下瘤	I
黏液乳头型室管膜瘤	I
室管膜瘤	II
乳头型室管膜瘤	II
透明细胞型室管膜瘤	II
伸长细胞型室管膜瘤	II
室管膜瘤，RELA融合基因阳性	II / III
间变性室管膜瘤	III
其他脑胶质瘤	
第三脑室脊索样型脑胶质瘤	II
血管中心型脑胶质瘤	I
星形母细胞瘤	

　　由于肿瘤的基因分型需要通过分子遗传学检测方法才能获得，故在一些不具备分子检测条件的病理实验室中，就无法为临床提供完整的"整合式诊断"结

果。因此，规范中允许在没能进行分子检测情况下使用"非特指（not otherwise specified，NOS）"作为诊断后缀，说明本诊断未经分子检测证实，还需要进一步行分子检测明确基因分型。但应该注意的是，"NOS"只能严格地适用于2种情况：①没有进行必要的诊断性分子检测；②必要的诊断性分子检测失败，没有获得可靠结果。如果进行了必要的分子检测并取得可靠结果，但其基因分型不能归入到现有肿瘤分类中，在这种情况下应诊断为"未定类（not elsewhere classified，NEC）"，提示该肿瘤不是标准的肿瘤类型，其组织学、免疫组化表型和遗传基因分型与标准肿瘤类型不匹配。这种情况特别适用于具有"少突胶质细胞"或"少突星形细胞"组织学形态特征的肿瘤，当这些肿瘤只具有IDH突变但无1p/19q联合缺失时，可诊断为"弥漫性脑胶质瘤，IDH突变型，NEC"；当IDH野生型时，则可诊断为"弥漫性脑胶质瘤，IDH野生型，NEC"，以表示其组织学表型与基因分型不匹配。再如"具有H3G34V/R基因突变"的高级别星形细胞肿瘤，由于目前尚未对此类状况明确诊断术语，故可诊断为"高级别星形细胞瘤，H3G34V/R突变型，NEC"，一旦该状况作为一个实体肿瘤类型纳入WHO分类后，NEC则不再适用。因此，在临床实践工作中需要对"NOS"和"NEC"诊断术语严格区分。

在本规范中，少突星形细胞瘤和间变性少突星形细胞瘤均采用"NOS"后缀，并不是说形态学为"少突星形"两种特征的肿瘤不需要进行基因检测，而是将其作为"暂定的肿瘤实体"。这类病变在行分子检测后，绝大多数具有确定的"星形"或"少突"基因分型，故可以将其明确地诊断为"弥漫性星形细胞瘤"或"少突胶质细胞瘤"，WHO认为将其作为独立肿瘤实体的证据尚不充分。但在临床实践工作中，的确能够发现极少数病例确有"双基因分型（dual-genotype）"，既有"IDH突变、P53和ATRX突变"的星形细胞瘤特征，也有"IDH突变、1p/19q联合缺失"的少突胶质细胞瘤特征，这可能是起源于IDH突变的单克隆肿瘤细胞在肿瘤演进过程中出现了不同亚群，向"星形"和"少突"两个方向分别发展而造成的，在这种情况下，仍然诊断为"少突星形细胞瘤，NOS"，有待更深入的分子机制将其细分。在临床实践工作中，不建议使用这一诊断术语。

脑胶质瘤的组织学分级是根据肿瘤细胞密度、细胞异型性和核分裂像、血管内皮增生和肿瘤出血坏死程度而确定的。通过免疫组织化学染色明确细胞增殖指数（Ki-67），对于组织学分级有一定的帮助。表3-2列出了脑胶质瘤WHO Ⅰ～Ⅳ级组织学分级的标准。

表3-2 脑胶质瘤WHO组织学分级标准

WHO分级	组织学分级标准
Ⅰ级	细胞核无异型性，增生不活跃，无核分裂、血管内皮增生和坏死；境界清楚易全切；单纯手术切除后有被治愈的可能性，预后良好
Ⅱ级	异型性较明显，增生较活跃，偶见核分裂，无血管内皮增生和坏死，Ki-67<5%；呈浸润性生长不易全切；术后易复发并有升级倾向，预后介于Ⅰ～Ⅲ级之间
Ⅲ级	细胞密度增高，核异型明显，增生活跃，核分裂易见，无血管内皮增生和坏死，Ki-67 5%～10%；侵袭性更强无法全切；术后复发间隔期比Ⅱ级更短，复发后更易升级，病人常死于所患肿瘤，肿瘤为恶性
Ⅳ级	细胞密度及核异型性显著增加，增生极度活跃，核分裂和病理性核分裂多见，有肾小球样血管内皮增生和/或假栅栏状小灶性坏死，Ki-67>10%；侵袭性极强无法全切，病程进展迅速，术后复发间隔期很少超过1年，几乎所有病例均死于所患肿瘤，肿瘤为高度恶性

在规范中，有两个肿瘤类型是没有明确组织学分级的，分别是毛黏液性星形细胞瘤和星形母细胞瘤。毛黏液性星形细胞瘤在WHO 2007版中枢神经系统肿瘤分类中认为是具有侵袭性生物学行为的肿瘤类型，暂定为WHO Ⅱ级。但通过研究发现，毛细胞型星形细胞瘤和毛黏液性星形细胞瘤之间存在组织学表型和遗传学背景的重叠，且多数毛黏液性星形细胞瘤会成熟分化为毛细胞型星形细胞瘤，是否所有毛黏液性星形细胞瘤都具有侵袭性或将所有的毛黏液性星形细胞瘤都定义为WHO Ⅱ级尚存在较大的争议，故在未明确毛黏液性星形细胞瘤确切的生物学行为之前，将其与毛细胞性星形细胞瘤同等对待，相当于WHO Ⅰ级。星形母细胞瘤的生物学行为多变，因病例数尚少，缺乏足够的临床和病理资料，故未对该肿瘤进行分级，但认为可为WHO Ⅱ～Ⅳ级。而最近的研究表明，星形母细胞瘤是一种具有X染色体改变和MN1基因重排的独立肿瘤类型，更多的分子遗传学信息和临床特点仍在评估之中。另外，有些肿瘤的组织学分级具有其特殊性，如少突胶质细胞瘤和室管膜瘤最高为WHO Ⅲ级，即使在有血管内皮增生和/或坏死及Ki-67>10%时仍诊断为WHO Ⅲ级。在2007年版《WHO中枢神经系统肿瘤分类》中曾经有"伴有少突胶质细胞瘤成分的胶质母细胞瘤（glioblastoma with oligodendroglioma component）"诊断术语，提示在胶质母细胞瘤中可见到少突胶质细胞瘤区域且较经典型胶质母细胞瘤预后较好。这类病变应行分子检测，如果具有"IDH基因突变和1p/19q联合缺失"特征，就应诊断为"间变性少突胶质细胞瘤，WHO Ⅲ级"，而并非"胶质母细胞瘤，WHO Ⅳ级"（图3-2）。再如，弥漫性中线胶质瘤，H3K27M突变型肿瘤，因其组织学形态可以表现为WHO Ⅰ～Ⅳ级的多种特征，故该病变的组织学分级并不遵循上述分级标准，唯一分级标准为H3K27M基因突变，只要有此基因突变，就应诊断为WHO Ⅳ级。

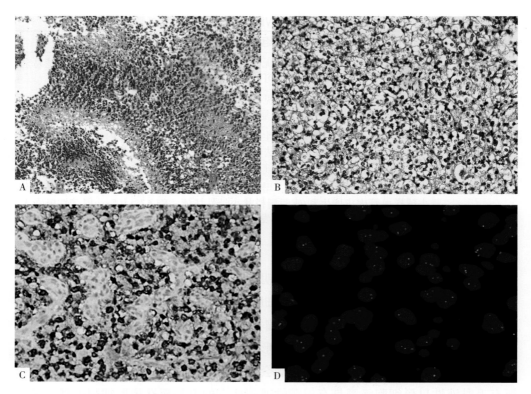

图3-2　关于IDH基因突变和1p/19q联合缺失的"胶质母细胞瘤伴有少突胶质细胞瘤成分"的整合式诊断

既往诊断为"胶质母细胞瘤伴有少突胶质细胞瘤成分，WHO Ⅳ级"者，若分子检测显示IDH基因突变和1p/19q联合缺失，则应诊断为"间变性少突胶质细胞瘤，IDH突变和1p/19q联合缺失，WHO Ⅲ级"。A. 组织学形态显示细胞密度明显增高，细胞有异型性，可见"假栅栏状"坏死（HE染色，200倍放大）；B. 肿瘤组织内可见局部区域细胞胞浆透亮，呈少突胶质细胞瘤形态特点（HE染色，200倍放大）；C. 免疫组化染色显示肿瘤细胞IDH1 R132H阳性（免疫组化染色，400倍放大）；D. 分子检测显示1p/19q联合缺失（FISH检测法，1p缺失，19q缺失未显示）。

2. IDH突变状态与脑胶质瘤病理诊断的分级和分型

在本规范中，IDH基因突变型肿瘤包括"弥漫性/间变性星形细胞瘤，IDH突变型""胶质母细胞瘤，IDH突变型"和"少突胶质细胞瘤，IDH突变和1p/19q联合缺失型"共3个类型，这些IDH突变型病变病人预后较好，具有更长的总生存期和无进展生存期。IDH基因突变是脑胶质瘤早期发生的现象，目前被认为是低级别脑胶质瘤和继发性胶质母细胞瘤最重要的分子生物学标记，最常见的突变是IDH1 132位点精氨酸取代组氨酸和IDH2 172位点精氨酸取代组氨酸，其中IDH1 R132H突变特异性抗体几乎在90%以上IDH突变型脑胶质瘤中检测到，因此可以作为脑胶质瘤分型诊断的重要依据。IDH基因突变早于P53突变和1p/19q联合缺失。在IDH

突变后，如发生1p/19q联合缺失，肿瘤就向少突胶质细胞瘤方向发展，如发生P53和ATRX基因突变，肿瘤则向弥漫性星形细胞瘤方向发展。因此，在临床实践中可以通过结合IDH-1、ATRX和P53免疫组化检测结果判断脑胶质瘤基因分型，以省去部分病例1p/19q联合缺失检测。可以省去1p/19q联合缺失检测必须满足以下条件：①肿瘤组织学形态为明确星形细胞瘤，IDH基因突变，且ATRX表达缺失，伴P53突变表达，可免去1p/19q基因检测，直接诊断为弥漫性星形细胞瘤，IDH突变型；②对于55岁及以上病人的胶质母细胞瘤，若IDH-1免疫组化结果阴性，可直接诊断为IDH野生型胶质母细胞瘤，这是因为55岁及以上胶质母细胞瘤病人的IDH基因突变率不足1%，因而可以省去IDH基因突变和1p/19q的检测直接诊断，但对于55岁以下的胶质母细胞瘤病人则要求进一步行IDH-1/IDH-2基因检测以明确IDH基因状态。另外还有一个现象必须重视，即IDH-2基因突变的弥漫性脑胶质瘤90%以上都伴有1p/19q联合缺失，提示少突胶质细胞瘤有相当一部分是IDH-2基因突变而非IDH-1基因突变，且多数为间变性少突胶质细胞瘤。此时如果仅采用IDH1 R132H免疫组化检测就可能漏检IDH-2基因突变状态。因此，对于较低级别的弥漫性胶质细胞肿瘤和间变性胶质细胞肿瘤，若IDH-1 R132H免疫组化阴性，则必须行IDH-1/IDH-2基因检测以明确诊断。特别对于具有少突胶质细胞瘤、间变性少突胶质细胞瘤或具有典型少突细胞胶质细胞瘤成分的胶质母细胞瘤，无论其免疫组化ATRX和P53表达情况如何，都推荐同时行IDH-1/IDH-2基因和1p/19q联合缺失检测以明确诊断。

　　一般认为IDH突变型脑胶质瘤具有较好的预后，但在临床实践中却发现并非所有的IDH突变型星形细胞瘤或继发性胶质母细胞瘤都有良好的预后，这就提示可能还存在其他的分子遗传学特征可用于IDH突变型星形细胞瘤的分层管理。目前的研究表明：对于IDH突变型星形细胞瘤或继发性胶质母细胞瘤，CDKN2A/B缺失和CpG岛低甲基化状态可能是预差的因素，应在肿瘤诊疗时加以重视。

　　IDH野生型病变在规范中涉及"弥漫性/间变性星形细胞瘤，IDH野生型"和"胶质母细胞瘤，IDH野生型"2个类型。在诊断IDH野生型弥漫性/间变性星形细胞瘤时须注意2个要点：①必须排除IDH1 132位点和IDH2 172位点以外的罕见突变位点后才能诊断为"IDH野生型"；②必须将组织学形态为较低级别特征（WHO Ⅱ/Ⅲ级），但基因分型与IDH野生型胶质母细胞瘤相似的所谓"弥漫性星形细胞瘤，IDH野生型，具有胶质母细胞瘤分子特征，WHO Ⅳ级（diffuse astrocytic glioma，IDH-wildtype，with molecular features of glioblastoma，WHO grade Ⅳ）"病变从较低级别病变中甄别出来。第1种情况通过分子检测少见IDH-1和IDH-2基因突变位点即可完成，表3-3列出了IDH基因常见和少见突变位点及其生物学意义，建议在检测IDH基因突变时同时检测常见和罕见突变位点。

表3-3　IDH基因突变常见和罕见位点及发生频率

检测指标	分子遗传学异常类型及频率		出现异常的脑胶质瘤	用途和意义
IDH1	基因突变及其亚型	R132H 88%		用于这些肿瘤的分子分型和病人预后评价；有IDH基因突变的脑胶质瘤病人预后明显好于无突变者，最常见的突变类型是IDH1-R132H，且IDH1和IDH2基因突变互不共存
		R132C 4%	弥漫性星形细胞瘤、间变性星形细胞瘤、继发性胶质母细胞瘤、少突胶质细胞瘤、间变性少突胶质细胞瘤	
		R132L＜1%		
		R132S 1%		
		R132G 1%		
IDH2	基因突变及其亚型	R172K 3%		
		R172M 1%		
		R172G＜1%		
		R172W 1%		

　　但对于第2种情况则需要更广泛的基因检测才能完成。这是因为在临床实践中部分WHO Ⅱ级弥漫性星形细胞瘤和WHO Ⅲ级间变性星形细胞瘤的生物学行为与其组织学分级不符，这些病变具有与IDH野生型胶质母细胞瘤类似的生物学行为，快速复发，总生存期较短。通过回顾大量临床研究，选择了若干个可靠的预测IDH野生型星形细胞瘤或间变性星形细胞瘤高侵袭性生物学行为的分子指标，包括：①EGFR基因扩增；②7号染色体获得伴10号染色体缺失（+7/−10）；③TERT启动子突变。为了更完整地反映肿瘤的组织学特征、分子表型，以及更好地指导临床对病人分层管理，而将这部分具有特殊基因分型的肿瘤定义为"弥漫性星形细胞瘤，IDH野生型，伴有胶质母细胞瘤分子特征，WHO Ⅳ级"。临床对这部分病人应给予与胶质母细胞瘤相同的同步放射治疗、化学治疗治疗方案，而不应根据其较低的组织学分级，特别是对WHO Ⅱ级病变采用"等待和观察"或"延迟放射治疗"等保守方案。表3-4对IDH野生型弥漫性星形细胞瘤分层诊断进行了归纳总结。

表3-4　IDH野生型弥漫性星形细胞瘤分层诊断原则

弥漫性星形细胞瘤，IDH野生型，伴有胶质母细胞瘤分子特征，WHO Ⅳ级

　　组织学诊断：弥漫性星形细胞瘤或间变性星形细胞瘤

　　分子信息

　　　　IDH：野生型（IDH1/IDH2，Sanger测序或NGS）

　　　　EGFR：高拷贝数扩增（FISH）

　　　　7/10染色体状态：7号染色体获得伴10号染色体缺失（FISH或NGS）

　　　　TRET启动子：突变（PCR或NGS）

整合组织学表现及分子特征归为WHO Ⅳ级

应当引起注意的是，这些分子特征提示肿瘤的预后差是基于组织学确定为IDH野生型弥漫性星形细胞瘤或间变性星形细胞瘤。对这几个分子指标的评估需充分理解：①EGFR基因高拷贝数扩增是一个预示脑胶质瘤侵袭性强的特异的指标，其不出现在其他生物学行为惰性的脑胶质瘤；由于EGFR基因低拷贝获得并不等同于EGFR基因扩增，故EGFR免疫组化检测不能充分并特异性地反映EGFR基因扩增状态，因此不能通过免疫组化检测EGFR来指导临床诊疗，必须使用分子检测技术。②7号染色体获得并10号染色体缺失（+7/-10）也是脑胶质瘤侵袭性强的一个重要指标，但需要注意除外多形性黄色星形细胞瘤。因为部分多形性黄色星形细胞瘤也可出现+7/-10的染色体改变，在组织学鉴别多形性黄色星形细胞与弥漫性星形细胞瘤有困难时可通过BRAF V600E基因检测协助确诊。③TERT启动子突变常常出现在IDH野生型的胶质母细胞瘤和具有明显侵袭性行为的IDH野生型弥漫性星形细胞瘤与间变性星形细胞瘤中。TERT启动子突变的病例常伴随EGFR基因扩增或+7/-10染色体变，但是这些标记未完全重叠。而且，单纯TERT启动子突变与IDH野生型弥漫性星形细胞瘤高侵袭性的临床行为相关，因此，TERT启动子突变能作为具有类似胶质母细胞瘤样的IDH野生型弥漫性星形细胞瘤或间变性星形细胞生物学行为的独立预测因子（图3-3）。但应强调的是大部分少突胶质细胞瘤伴有TERT启动子突变，还有其他一些与IDH基因突变无关的胶质肿瘤也常伴有TERT启动子突变：如多形性黄色星形细胞瘤、室管膜瘤和伴有毛细胞特征的间变性脑胶质瘤等。因此，在临床实践中必须注意的是，TERT启动子突变作为高侵袭性脑胶质瘤的预测因子，必须基于组织学诊断为弥漫性星形细胞瘤或间变性星形细胞

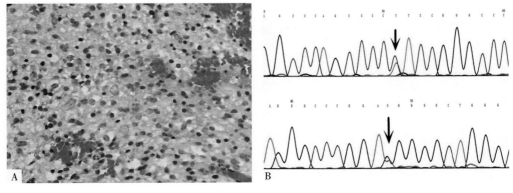

图3-3　具有TERT启动子突变的"弥漫性星形细胞胶质瘤，IDH野生型，伴有胶质母细胞瘤分子特征，WHO Ⅳ级"

A. 组织学形态符合弥漫性星形细胞瘤，IDH野生型，WHO Ⅱ级，表现为细胞密度增高，细胞有轻度异型性，但细胞多形性不明显，也未见核分裂像增高，分子检测证实为IDH野生型（未显示）（HE染色，400倍放大）；B. 分子检测显示TERT启动子C250T突变（TERT启动子Sanger测序法）。

瘤，且相关的分子检测证实为IDH野生型和1p/19q无联合缺失的基础上，否则不能将TERT启动子突变作为WHO Ⅳ级胶质母细胞瘤的分子特征。

IDH野生型胶质母细胞瘤又称为原发性胶质母细胞瘤，是恶性程度最高的星形细胞肿瘤，由分化差的肿瘤性星形细胞组成，占所有胶质母细胞瘤的90%，主要见于成人，男性多发，多位于幕上，累及周围及远处脑组织。有3种组织学亚型：巨细胞型胶质母细胞瘤、胶质肉瘤和上皮样胶质母细胞瘤。巨细胞型胶质母细胞瘤较为罕见，肿瘤主要由含怪异形核的细胞及多核巨细胞组成，偶可见丰富的网状纤维，基因分型具有AURKB表达及TP53突变，但EGFR基因扩增少见，其预后优于其他类型原发性胶质母细胞瘤。胶质肉瘤也是胶质母细胞瘤的罕见亚型，具有胶质和间叶组织双向分化的特点，主要见于成人，预后较差。其特征是肿瘤含胶质和肉瘤两种成分，由于含大量结缔组织，肿瘤质地较硬。在诊断时只有表现为网状纤维染色阳性（梭形肉瘤状区域有丰富的网状纤维），才能诊断这一亚型（图3-4）。上皮样胶质母细胞瘤是在2016年版《WHO中枢神经系统肿瘤分类》中新增的IDH野生型胶质母细胞瘤亚型，好发于儿童及青年人，常见于大脑和间脑，预后差。其特点是密集排列的上皮样细胞，部分横纹肌样细胞，核分裂活跃，微血管增生以及坏死常见，50%以上的病例出现BRAF V600E突变率，这是该亚型较为特征的基因分型。但在临床实践中发现，并非所有的上皮样胶质母细胞瘤的预后均差，这是因为上皮样胶质母细胞瘤有3种起源：来源于多形性黄色星形细胞瘤、来源于成人IDH野生型胶质母细胞瘤和来源于儿童RTK1基因改变胶质母细胞瘤，尽管在组织学形态上均表现为典型的上皮样和横纹肌样特征，但在基因分

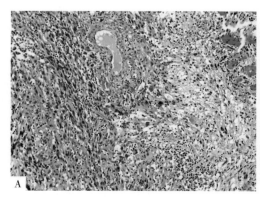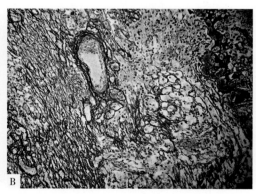

图3-4 胶质肉瘤

A. 组织学形态可见肿瘤由分界较清楚的两部分构成，图左为梭形肿瘤细胞，图右具有胶质背景的多形性细胞，两者均具有较明显的异型性（HE染色，200倍放大）；B. 网状纤维染色显示图左的梭形肿瘤细胞区域有丰富的网状纤维，包绕每一细胞，图右网状纤维仅在血管壁内出现，肿瘤细胞之间网状纤维缺乏（网状纤维染色，200倍放大）。

型方面却有所不同：起源于多形性黄色星形细胞瘤者无基因扩增，只存在大量染色体增益和CDKN2A纯合缺失；起源于成人IDH野生型胶质母细胞瘤者则表现为CDK4/MDM 2基因扩增，7号染色体的获得以及10号单倍体；儿童RTK1基因改变胶质母细胞瘤的特征是PDGFRA基因扩增和染色体碎裂模式。因此，年龄较大并存在任何致癌基因扩增、10q缺失，以及来自儿童RTK1基因改变或成人IDH野生型胶质母细胞瘤的上皮样胶质母细胞瘤生存率明显偏低，而起源于具有BRAF V600E突变的肿瘤或典型多形性黄色星形细胞瘤的上皮样胶质母细胞瘤预后较好。

在组织学形态方面，IDH野生型胶质母细胞瘤与IDH突变型胶质母细胞瘤并无差别，均表现为细胞密度显著增高，细胞多形性和异型性明显，可见大量核分裂像和病理性核分裂像，以及出现血管内皮"肾小球样"增生和大片"地图样"或"假栅栏状"坏死。但在基因分型方面，两者却存在明显不同。除了IDH基因无突变外，IDH野生型胶质母细胞瘤还具有EGFR基因扩增、EGFR Ⅷ重排、TERT启动子突变、7号/10号染色体改变、融合基因FGFR1-TACC1，FGFR3-TACC3等特征。另外，IDH野生型与突变型胶质母细胞瘤在发病年龄和预后方面也有所区别，故在临床实践中应注意区分这两种病变。表3-5列举了IDH野生型和突变型胶质母细胞瘤的主要鉴别要点。

表3-5　IDH野生型和IDH突变型胶质母细胞瘤的鉴别要点

鉴别要点	胶质母细胞瘤，IDH野生型	胶质母细胞瘤，IDH突变型
同义词	原发性胶质母细胞瘤	继发性胶质母细胞瘤
发生比例	90%	10%
肿瘤部位	幕上	主要位于额叶
发病年龄	平均62岁	平均44岁
前驱病变	无明确前驱病变	较低级别弥漫性脑胶质瘤
分子遗传学特征	TERT启动子突变　72%	TERT启动子突变　26%
	P53突变　27%	P53突变　81%
	ATRX突变　少见	ATRX突变　71%
	EGFR扩增　35%	EGFR扩增　少见
	PTEN突变　24%	PTEN突变　少见
	IDH1/2突变　0%	IDH1/2突变　100%
生存期	术后9～15个月	术后24～31个月

但在临床实践中的确有少数"IDH野生型继发性胶质母细胞瘤"或"IDH突变型原发性胶质母细胞瘤"，如何理解这些病变？由于既往报道的IDH野生型继发性

胶质母细胞瘤多由间变性星形细胞瘤演变而来，不同于IDH突变型胶质母细胞瘤多来自WHO Ⅱ级弥漫性脑胶质瘤，故那些所谓的"间变性星形细胞瘤"可能就是IDH野生型胶质母细胞瘤，或者是那些"具有胶质母细胞瘤分子特征"的较低级别脑胶质瘤，只因组织学观察较局限或未行分子检测而误将其诊断为"间变性星形细胞瘤"。

　　"IDH突变型原发性胶质母细胞瘤"发病年龄较轻，且基因分型常有P53突变而无EGFR基因扩增，与IDH野生型胶质母细胞瘤确有差异，一个很好的解释就是：这些所谓"IDH突变型原发性胶质母细胞瘤"的低级别脑胶质瘤阶段在临床过程非常迅速，常无明显临床症状，当出现症状时病变已演变为胶质母细胞瘤，故被误认为是原发性胶质母细胞瘤。

3. 弥漫性中线胶质瘤

　　在规范中一个重要的肿瘤类型是"弥漫性中线胶质瘤，H3K27M突变型"，这是在2016年版《WHO中枢神经系统肿瘤分类》中新增的独立肿瘤实体，该分类认为只要伴有H3K27M突变的弥漫性脑胶质瘤，无论其组织学分级如何，都诊断为WHO Ⅳ级。这一概念和分类给传统病理学诊断带来极大挑战，因为如毛细胞型星形细胞瘤、节细胞胶质瘤或室管膜瘤这些非浸润性脑胶质瘤有时也可伴有H3K27M突变，那么当这些WHO Ⅰ或Ⅱ级病变具有H3K27M基因突变时，是否均诊断为WHO Ⅳ级而给予强化治疗，如果不是，有什么标准可将那些虽然具有H2K27M基因突变，但生物学行为呈惰性的低级别病变甄别出来？在临床实践中，其实以"纯的"毛细胞型星形细胞瘤或节细胞胶质瘤特点出现的弥漫性中线胶质瘤，H3K27M突变肿瘤并非少见，而且相当一部分是被误诊的（过诊断和低诊断的情况均有）（图3-5）。因此，对"弥漫性中线胶质瘤，H3K27M突变型"的诊断有严格的定义：①肿瘤呈弥漫性（即浸润性）生长；②位于中线部位（如丘脑、脑干、脊髓等）；③具有H3K27M突变的脑胶质瘤。特别应该指出的是，H3K27M突变发生在局限性生长的脑胶质瘤（如毛细胞型星形细胞瘤、节细胞胶质瘤）时，肿瘤预后有待进一步评估和观察，不能直接诊断为WHO Ⅳ级病变。直至目前，对弥漫性中线胶质瘤，H3K27M突变肿瘤定义和组织学分级仍存在较多的争议，从近年大量研究证明，H3K27M基因突变是脑胶质瘤预后差的因子，但可能不是独立因子，对肿瘤预后的精准判读尚有待进一步研究。一般采用H3K27M突变型抗体免疫组化染色表现为肿瘤细胞弥漫强阳性，但有少数病例为个别细胞阳性，对于这些H3K27M突变呈镶嵌性分布的肿瘤，其预后关系尚不明确，需要更多的案例加以研究。

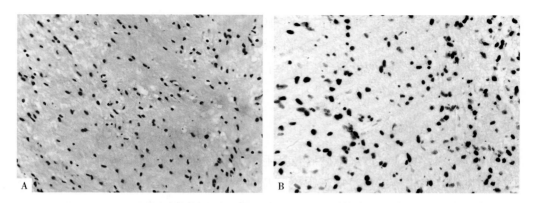

图3-5　易被误诊的"弥漫性中线胶质瘤，H3K27M突变型，WHO Ⅳ级"
A. 组织学形态符合低级别脑胶质瘤，表现为细胞密度轻度增高，未见细胞核分裂像，部分细胞具有毛细胞样特征，若未行免疫组化或分子检测，易被误诊为低级别脑胶质瘤（HE染色，400倍放大）；B. 免疫组化染色显示H3K27M弥漫强阳性，提示有H3K27M基因突变（免疫组化染色，400倍放大）。

　　另外，对于小儿脑干内生性弥漫性脑胶质瘤（diffuse intrinsic pontine gliomas，DIPG），无论组织学分级如何，也无论是否伴H3K27M基因突变，其预后均不佳。可对此病变附加命名"脑桥弥漫性中线胶质瘤，H3K27野生型，WHO Ⅳ级（diffuse midline glioma of the pons，H3K27 wildtype，WHO grade Ⅳ）"。因此，在临床实践中，对于中线部位弥漫性脑胶质瘤（WHO Ⅰ～Ⅳ级）伴有H3K27M突变的肿瘤即诊断为"弥漫性中线胶质瘤，H3K27M突变型，WHO Ⅳ级"；但对于中线部位局限性脑胶质瘤伴H3K27M突变的诊断则需持保守谨慎态度，若临床影像呈现强化明显伴瘤周大片水肿等高级别脑胶质瘤的影像表现，尤其对于同时伴有ATRX表达缺失和P53突变的病人，建议倾向诊断高级别病变（WHO Ⅳ级），至少应当提示肿瘤有迅速进展可能性，建议密切随访。

　　其实H3组蛋白家族基因突变的脑胶质瘤并非只有H3K27M突变的弥漫性中线胶质瘤，还包括H3.3G34R/V突变型高级别脑胶质瘤，均好发于儿童或青年人。H3K27M突变肿瘤几乎均发生在中线部位，包括H3F3A（H3.3）基因或HIST1H3B/C（H3.1）基因突变。其中H3.1K27M突变几乎都发生于脑桥，而H3.3K27M常见部位包括脑干、丘脑、脊髓等中线部位。H3.3G34R/V基因突变都发生在儿童大脑半球高级别脑胶质瘤，且具有独特的临床病理学特征，在儿童型高级别脑胶质瘤伴G34突变的病例中几乎100%有TP53突变和ATRX缺失，而ATRX表达缺失不仅与K27M突变和G34R/V突变相关，也与替代性端粒延长相关。在G34突变的高级别胶质肿瘤中少突胶质细胞转录因子1/2（oligodendrocyte transcription factor 1/2，OLIG1/2）的基因座处于高甲基化状态，所以OLIG1/2的表达量就很低，因此在免疫组化检测时就会出现Olig-2阴性状态，此时切勿将Olig-2阴性误认为"非胶质源性肿瘤"而误诊为"胚胎性肿瘤"。H3 G34突变的弥漫性脑胶质瘤，不考虑其组织学分级，都呈现出高级别脑胶质瘤的侵袭性生物学行为，但较IDH野生型胶质母细胞瘤病人的总生存期略长。

4. 其他星形细胞肿瘤

在规范中，其他星形细胞肿瘤包括毛细胞性星形细胞瘤、室管膜下巨细胞型星形细胞瘤、多形性黄色星形细胞瘤以及间变性黄色星形细胞瘤等类型。这几个肿瘤的特点是不涉及IDH基因改变，并且常伴有BRAF基因改变，肿瘤边界清楚，除这些与弥漫性脑胶质瘤不同外，其基因分型在肿瘤演进谱系中也显示与弥漫性星形细胞瘤和少突胶质细胞瘤关系不密切。其中毛细胞型星形细胞瘤及其亚型毛黏液性星形细胞瘤主要含有BRAF-KIAA1549基因融合，这一基因改变造成MAPK途径激活而致瘤，可以作为毛细胞型星形细胞瘤的诊断标记。而BRAFV600E基因突变仅在5%左右的毛细胞型星形细胞瘤中出现，且因BRAF V600E基因突变也见于节细胞胶质瘤、多形性黄色星形细胞瘤和胚胎发育不良性神经上皮肿瘤，故不能作为毛细胞型星形细胞瘤的诊断标记基因。此外，文献提示视路发生的毛细胞型星形细胞瘤多与NF1相关联，但我们自己的视路毛细胞型星形细胞瘤病例均不伴有NF1，这一结论可能需要更多的临床病例加以证实。另外，毛细胞性星形细胞瘤一般多见于儿童，预后良好。少数成人发生的"具有毛细胞特征的间变性星形细胞瘤（anaplastic astrocytoma with piloid features）"是一种既不同于儿童的毛细胞型星形细胞瘤，也不同于成人弥漫性星形细胞瘤的一种具有特殊基因分型的脑胶质瘤，应在诊断时加以区分。

在规范中，"间变性多形性黄色星形细胞瘤"是WHO Ⅲ级的独立肿瘤实体，而并非作为多形性黄色星形细胞瘤，WHO Ⅱ级中"具有间变特征"的特殊组织学结构（histological pattern）出现。其诊断标准是：瘤细胞核分裂象≥5个/10HPF，可伴有坏死。与WHO Ⅱ级病变相似，间变性多形性黄色星形细胞瘤也具有BRAF V600E基因突变，但发生率不如WHO Ⅱ级病变高。免疫组化BRAF V600E突变蛋白阳性可在Ⅱ、Ⅲ级病变中表达，但不能作为确诊标记。儿童和成人多形黄色星形细胞瘤BRAF基因的突变率无明显差异。室管膜下巨细胞性星形细胞瘤与结节性硬化综合征关系密切，具有TSC1基因（位于9p）和TSC2基因（位于16p）突变的特征性基因分型，这两个基因分别编码tuberin和hamatin蛋白，形成复合体，基因突变导致tuberin-hamatin复合体功能异常而致瘤。5%～15%结节性硬化综合征病人伴有室管膜下巨细胞性星形细胞瘤，以致有些病例在早期尚无临床症状时发现肿瘤，因此该肿瘤是诊断结节性硬化综合征的重要依据，目前还不确定是否该肿瘤也可发生于非结节性硬化综合征病人，需要收集更多的临床病例加以分析。

5. 室管膜肿瘤

室管膜肿瘤包含两个WHO Ⅰ级肿瘤，室管膜下瘤和黏液乳头型室管膜瘤，但强调了儿童发生的黏液乳头型室管膜瘤有更强的侵袭性，且具有因不完全切除而预后较差的特点。对于室管膜瘤，保留了3个组织学亚型：乳头型、透明细胞型、伸展细胞型。但应注意的是，这3种亚型并不具有临床预后意义，也不能用以明确地指导临床治疗。但有一个由特殊基因分型而确定的独立肿瘤实体"室管膜瘤，RELA融合基因阳性"，却有明确的临床指导意义。具有该特殊基因分型的室管膜瘤，不论其组织学分级是WHO Ⅱ或Ⅲ级，均预后较差，容易发生全脑全脊髓的播散，故临床对于该病变宜采取更加积极的治疗方案。此外，通过分子检测，室管膜肿瘤可分为3种分子亚型：幕上室管膜瘤、后颅窝室管膜瘤和脊髓室管膜瘤。每一种分子亚型均具有发生部位和基因分型的特征。室管膜瘤基因分型比组织学表型能更好地体现室管膜瘤的生物学行为特点，也能更好地对病人的临床预后进行有效的评估，即使有相似的组织学形态和相同的组织学分级，不同的基因分型也会导致不同的预后。其中C11orf95-RELA融合基因可以在70%以上的儿童幕上室管膜瘤中检测到，L1CAM抗体可用于免疫组化法在组织中检测这一基因异常，不论其组织学分级，瘤细胞表达阳性者即提示有较差的预后而应在临床上采取更为积极的治疗方案。另一预后不良的类型为发生于婴儿的后颅窝室管膜瘤A型，这一类型缺乏特殊的基因异常，但如为婴儿发病，即使为经典的WHO Ⅱ级肿瘤也有较差的预后。

6. 其他脑胶质瘤

在"规范"的组织病理学部分的最后，对其他脑胶质瘤：第三脑室脊索样型脑胶质瘤、血管中心性脑胶质瘤和星形母细胞瘤进行了描述和归纳，其形态学特征和相应的基因分型可为这些少见病变的诊断与鉴别诊断提供帮助。但值得在临床实践中注意的是，这些"其他脑胶质瘤"并不属于星形细胞肿瘤范畴，同时也不具备IDH基因突变等分子遗传学特征。因此，不能根据IDH基因突变与否来对这些肿瘤进行预后分析，也不能认为这些肿瘤是"IDH野生型"，就扩大分子检测范围去判断是否为"具有胶质母细胞瘤分子特征"而指导临床分层管理与治疗。对于这些肿瘤的诊断是基于组织学形态基础之上，结合免疫组化表型和基因分型的综合判断。

7. 儿童脑胶质瘤

还应该注意的是，本"规范"仅对成人幕上胶质瘤进行了诊疗的规范化指导，并未涉及儿童脑胶质瘤的病理组织学及分子遗传学特点。在临床实践中应认识到儿童和成人脑胶质瘤在生物学行为和预后等方面的显著差异。这其实与儿童脑胶质瘤和成人肿瘤具有截然不同的基因分型相关：儿童型低级别脑胶质瘤主要与MYB基因和BRAF等MAPK通路相关基因改变有关，儿童型高级别脑胶质瘤则常与H3基因突变有关，而与IDH基因、1p/19q联合缺失、P53基因和ATRX基因突变等"成人型表型"无关。在诊断儿童脑胶质瘤时遵循的原则是：①不能用成人的基因分型标准去诊断儿童病变；②不能用成人的基因分型去预测儿童脑胶质瘤的生物学行为和预后。

尽管《WHO中枢神经系统肿瘤分类》中不推荐以IDH基因和1p/19q缺失状态去描述和定义儿童脑胶质瘤的分子特征，但对于儿童脑胶质瘤组织学分级依然根据其形态学表现，只要与成人脑胶质瘤组织学形态相似则归为同一类型和相同的WHO分级，但其实两者生物学行为完全不同。多数儿童型低级别脑胶质瘤表现为良性，生长缓慢，尤其是形态学表现为WHO Ⅱ级的弥漫性星形细胞瘤与成人弥漫性星形细胞瘤有根本区别，具体表现为儿童型低级别弥漫性脑胶质瘤极少出现恶性转化，且在目前的治疗手段下预后明显好于成人脑胶质瘤，表现为极为惰性的生物学行为。在这种情况下，如果仅通过与成人脑胶质瘤相似的"WHO Ⅱ级"或"低级别脑胶质瘤"的诊断术语并不能体现出儿童脑胶质瘤的特异性，不利于临床对这两类完全不同的肿瘤进行分类管理。通过儿童脑胶质瘤特异的基因分型检测，可对儿童型弥漫性脑胶质瘤进行分层，对这部分病人进行针对性治疗，以更好地指导临床的诊疗管理。它们包括：

弥漫性脑胶质瘤，伴MYB改变；

弥漫性脑胶质瘤，伴MYBL1改变；

弥漫性脑胶质瘤，伴FGFR1 TKD重复；

弥漫性脑胶质瘤，伴FRFR1突变；

弥漫性脑胶质瘤，伴BRAF-V600E突变（需排除CDKN2A/B纯合性缺失）

弥漫性脑胶质瘤，伴其他确切异常激活MAPK信号通路的基因改变。

以上基因变异主要发生在儿童脑胶质瘤，偶尔见于成人脑胶质瘤，大部分肿瘤伴有癫痫。这部分肿瘤虽然组织学特征为WHO Ⅱ级，IDH野生型/H3野生型，但是都呈现较惰性的生物学行为，尤其是伴有MYB或MYBL1基因变异者，生物学行为类似WHO Ⅰ级。

儿童型弥漫性脑胶质瘤组织学特征具有多样性，当一些特定类型的低级别神经上皮肿瘤缺乏自身典型的形态学特征时与儿童型弥漫性脑胶质瘤鉴别是困难的，如毛细胞型星形细胞瘤、神经节细胞胶质瘤、多形性黄色星形细胞瘤、胚胎发育不良性神经上皮肿瘤、血管中心性脑胶质瘤等，有时会在影像学特征、组织学形态和基因分型方面均有重叠，这意味着有时分子检测获得的遗传学信息也可能无助于肿瘤的诊断和分类。然而，检测这些分子信息还是非常必要和有价值的，其一是分子信息可以指导肿瘤治疗，其二是一些分子标记物对病理鉴别诊断非常有价值。例如KIAA1549-BRAF基因融合几乎是毛细胞型星形细胞瘤的特征，当具有部分浸润性结构的WHO Ⅰ级或Ⅱ级星形细胞瘤检测到KIAA1549-BRAF基因融合时，建议诊断为"毛细胞型星形细胞瘤"，而不是"弥漫性脑胶质瘤，其他MAPK通路基因变异"；再如CDKN2A/B基因纯合缺失是一个提示不能诊断"儿童型"弥漫性脑胶质瘤的重要分子指标，这种基因变异高频发生在多形性黄色星形细胞瘤伴有BRAF-V600E突变的肿瘤且常伴有较差的临床预后，有时会伴有高级别肿瘤特征和进展。一旦检测到该基因改变，即使是儿童低级别病变也应予以积极治疗，不应将其作为儿童型惰性病变对待。

"整合式诊断"模式对临床治疗和病人预后的指导意义无疑较单纯组织学诊断有明显的优势，但也在临床实践过程中对神经病理工作提出了更高的要求。建议病理诊断工作者针对规范中所涉及的内容认真领会，熟悉相关诊断术语的概念，熟练处各种特殊情况，特别是组织学表现与基因分型相冲突时、不同肿瘤之间出现组织学和基因分型重叠时如何进行界定和描述。根据自身的实际情况有层次、分步骤地逐步开展相关检测，为脑胶质瘤临床病理特征和遗传信息做准确描述，为病人临床治疗提供"精准信息"。

李智（广东省人民医院）

参考文献

[1] LOUIS D N, PERRY A, REIFENBERGER G, et al. WHO classification and grading of tumors of the central nervous system [M]//Louis DN, Ohgaki H, Wiestler OD, Cavenee WK. WHO classification of the tumors of the central nervous system. Lyon: IARC, 2016: 12-13.

[2] 国家卫生健康委员会医政医管局. 脑胶质瘤诊疗规范（2018年版）[J]. 中华神经外科杂志, 2019, 35(3): 217-239.

[3] LOUIS D N, PERRY A, REIFENBERGER G, et al. The 2016 World Health Organization Classification of Tum ors of the Central Nervous System: a summary [J]. Acta Neuropathologica,

2016, 131(6): 803-820.

[4] LOUIS D N, WESSELING P, PAULUS W, et al. cIMPACT-NOW update 1: Not Otherwise Specified (NOS) and Not Elsewhere Classified (NEC). [J]. Acta Neuropathologica, 2018, 135(3): 481-484.

[5] MUKASA A, TAKAYANAGI S, SAITO K, et al. Significance of IDH mutations varies with tumor histology, grade, and genetics in Japanese glioma patients [J]. Cancer Science, 2012, 103(3): 587-592.

[6] ARITA H, NARITA Y, FUKUSHIMA S, et al. Upregulating mutations in the TERT promoter commonly occur in adult malignant gliomas and are strongly associated with total 1p19q loss [J]. Acta Neuropathologica, 2013, 126(6): 267-276.

[7] LOUIS D N, GIANNINI C, CAPPER D, et al. cIMPACT-NOW update 2: diagnostic clarifications for diffuse midline glioma, H3 K27M-mutant and diffuse astrocytoma/anaplastic astrocytoma, IDH-mutant [J]. Acta Neuropathologica, 2018, 135(4): 639-642.

[8] APPAY R, TABOURET E, MACAGNO N, et al. POLA Network. IDH2 mutations are commonly associated with 1p/19q codeletion in diffuse adult gliomas [J]. Neuro-Oncology, 2018, 20(5): 716-718.

[9] HOCHART A, ESCANDE F, ROCOURT N, et al. Long survival in a child with a mutated K27M-H3. 3 pilocytic astrocytoma. [J]. Annals of Clinical and Translational Neurology, 2015, 2(4): 439-443.

[10] 李海南, 山常国, 范冲竹, 等. H3K27M突变型弥漫性中线胶质瘤30例临床病理学特征和预后分析[J]. 中华病理学杂志, 2019, 48(3): 192-198.

[11] LEVY J M, KLEINSCHMIDT-DEMASTERS B K, H3 K27M-mutant gliomas in adults vs. children share similar histological features and adverse prognosis [J]. Neuro-Oncology, 2018, 37(2): 53-63.

[12] PRATT D, NATARAJAN S K, BANDA A, et al. Circumscribed/non-diffuse histology confers a better prognosis in H3K27M-mutant gliomas [J]. Acta Neuropathologica, 2018, 135(1): 299-301.

[13] RODRIGUEZ F J, BROSNAN-CASHMAN J A, ALLEN S J, et al. Alternative lengthening of telomeres, ATRX loss and h3-k27m mutations in histologically defined pilocytic astrocytoma with anaplasia [J]. Brain Pathology, 2019, 29(1): 126-140.

[14] VON BUEREN A O, KARREMANN M, GIELEN G H, et al. A suggestion to introduce the diagnosis of "diffuse midline glioma of the pons, H3 K27 wildtype (WHO grade IV)" [J]. Acta Neuropathologica, 2018, 136(1): 171-173.

[15] CASTEL D, PHILIPPE C, KERGROHEN T, et al. Transcriptomic and epigenetic profiling of "diffuse midline gliomas, H3 K27M-mutant" discriminate two subgroups based on the type of histone H3 mutated and not supratentorial or infratentorial location [J]. Acta Neuropathologica Communications, 2018, 117(6): 1-13.

[16] SCHWARTZENTRUBE J, KORSHUNOV A, LIU X Y, et al. Driver mutations in histone H3. 3 and chromatin remodelling genes in paediatric glioblastoma [J]. Nature, 2012, 482(1): 226-231.

[17] KORSHUNOV A, CAPPER D, REUSS D, et al. Histologically distinct neuroepithelial tumors with histone 3 G34 mutation are molecularly similar and comprise a single nosologic entity [J]. Acta Neuropathol, 2016, 131(1): 137-146.

[18] BRAT D J, ALDAPE K, COLMAN H, et al. cIMPACT-NOW update 3: recommended diagnostic criteria for "Diffuse astrocytic glioma, IDH-wildtype, with molecular features of glioblastoma, WHO grade IV" [J]. Acta Neuropathologica, 2018, 137(9): 805-810.

[19] STICHEL D, EBRAHIMI A, REUSS D, et al. Distribution of EGFR amplification, combined chromosome 7 gain and chromosome 10 loss, and TERT promoter mutation in brain tumors and their potential for the reclassification of IDHwt astrocytoma to glioblastoma [J]. Acta

Neuropathologica. 2018, 136(9): 793-803.

[20] MINJU L, YOUNG K S, YEON-LIM S. Genetic Alterations of Epidermal Growth Factor Receptor in Glioblastoma [J]. Applied Immunohistochemistry & Molecular Morphology. 2018, 150(6): 1-10.

[21] WIJENGA M M J, DUBBINK H J, FRENCH P J, et al. Molecular and clinical heterogeneity of adult diffuse low-grade IDH wild-type gliomas: assessment of TERT promoter mutation and chromosome 7 and 10 copy number status allows superior prognostic stratification [J]. Acta Neuropathologica, 2017, 134(6): 957-959.

[22] SMITS A, JAKOLA A S, Clinical presentation, natural history, and prognosis of diffuse low-grade gliomas [J]. Neurosurg clin N AM, 2019, 30(1): 35-42.

[23] QADDOUMI I, ORISME W, WEN J, et al. Genetic alterations in uncommon low-grade neuroepithelial tumors: BRAF, FGFR1, and MYB mutations occur at high frequency and align with morphology [J]. Acta Neuropathologica, 2016, 131(6): 833-845.

[24] ELLISON D W, HAWKINS C, JONE D T W, et al. cIMPACT-NOW update 4: diffuse gliomas characterized by MYB, MYBL1, or FGFR1 alterations or BRAF V600E mutation [J]. Acta Neuropathologica, 2019, 137(4): 683-687.

[25] RODRIGUEZ F J, SCHNIEDERJAN M J, NICOLAIDES T, et al. High rate of concurrentBRAF-KIAA1549gene fusion and 1p deletion in disseminated oligodendroglioma-like leptomeningeal neoplasms (DOLN) [J]. Acta Neuropathologica, 2015, 129(4): 609-610.

[26] VAUBEL R A, CARON A A, YAMADA S, et al. Recurrent copy number alterations in low-grade and anaplastic pleomorphic xanthoastrocytoma with and without\r, BRAF\r, V600E mutation [J]. Brain Pathology, 2018, 28(2): 172-182.

[27] MISTRY M, ZHUKOVA N, MERICO D, et al. BRAF Mutation and CDKN2A Deletion Define a Clinically Distinct Subgroup of Childhood Secondary High-Grade Glioma [J]. Journal of Clinical Oncology, 2015, 33(9): 1015-1022.

第二节　诊疗规范实践中的常见问题

1. 脑胶质瘤进行病理学检查及基因检测的意义是什么？

对于脑胶质瘤病人，进行病理学检查是必不可少的。病理学检查包括HE染色、免疫组织化学染色和特殊染色法，神经病理科医师通过形态学读片诊断，判断不同病理级别及疾病类型。其中脑胶质瘤的病理分级是根据细胞密度、增殖程度、核分裂象和核异型、微血管增生，以及变性、坏死等进行判断的。

如"规范"中所说，2016年版《WHO中枢神经系统肿瘤分类》在脑胶质瘤诊断上有了巨大变化，IDH突变、染色体1p/19q联合缺失、人组蛋白H3.3（H3F3A）K27M突变等分子标志物已被写入新版分类中，革命性地取代了单一的组织病理学分类，将脑胶质瘤带入分子诊断与精准医学时代。借助分子病理检测，可以帮助判断肿瘤组织中IDH突变、MGMT（O^6-甲基鸟嘌呤-DNA甲基转移酶）启动子区甲基化、TERT启动子突变、染色体1p/19q联合缺失以及其他基因异常等，指导区分不同的分子亚型，对脑胶质瘤的预后预测和临床治疗方案制定有帮助。如IDH1突变型GBM的预后较IDH1野生型GBM的预后好。通过FISH法检测1p/19q联合缺失可作为少突胶质细胞瘤的诊断依据及预后预测指标。MGMT启动子区是否甲基化是替莫唑胺化学治疗敏感性的预测指标。而某些靶点的突变可以作为肿瘤靶向治疗的作用位点，如EGFR扩增、IDH1突变、PD-L1等，目前多在临床试验中。

2. 大体病理和分子病理在脑胶质瘤诊断中如何整合？

在大部分脑胶质瘤中，大体病理与分子病理相辅相成，共同发挥诊断作用。如2016年版《WHO中枢神经系统肿瘤分类》中的弥漫性星形细胞瘤根据IDH是否突变分为"弥漫性星形细胞瘤，IDH突变型"与"弥漫性星形细胞瘤，IDH野生型"。这是由于传统组织病理学的分类已不能满足临床需要。已有研究报道根据组织病理学诊断的较低级别脑胶质瘤中，一部分较低级别脑胶质瘤会迅速演进为胶质母细胞瘤，其预后相较一般较低级别脑胶质瘤明显差。而在胶质瘤母细胞瘤中，也有一部分预后较好，无法用传统组织病理学分级解释。IDH突变的发现让该问题得到了很好地回答，根据IDH基因是否突变，传统的较低级别脑胶质瘤被分为了生物行为学完全不同的两类。携带此突变的病人预后更好，意味着完全不同的治疗策略。

而在一部分脑胶质瘤中，大体病理已无诊断意义：中线胶质瘤携带H3K27M突变即被归类为Ⅳ级脑胶质瘤，即使有丝分裂象、微血管增生或坏死这些用于大体病理上诊断高级别脑胶质瘤的征象没有被观察到。不仅如此，H3K27M突变型脑胶质瘤可以显示出更为广泛的组织学特征，包括巨大的上皮样细胞和横纹肌样细胞，原始的神经外胚层肿瘤样病灶，室管膜样病灶，肉瘤样转化这些提示恶性程度较高的大体病理特征。而且在弥漫性中线胶质瘤H3K27M突变型中还可能观察到一些提示局限性脑胶质瘤的大体病理征象，如神经纤维样岛，神经节分化和多形性黄色星形细胞瘤病灶。H3K27M突变型脑胶质瘤大体病理的巨大差异有待进一步研究。

3. 脑胶质瘤分子病理如何开展，如何选择指标？

脑胶质瘤是指起源于脑神经胶质细胞的肿瘤，是一组具有胶质细胞表型特征的神经上皮细胞肿瘤的总称。传统脑胶质瘤诊断根据肿瘤细胞组织学特征将其恶性程度分为Ⅰ～Ⅳ级，但是常规组织病理学检查显然不能满足术前诊断、指导治疗以及判断临床预后的需求。随着分子生物学的发展，分子病理学检查和诊断日渐兴起，研究发现不同脑胶质瘤的分子分型有很大的不同，预后也相差很大，因此

WHO在2016年修订版的《脑胶质瘤诊疗规范》中引入了分子病理学诊断，这些分子标志物的发现与使用对脑胶质瘤临床诊断，个体化治疗和预后判断具有重要意义。

脑胶质瘤分子病理一般是通过肿瘤切除或活检获取标本后，对一些分子标志物进行检测，以确定肿瘤分子亚型。目前常用的分子病理标志物包括：异柠檬酸脱氢酶（IDH）突变、染色体1p/19q联合缺失、MGMT启动子区甲基化、ATRX突变、TERT启动子突变、组蛋白H3K27M突变、BRAF基因突变、PTPRZ1-MET基因融合等。那么如何开展脑胶质瘤分子病理呢？

脑胶质瘤分子病理的开展重点在于检测项目的选择，首先，对于组织学病理检测提示脑胶质瘤的病人，均应进行IDH突变和1p/19q联合缺失的检测。然后对于不同病人应根据病人以及脑胶质瘤具体情况选择合适的检查项目，对中线部位的脑胶质瘤病人考虑进行H3F3A-K27M突变的检测，对年龄70岁以上病人考虑TP53突变、MGMT启动子区甲基化检测，通过以上检测对其预后和治疗方案的选择提供帮助。无手术适应证的病人，可以考虑做BRAF-V600E基因突变检测以便选择靶向药物进行治疗。术后病理难以鉴别的少突胶质细胞瘤或混合性少突星形细胞瘤均应进行1p/19q联合缺失的检测以判断少突胶质细胞瘤成分，KIAA1549-BRAF融合基因还可用于鉴别毛细胞性星形细胞瘤。难以手术，预后极差的GBM病人可以考虑检测EGFR变异等，在病人知情情况下可考虑参加针对性的CAR-T免疫治疗临床试验。无IDH突变的病人可以考虑进一步检测TERT启动子突变以判断预后。因此，在脑胶质瘤病人分子病理检测项目选择上一定要做到有针对性、个体化，不可盲目选择。

除此之外，脑胶质瘤分子病理检测质控也是做好分子病理检测的关键，尤其是脑胶质瘤样本的保存。样本的降解与许多因素相关，必须严格执行标准操作程序和临床实践指南。对于接受过放射治疗、化学治疗的病人，进行分子病理项目检测时应考虑到放射治疗、化学治疗所带来的影响，并考虑到放射治疗、化学治疗可能导致的脑胶质瘤继发性的分子表型改变。最后，肿瘤样本具有异质性，对于用于分子病理诊断样本应当选择性选取与收集。

4. 脑胶质瘤分子病理报告如何解读？

脑胶质瘤分子病理近年来取得了重大进展。2016年WHO已将分子病理纳入脑胶质瘤病理诊断体系。基于肿瘤遗传学水平的分子病理能够更准确地指导治疗以及判断预后，并且对组织学难以明确诊断和分级的肿瘤提供鉴别依据。脑胶质瘤分子检测报告基本内容包含以下6个项目：①IDH1/2是否突变；②MGMT启动子区是否甲基化；③染色体1p/19q是否联合缺失；④TERT基因是否出现突变；⑤BRAF基因是否出现突变；⑥其他分子检测指标。

IDH1/2突变的解读： IDH1/2突变的生物学功能主要是增加G-CIMP亚型相关的2-羟戊二酸的浓度，一般使用IHC焦磷酸测序方法进行检测，临床应用价值主要是在于指导判断预后，存在IDH1/2突变的病人预后较好，野生型病人可以建议进一步检测MGMT启动子区甲基化来预测预后。

MGMT启动子区甲基化的解读： MGMT启动子区甲基化的生物学功能主要是干扰DNA修复，与IDH1/2突变肿瘤中的G-CIMP相关，一般使用MSP或焦磷酸测序，临床应用价值在于MGMT启动子区甲基化的病人（可能伴有IDH突变）放射治疗、化学治疗有好的疗效。有MGMT启动子区甲基化的GBM（可能没有IDH突变）对烷化剂敏感，对老年病人有预测指导价值，无MGMT启动子甲基化的老年病人不建议辅助化学治疗。

染色体1p/19q联合缺失的解读： 1p/19q联合缺失被认为是少突胶质细胞瘤的分子特征，是其诊断性分子标志物，对疑似少突胶质细胞瘤或混合性少突星形胞瘤均应进行1p/19q联合缺失的检测，伴有1p/19q联合缺失的少突或间变性少突胶质细胞瘤的病人，推荐TMZ单纯化学治疗或PCV联合放射治疗、化学治疗。

TERT启动子突变的解读： TERT启动子区的C228T和C250T突变可以增加TERT启动子的活性，导致端粒酶逆转录酶（TERT）活性增加，脑胶质瘤细胞内端粒长度得以维持。因此TERT启动子突变的病人预后较差。

BRAF基因突变的解读： BRAF基因编码一种丝/苏氨酸特异性激酶，参与调控细胞内多种生物学事件，其临床应用价值主要在于KIAA1549-BRAF基因融合在毛细胞性星形细胞瘤内高发（50%～70%），而在其他级别脑胶质瘤中极为少见。而BRAF V600E突变的脑胶质瘤存在潜在靶向治疗药物，如威罗非尼，因此BRAF基因突变是靶向治疗的标志物。

其他检测指标： EGFR扩增和EGFR Ⅷ重排，前者在脑胶质瘤中有很高的发生率，并伴有编码蛋白的过表达，可用于小细胞GBM辅助诊断，以鉴别高级别少突胶质细胞瘤。EGFR扩增病人常伴有EGFR Ⅷ重排，导致下游信号的持续激活，其靶向治疗药物和特异疫苗仍需更多临床验证。Ki-67是增殖细胞的核抗原，功能与有丝分裂相关，是标记细胞增殖状态的抗原，其染色活跃说明癌细胞增殖活跃，对于低级别弥漫性脑胶质瘤是一个预测预后的可靠指标。TP53基因是一种细胞周期调节蛋白，在各种恶性肿瘤中普遍存在突变，有TP53突变的低级别脑胶质瘤预后较差。

5. 脑胶质瘤病理检测常用的免疫组化染色指标有哪些？有什么临床意义？

GFAP： 胶质纤维酸性蛋白。是胶质细胞表达的中间纤维，用以维持正常星形细胞的细胞骨架。在脑胶质瘤中，GFAP表达随恶性级别的增长而降低，提示它在维持胶质细胞形态和调控星形细胞生长中的重要性。

ATRX： α地中海贫血伴智力低下综合征X连锁基因。常在星形细胞瘤与继发性胶质母细胞瘤中表达。ATRX的丢失会增加DNA损伤和端粒末端融合的概率，导致端粒持续凝聚和基因组的不稳定性。

IDH1： 异柠檬酸脱氢酶，是一种由IDH基因编码的糖代谢酶。IDH基因有多种亚型，但IDH1基因突变与低级别脑胶质瘤和继发性胶质母细胞瘤密切相关，并且突变病人有较好的临床预后。

H3K27M： 组蛋白H3中第27位赖氨酸突变为蛋氨酸。该位点突变会使H3K27me3失甲基化，其常在弥漫中线分布的儿童脑胶质瘤中表达，预后极差，平均生存时间不足一年。

H3K27me3： 组蛋白H3中第27位赖氨酸的三甲基化。在弥漫性中线胶质瘤（DIPG）中常见。因H3K27M的突变，染色体构象改变，难以结合甲基转移酶PRC2从而使其三甲基化丢失，导致H3K27me3阴性。

Ki67增殖指数： Ki67抗原为细胞增殖的核抗原，用于判断肿瘤细胞增殖活性。除G0期外，所有细胞周期均有表达。研究显示，Ki67指数与肿瘤分化程度、浸润转移及预后有密切关系。脑胶质瘤一般＞5%，目前无证据提示Ki67与脑胶质瘤预后相关。

6. 对于不能做分子检测的基层医院，神经病理的形态学诊断对临床还有价值吗？

随着分子病理检测技术的普及，国内大多数医院都可以开展针对脑胶质瘤的基因检测。而对于不能做分子检测的基层医院而言，传统的神经病理诊断对于临床治疗依然有着重要的价值。首先，可以通过显微镜下形态学诊断确定脑胶质瘤的种类和级别，指导临床的诊断和初步治疗，如是否需尽早放射治疗、化学治疗；其次，可以通过免疫组织化学染色的方法，对某些重要的亚型及分子特征作出诊断，如IDH1免疫组化染色可以较为准确并简便地判断肿瘤中IDH1突变的情况，Ki-67可以作为脑胶质瘤的增殖指数对肿瘤生长情况作出初步判断；另外，基层医院保存的组织切片可供病人借片到有条件的机构进行进一步检测。

目前已有很多研究采用人工智能等方法，通过影像组学或病理形态学判断肿瘤等分子特征，未来的人工智能等方法对基层医院的分子病理诊断会带来非常大的便利。

7. 全基因组测序目前对脑胶质瘤诊断和临床治疗的意义何在？

近年来全基因组测序的开展对于发现新的脑胶质瘤分子标志物意义重大，这些标志物（如IDH基因突变）的发现甚至促进了神经胶质瘤诊断的重新分类。2016年版《WHO中枢神经系统肿瘤分类》基于相似的分子遗传学特征，将弥漫性和间变性星形细胞瘤、胶质母细胞瘤、少突胶质细胞肿瘤及少突星形细胞肿瘤归为一大类，引入了分子亚型（IDH野生型和IDH突变型弥漫性星形细胞肿瘤、间变性星形细胞瘤和胶质母细胞瘤，IDH突变及1p/19q联合缺失型少突胶质细胞瘤和间变性少突胶质细胞瘤）；新增了RELA融合基因阳性型室管膜瘤的分子亚型等。

全基因组测序的飞速发展不仅更新了传统的脑胶质瘤诊断分类，更极大地推动了脑胶质瘤的个体化治疗，能够帮助临床医师针对病人个体制定出最佳治疗方案以及进行最优的药物选择，从而实现精准医疗。

肿瘤基因组图谱（the cancer genome atlas，TCGA）计划，最初的研究目标便是绘制胶质母细胞瘤基因组图谱。与TCGA相对应，中国人脑胶质瘤基因组学数据库（Chinese glioma genome atlas，CGGA）建立了首个针对中国人群脑胶质瘤的高通量NGS测序大数据网络，通过绘制脑胶质瘤融合基因全景图，发现了一系列新的脑胶质瘤分子病理学标志物。该项目首次在继发胶质母细胞瘤中通过全转录组测序构建了包括214个融合基因的全级别脑胶质瘤融合基因谱，发现了重复出现的PTPRZ1-MET融合基因及其4种不同的融合方式。PTPRZ1-MET融合基因是脑胶质瘤恶性进展的关键驱动因子，可导致病人的中位生存期由8个月缩短至4个月。并且CGGA计划进一步筛选出了可靶向抑制该融合基因激酶活性的小分子化合物PLB-1001。

随着全基因组测序的推广应用，针对脑胶质瘤细胞受体，关键基因和调控分子的分子靶向治疗已成为肿瘤治疗研究中的热点，为实施脑胶质瘤的精准医学治疗提供了独特视角与有力工具。

8. 不同肿瘤部位之间的异质性对病理诊断的影响是什么？

脑胶质瘤的异质性一直是脑胶质瘤治疗上所面临的重大障碍之一，区域异质性对病理诊断存在着重要的影响，也大大增加了其诊断与治疗的复杂性。脑胶质瘤基因组突变的复杂与多样性更进一步显示出了脑胶质瘤显著的异质性。目前单细胞测序在脑胶质瘤的应用又进一步揭示了脑胶质瘤异质性的复杂程度。2014年Patel及其同事曾对于5个新诊断的胶质母细胞肿瘤中的430个细胞进行了单细胞RNA测序，结果证明，尽管在每个病人个体的GBM中其染色体变异保持相对的保守，但是在基因突变以及基因表达谱上显示出了惊人的区域异质性。来自同一个病人的肿瘤细胞表现出不同的转录本特征，涉及细胞信号传导、缺氧等基本转录特征，脑胶质瘤干细胞的转录本特征，胶质母细胞瘤的转录本特征等，还有一些细胞显示出了混合的基因表达特征。目前越来越多的单细胞水平的研究更是进一步证实以上结果以及强调了脑胶质瘤的区域异质性的复杂性。

这样的区域异质性使得病理诊断存在着局限性。病理检测并不能检测肿瘤样本的每个部位，无法全面检测肿瘤样本。特别是目前的脑胶质瘤的诊断越来越依赖于分子病理，分子标志物对脑胶质瘤的个体化治疗及临床预后判断具有重要意义。分子病理存在着较大的区域异质性，导致所作出的病理诊断其实是依赖于脑胶质瘤某个区域所作出的，不能全面地代表病人脑胶质瘤的总体分子特征。因此根据这个区域病理诊断所进行的脑胶质瘤的分类与分级以及接下来所制定的治疗方案都只能称为是对此区域的脑胶质瘤的精准治疗。

综上可以看出，脑胶质瘤的区域异质性使得病理诊断无法全面地对于肿瘤特征作出评估，显示出了病理诊断的局限性，对于脑胶质瘤的诊断与治疗都提出了很大的挑战。

9. 2016 年版《WHO 中枢神经系统肿瘤分类》中脑胶质瘤病理诊断主要有哪些更新？

2016年版《WHO中枢神经系统肿瘤分类》脑胶质瘤病理诊断相比较于2007年版有大量的更新，最主要的变化就是在传统组织学特征基础上增加了分子病理来诊断脑胶质瘤，结合分子基因特征重新定义了部分肿瘤或者亚型，删除了部分肿瘤类型或诊断术语，增加了部分新认识的肿瘤、亚型与模式，调整了部分肿瘤的诊断标准与分类。将表型和基因型特征整合起来，有助于增加脑胶质瘤诊断的准确性，帮助改善病人的诊断治疗与管理。

新的诊断需要依赖于分子病理，举几个例子来说：①整合表型和基因型特征重新定义了弥漫性脑胶质瘤。最显著的改变是基于共同的IDH1和IDH2基因突变，将所有的弥漫性脑胶质瘤，无论是星形细胞瘤还是少突胶质细胞瘤，都归为一组。少突胶质细胞瘤的确诊需要联合分子病理特点，需要IDH突变与1p/19q联合缺失的同时存在才可进行诊断。②将WHO Ⅱ级即弥漫性星形细胞瘤和WHO Ⅲ级间变性星形细胞瘤在新的分类方式中分为IDH突变型、IDH野生型和NOS型三类。不推荐少突星形细胞瘤的诊断，几乎所有兼具星形细胞瘤和少突胶质细胞瘤组织学诊断的少突胶质细胞瘤都可以通过分子病理学诊断确诊为星形细胞瘤或者少突胶质细胞瘤，在缺乏分子病理的情况下才将具有此类特征的肿瘤诊断为NOS型少突星形细胞瘤（WHO Ⅱ级）或者间变性少突星形细胞瘤（WHO Ⅲ级）。③将胶质母细胞瘤分为：IDH野生型，为原发型胶质母细胞瘤；IDH突变型，为继发型胶质母细胞瘤；还有NOS型，是无IDH检测结果或者检测结果不完整的胶质母细胞瘤。④对于儿童弥漫性脑胶质瘤，借助分子病理检测发现一个可以精准分类的类型，即H3K27M突变型。对于其他类型的肿瘤也在分子病理的基础上进行了新的分类、分层。

综上，2016年版《WHO中枢神经系统肿瘤分类》首次将分子特征纳入脑肿瘤诊断中。这样的组织与分子病理整合的分类方式，对于脑胶质瘤的命名、分类、分级以及报告模式等多个方面进行了系统性的修改，结合这些重要的分子病理特征后的分类可以更好地预测预后，对脑胶质瘤的精准诊疗具有重要意义。但是这种整合了组织学和基因特征的诊断方法增加了结果不一致的可能性，还有众多分子病理等待被发掘以及进一步阐述其意义，未来还需要进一步的发展与完善。

10. 立体定向穿刺活检时快速病理确诊脑胶质瘤的准确性如何，是否有办法提高？

立体定向穿刺活检是脑肿瘤，尤其当肿瘤深在、影像学不典型、病人无法适应开颅手术等各种情况下，获取病理、明确诊断、指导后续临床治疗的有效手段。相当一部分比例的脑胶质瘤隐匿起病，尤其是较低级别脑胶质瘤，影像学表现多样，术前诊断不能明确。

意大利米兰大学报道了一组140例无框立体定向导航下穿刺活检，诊断成功率为93.6%，其余无法诊断。另一组来自意大利的421例深部脑肿瘤穿刺活检报道诊断率为97%，有3%无法诊断，并发症发生率为3%，死亡率为0.7%。墨西哥国立神经病学神经外科研究所报道了23例后颅窝肿瘤立体定向活检的临床病例，其中与术前诊断符合者占43.5%，有17.4%无法作为诊断。对于低级别脑胶质瘤，术中快速冷冻往往报告为：胶质增生，给术中是否要进一步采样提出挑战。复旦大学附属华山医院脑胶质瘤团队采用MRS指导导航穿刺，提高采样阳性率；对于一些困难病例还可以采用术中MR确认穿刺部位。美国费城骨科医院神经外科提出了荧光指导穿刺。

前述报道也发现脑胶质瘤穿刺活检的比例近年来明显下降，分析其主要原因之一在于穿刺活检无法满足分子病理诊断的需要。近年来关于快速分子病理检测也得到了很大的发展，美国科学院院士Cooks Graham，以及复旦大学附属华山医院脑胶质瘤团队等都开发了快速质谱实现术中快速诊断IDH突变的技术。IDH突变有望指导鉴别低级别脑胶质瘤和胶质增生。随着检测技术进步，分子检测对于样本量的需求越来越少。采样准确性的提高、分子诊断技术的协助，都有助于提高穿刺活检成功率。

当前，穿刺活检还面临着液体活检和影像组学迅速发展的挑战，但其未来仍有巨大的发展空间，微创、多点、结合分子诊断，都是未来可能的发展方向。

花玮（复旦大学附属华山医院）

第四章
脑胶质瘤手术治疗解读

第一节　诊疗规范专家解读

　　《脑胶质瘤诊疗规范》（2018年版）（以下简称"规范"）是由国家卫生健康委员会发布的国内首个脑胶质瘤诊疗规范，对促进脑胶质瘤的规范化诊疗具有极其重要的意义。该"规范"内容上涵盖了脑胶质瘤总体概述、诊断、治疗以及多学科协作诊疗模式（multi-disciplinary team，MDT）等方面。目前，脑胶质瘤的治疗方案是以手术为主，结合术后辅助放射治疗、化学治疗等的综合治疗。尽管近年来在治疗上取得了许多进展，但无重大突破，手术治疗仍然是首要且主要的治疗方式。本章节就该规范中手术治疗部分进行解读，从而为临床诊疗决策提供参考。手术治疗部分由概述、高级别脑胶质瘤、低级别脑胶质瘤、复发脑胶质瘤、功能区脑胶质瘤以及合并癫痫症状的脑胶质瘤等六部分组成。现就各部分内容重点分别解读如下。

1. 概述

　　该部分内容相当于脑胶质瘤手术治疗的总论浓缩版，简明扼要地对脑胶质瘤手术治疗的原则、基本目的、手术方式、围手术期处理、新型手术辅助技术的运用以及手术切除程度的判定进行了定义和推荐。

　　目前脑胶质瘤的治疗方式及手术理念，经过"提出与发展—争论与演变"的过程而来的。最早在19世纪初期对脑胶质瘤才有了初步的认识，并开始尝试采取外科手术进行干预，提出外减压为主的手术理念。在进一步实践中，由于当时对脑胶质瘤的认识不足和手术条件限制，发现外减压的效果较为有限，逐渐从以外减压为主转变为以内减压为主的手术方式，使术后死亡率和相关并发症发生率有所下降。随后，经过大量的临床实践和总结，神经解剖及理论知识的不断完善，

77

以及头部CT和MRI等神经影像技术的广泛应用，进一步提高了对神经系统解剖和功能的认识，为手术治疗提供了理论支持。此外，随着手术显微镜的发明及在神经外科手术中的应用，极大地提高了手术操作的精细度以及对重要脑组织和功能的保护，明显降低术后死亡率和并发症发生率，为手术提供了硬件支撑。在手术切除能够保证较低死亡率的情况下，脑胶质瘤的手术方式及手术切除多少能够使生存获益成为当时争论的焦点之一。随着神经影像技术和手术辅助设备技术进一步发展和完善，大样本量关于脑胶质瘤手术切除的临床病例总结及临床试验的研究大量涌现。许多研究显示，一方面，无论低级别还是高级别脑胶质瘤，脑胶质瘤的手术切除程度（extent of resection，EOR）与总生存期（overall survival，OS）呈正相关，是影响生存的独立预后因素；另一方面，脑胶质瘤术后并发严重的神经功能缺损，如偏瘫、失语等，同样会影响病人的生存质量和预后，也是影响病人生存期的独立预后因素之一。Timothy（2016）研究纳入37个关于胶质母细胞瘤手术切除程度的研究分析发现，全切病人1年（RR，0.62；95% CI，0.56～0.69；$P<0.001$）及2年（RR 0.84；95% CI，0.79～0.89；$P<0.001$）的死亡率均低于次全切病人。Marijke（2019）研究纳入15个关于生活质量的随机对照试验（randomized controlled trial，RCT）研究发现，具有更好的认知和角色功能，较少的运动障碍以及颅内高压症状病人，其总生存期和无进展生存期均更长，且生活质量是生存期的独立预后因素。因此，除了术中尽可能提高手术切除程度之外，术中重要脑功能的保护也是手术切除过程中的关注点之一。基于目前大量的临床研究和经验总结，本"规范"明确规定脑胶质瘤手术治疗的原则是最大范围安全切除（maximal safe resection）。这一原则实际上包含两个"最大化"，即最大化地切除肿瘤组织和最大化地保护脑功能，准确的理解应该是在最大程度保护脑功能的前提下，最大限度地切除肿瘤组织。目前，一般认为要达到显著生存获益的EOR阈值，低级别脑胶质瘤为75%～90%，胶质母细胞瘤为78%～98%。

本"规范"在以往指南的基础上，对脑胶质瘤手术治疗方式进行了细化和补充，明确提出了肿瘤切除术和病理活检术各自的适应证和禁忌证，以及病理活检具体手术方式，为具体临床实践中手术方式的选择和规范化诊疗提供了指导性意见。其中，病理活检术包括立体定向或导航下活检和开颅手术活检两类，分别有不同的优缺点，应根据病变位置、范围以及多模态磁共振检测等综合考虑来决定，同时也需在术前就两种方式的优缺点及推荐方式，与病人或家属沟通并取得理解。

围手术期处理部分分别指出了术前及术后处理的基本原则。在术前处理中，需积极缓解颅内高压，为完善术前评估及进一步手术切除肿瘤，提供充分的时间准备和有利的手术条件。在术后处理中，提出"对幕上脑胶质瘤病人，术后应常规应用抗癫痫药物预防癫痫发作"，该条款也许是本"规范"最具争议的问题之一。在本"规范"出台之前，无论是国内或是国外的指南均未有如此推荐，美国神经病学会（American Academy of Neurology，AAN）从2000年起就不推荐在任何情况下对脑肿瘤病人预防性使用抗癫痫药物（antiepileptic drugs，AEDs）。迄今为止也没有高质量的循证医学证据表明，药物预防脑胶质瘤术后癫痫是有效的。正确的理解应该是：对幕上脑胶质瘤病人，如伴有癫痫发生高危因素者，术后应常规应用抗癫痫药物预防癫痫发作。

新型手术辅助技术，如神经影像导航、功能神经影像导航、术中神经电生理监测技术（皮质功能定位和皮质下神经传导束定位）、术中MRI实时影像神经导航、多模态神经导航联合术中皮质及皮质下定位、荧光引导的显微手术和术中B超影像实时定位等的应用（图4-1），有助于手术切除程度和肿瘤边界的判定及术中功能的保护，特别是多种辅助技术的联合应用，可进一步有利于最大范围安全切除肿瘤。其中，皮质和皮质下直接电刺激技术，目前仍然是术中脑功能定位的金标准。与传统手术相比，皮质和皮质下直接电刺激技术辅助下的脑胶质瘤手术，术后远期严重神经功能并发症分别为3.4%和8.2%，肿瘤全切率分别为75%和58%，该技术应逐步推广应用并使其成为脑功能区胶质瘤手术中的常规技术。术中B超影像实时定位技术，虽然在本"规范"中仅作为可推荐的技术，但其本身具有经济实惠、方便灵活和易于操作等优点，其使用价值不应被低估，尤其是在经济欠发达的地区和大量的地、市、州医院更具有广泛应用的空间。由于单一的手术辅助技术具有各自的优势和局限性，在术中可根据具体情况，可推荐多种手术辅助技术的联合应用，可以在发挥各自优势的同时，相互弥补存在的局限性，从而进一步有助于肿瘤手术切除中肿瘤边界和切除程度的判断以及脑功能的保护。如Coburger（2019）综述研究显示，术中荧光和术中磁共振（intraoperative magnetic resonance imaging，iMRI）两种影像辅助技术联合使用，能够提高非语言区肿瘤病变的全切率，同时，并未增加永久性神经功能缺损以及降低生活质量的发生率。

尽管目前推荐的手术辅助技术能够有效地提高手术切除程度，且既往研究已知手术切除程度是总生存期的独立预后因素，但手术辅助技术在脑胶质瘤手术切除中的运用，尚没有随机对照研究显示手术辅助技术能够直接有助于延长生存期；已知的两项关于iMRI的RCT试验（Senfit 2011；Kubben 2014）结论为：术中应用iMRI可能会提高全切率，但对生存率无明显影响。因此，关于手术辅助技术对手术切除程度及预后的影响作用以及之间的关系仍需大样本量以及高质量的研究进一步论证。

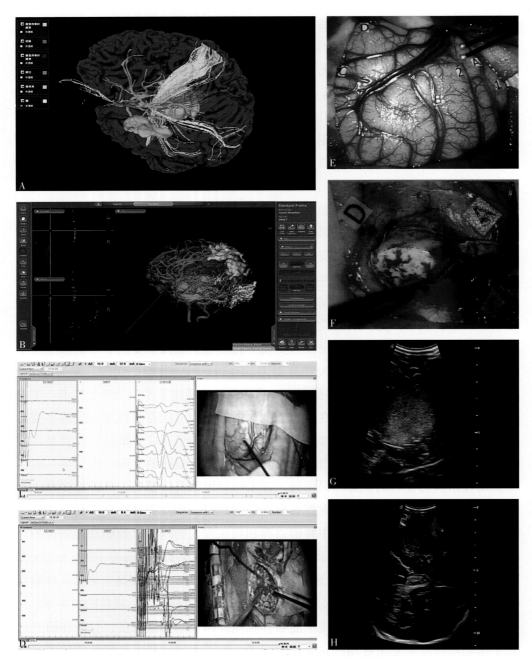

图4-1　手术辅助技术的运用

A、B. MRI多模态导航；C. 躯体感觉诱发电位定位中央沟；D. 术中皮质下电刺激；E. 术中唤醒及皮质电刺激；F. 术中黄荧光；G、H. 术中B超。

　　需要特别说明的是，在脑胶质瘤手术中，目前功能区或功能边界的定位有两套体系：功能神经影像（functional magnetic resonance imaging，fMRI）技术和神经电生理技术。它们的机制和方法截然不同，其临床应用价值和临床意义也有较大差别（图4-2和图4-3）。最近的文献综述表明，在DTI、fMRI、iMRI和标准的神经功能导航辅助下的脑胶质瘤手术，肿瘤平均近全切除率分别为48.8%、46.7%、59.1%和38.5%；既往文献报道术中直接电刺激辅助下的脑胶质瘤手术，肿瘤近全切除率为75%（95% CI，66%～82%）。文献报道与术中直接电刺激技术相比，fMRI在运动区的敏感性和特异性分别为91%和76%，在语言区的敏感性和特异性则分别为67%和55%。故在临床的应用上和对其结果的判读一定要综合分析考虑。

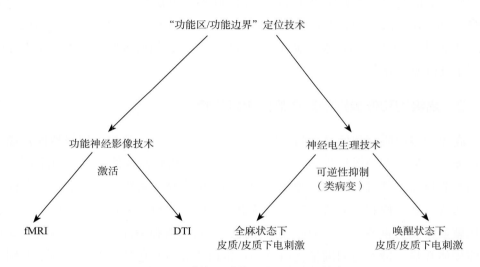

图4-2　功能区/功能边界不同定位技术

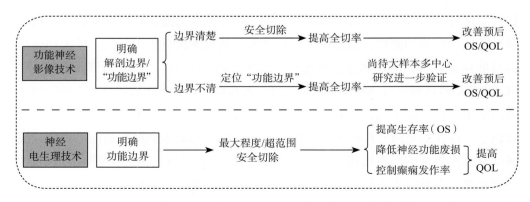

图4-3　功能区/功能边界定位术中运用

脑胶质瘤手术切除程度的判定强调在脑胶质瘤术后24～72小时内复查MRI，如果磁共振检查晚于术后72小时，术区周边止血材料的强化及周边脑组织因手术干扰产生的水肿将影响对于手术切除程度的判读。术后首次复查磁共振，这既是手术切除程度的判断基础，也是后续治疗疗效的判断基础。因此，临床医师应尽量在规定时间内完成检查并重视术后首次复查磁共振的判读，为后续治疗方案决策提供一定依据。术后复查磁共振序列应包含T_1、T_2、FLAIR、T_1增强等常规序列，有条件者可考虑增加DWI、PWI、MRS、DTI等功能序列，可进一步明确手术切除程度以及对于周边正常结构的影响。高级别脑胶质瘤以MRI增强序列，低级别脑胶质瘤以T_2/FLAIR序列的容积定量分析为标准，并以此影像作为判断后续治疗疗效或肿瘤进展的基线。将肿瘤切除程度按切除肿瘤体积分为4个等级：全切除、次全切除、部分切除及活检，但在临床实践和研究中具体标准及判定仍然尚不统一。CT对判断术后出血、脑积水和水肿情况有较大帮助，但对脑胶质瘤手术切除程度的判定其价值十分有限。

2. 高级别和低级别脑胶质瘤的手术治疗

高级别脑胶质瘤和低级别脑胶质瘤总的手术原则是一致的，均强烈推荐最大范围安全切除（2、3级证据）。但在具体实践中，相对而言侧重点稍有不同。高级别脑胶质瘤与低级别脑胶质瘤相比较，病人的发病年龄更大，肿瘤的侵袭性更强，病程进展更快和生存时间更短等特点，因此，尽可能多地切除肿瘤、缓解颅内压就显得尤为重要，从而为后续治疗提供诊断依据和条件。典型的高级别脑胶质瘤瘤体在显微镜下与周围呈亮白色的正常白质和浅灰色的正常灰质易于鉴别。高级别脑胶质瘤侵袭性更强的特点决定其生长迅速、血供丰富、周边水肿带较为显著。由于高级别脑胶质瘤血供丰富，因此在术中需要严格控制出血。对于功能区的高级别脑胶质瘤，在肿瘤周边进行分离的时候应注意沿胶质增生层形成的"假包膜"进行分离。当然，对于能够进行扩大切除的非功能区脑叶肿瘤，如额极、颞极部位的高级别肿瘤，仍建议在保护功能的情况下进行扩大切除。扩大切除范围目前标准不一，既往多选择肿瘤边界外扩2cm进行切除，也有参照磁共振T_2、FLAIR高信号区域进行切除，更激进的可考虑在电生理监测下切除周边无功能脑区做超范围切除。由于高级别脑胶质瘤多累及或邻近脑室，在手术切除中常容易开放脑室，存在脑室内转移的风险，因此在累及脑室的高级别脑胶质瘤手术中，应高度注意医源性的脑室转移风险。在脑室开放的第一时间，应使用棉片、吸收性明胶海绵等在脑室内进行封堵，以及手术结束创面彻底止血后应取出脑室内填塞的棉片或吸收性明胶海绵。

　　低级别脑胶质瘤，发病年龄常低于高级别脑胶质瘤，病变常位于或靠近重要功能区，如运动、语言、视空间和记忆，血供不丰富、边界不清晰以及浸润程度相对较低等生长特点，手术具有其特殊性。典型的低级别脑胶质瘤在显微镜下多呈灰白/白色，边界不清楚，与周边正常的白质、灰质有时候难以鉴别。手术治疗仍然强烈推荐最大范围安全切除肿瘤，但由于多位于功能区且肿瘤在显微镜下不易鉴别，因此术中辅助技术的应用对于低级别脑胶质瘤手术更为重要，有助于降低手术并发症发生率、提高手术全切率。在累及功能区的低级别脑胶质瘤手术中，应综合应用功能神经导航、神经电生理监测、术中超声/MRI、术中唤醒等技术，明确肿瘤切除边界，保护重要脑功能，减少术后并发症。而对于非功能区的低级别脑胶质瘤，应进行扩大切除。低级别脑胶质瘤在发生发展早期，肿瘤相对较为局限，多累及某一个脑回。因此在手术切除过程中，对于皮质部分的肿瘤在保护功能的情况下应扩大切除；对于白质部分的肿瘤，累及功能区域的肿瘤应在皮质下电刺激和纤维束导航的监测下，进行逐步切除至功能边界，未累及功能区域的肿瘤也应该进行扩大切除（超全切理念）。如Duffau 2011研究中纳入15例非语言区2级脑胶质瘤病人，与全切病人相比，超全切能够提高手术切除程度的同时，提高癫痫控制率，也并未增加神经功能废损发生率。同样，Marco（2019）研究纳入449例低级别脑胶质瘤病人，其中全切183例（40.8%），超全切145例（32.3%）。与全切病人相比，超全切能够提高癫痫控制率，且并未增加手术风险及神经功能废损。

　　新型手术辅助技术在脑胶质瘤手术的运用，有助于提高肿瘤的切除程度，同时可保护重要功能。如唤醒手术技术扩大了在脑功能区肿瘤实施手术的指征，在提高手术切除程度的同时，较为精准地保护重要脑功能。针对非功能区或邻近功能区的低级别脑胶质瘤，脑功能定位技术可以识别与关键脑功能有关的皮质和皮质下结构，使手术切除范围扩大到重要功能结构的临界，以实现低级别脑胶质瘤的最大范围安全切除。

　　本规范在高级别脑胶质瘤的手术治疗中，特别强调了"肿瘤切除程度是高级别脑胶质瘤的独立预后因素之一，肿瘤全切可延长术后肿瘤复发时间和病人生存期（2、3级证据）""与单纯活检相比，尽可能切除肿瘤是影响高级别脑胶质瘤病人预后的重要因素"；由于低级别脑胶质瘤多位于重要功能区，在低级别脑胶质瘤的手术治疗中，特别强调了"新型手术辅助技术可以有效提高病人影像学的肿瘤全切率，减低术后永久性神经功能障碍的发生率"，以及脑功能定位技术、唤醒手术技术在低级别脑胶质瘤的手术治疗中的重要价值——"使手术切除范围扩大到重要功能结构的临界，以实现低级别脑胶质瘤的最大范围安全切除"。

3. 复发脑胶质瘤的手术治疗

复发脑胶质瘤通常具有病人年龄较大、体质相对较差、病变范围广泛、浸润深部重要结构、初始治疗不规范或治疗反应较差以及病理常进展或转化为高级别等特点。与原发性脑胶质瘤相比，具有不同的浸润生长模式、分子病理以及对放射治疗、化学治疗等治疗反应差的特点。目前对复发脑胶质瘤的治疗方案仍不完全统一，手术治疗获益尚缺乏高质量的循证医学证据。此外，复发脑胶质瘤的手术治疗不是一个简单的纯医学问题，应该遵循"生物—心理—社会医学模式"的原则和理念。

同原发性脑胶质瘤一样，复发脑胶质瘤的手术原则仍然是最大范围地安全切除，但其手术指征的确必须个体化，应该考虑病人年龄、临床功能状态、组织学类型、初始治疗反应、复发类型（局部还是弥漫性）、第一次手术和再次手术的时间间隔、既往治疗方式以及病人的愿望诉求等。因此，术前详细的手术获益及风险评估极为重要。对于年龄较轻、Karnofsky功能状态评分（Karnofsky performance score，KPS）较高、分子病理分型提示预后较好、治疗反应较好以及局灶复发的病人，应积极推荐手术切除，可降低肿瘤负荷，缓解症状，提高生活质量以及延长生命，同时可获取新的病理组织明确分型及分子特点，为下一步放射治疗、化学治疗等辅助治疗提供依据。对于弥漫性复发的病人，应根据具体复发情况，选择占位效应明显的复发病灶进行切除，以缓解临床症状、改善生活质量、延长生命为目的，不强求手术实现全切。切记对于复发脑胶质瘤，手术不是唯一选择，也可选择化学治疗、放射治疗、靶向治疗等综合治疗。对于手术时机的选择，其基本原则是应在确认复发后早期进行，以避免因病灶的迅速扩散或者进展而丧失手术时机。

与原发脑胶质瘤手术切除类似，新型手术辅助技术也有助于实现最大范围安全切除复发脑胶质瘤，具体可参考高级别脑胶质瘤手术切除中辅助技术的运用。

4. 功能区脑胶质瘤的手术治疗

功能区脑胶质瘤的手术一节，是本"规范"手术治疗一章中的亮点和重点，明确定义了何为功能区脑胶质瘤，对手术方式、术前评估、手术准备、术中操作、术后评估及预后进行了非常详尽、清晰地介绍、规定以及推荐。

根据目前人们对脑功能的认识，人的整个大脑是一个脑网络，任何一个部位都有功能，不存在所谓的"哑区"，从严格意义上讲大脑并不存在功能区与非功能区之分。本"规范"定义的功能区脑胶质瘤，实际是指关键功能区或重要功能区脑胶质瘤，主要包括感觉运动区、语言区、视空间认知功能区、计算功能区、皮质及皮质下传导通路等结构，通常与病人的基本生活功能密切相关。

（1）手术方式： 对功能区脑胶质瘤病人手术，推荐采用术中唤醒配合术中脑功能定位，能够在提高肿瘤切除范围及切除程度的同时，最大限度避免病人术后出现永久性功能障碍。同时明确规定了相应的适应证和禁忌证。在禁忌证中除病人的因素外，"麻醉医师和手术医师无唤醒手术经验"也是禁忌证，应引起大家的重视。

（2）术前评估： 包括影像学评估、神经功能评估和术前宣教三部分内容。

　　术前影像学评估主要是通过磁共振不同序列对肿瘤详细的评估。规范中明确指出强烈推荐和可推荐的检查序列，并分别详细地描述不同序列在肿瘤评估中的目的和意义。强烈推荐的磁共振序列包括MRI T_1、T_2、FLAIR、T_1增强、任务态血氧水平依赖功能磁共振成像（BOLD-fMRI）、DTI、3D-T_1WI。其中，T_1、T_2、FLAIR、T_1增强序列，可确定病变范围、水肿及恶性程度。BOLD-fMRI技术常用于对病人四肢运动功能区及语言功能区的定位（3级证据），但当肿瘤邻近功能区，其定位准确效度会受肿瘤的影响而下降（3级证据），因此需谨慎对待定位结果。DTI纤维束追踪，强烈推荐在肿瘤侵犯脑功能区的脑胶质瘤病人中使用，可以增大肿瘤的切除范围，同时保护病人的神经功能（3级证据）。"规范"中同时也推荐在非功能区脑胶质瘤病人中广泛应用该技术，以便了解肿瘤与周围神经纤维解剖结构的情况。

　　术前应用客观神经心理学量表评估病人的神经功能状态，为术者制定手术及术后治疗方案提供帮助。应用的量表应具备包含正常范围参考值、可重复性高等特点。"规范"中分别指出了不同推荐级别的量表。临床实践中较为常用且强烈推荐的量表有KPS、爱丁堡利手检查等。根据肿瘤累及的脑功能区可选择推荐的相应量表进行评估。

　　通常，术前评估中对影像学评估、神经功能评估较为重视，而术前宣教相对容易忽略或不够重视。功能区脑胶质瘤唤醒手术的质量如何在一定程度上取决于病人在术中的配合度。术前的宣教能够有效地避免病人在术中唤醒过程中的恐惧心理，并且提高手术配合度。因此，术前宣教也同等重要。

　　此外，功能区脑胶质瘤术前多合并有癫痫发作，因此，术前强烈推荐对病人的癫痫史、癫痫发作的症状、癫痫发作程度及药物控制等，进行详细并且客观的评估，为手术策略制定及术中切除范围判断提供依据。

（3）手术准备： 切口设计应根据病变的部位和功能区的位置设计，原则上应包含肿瘤和其累及的重要功能脑区（监测靶区）。"规范"中制定的原则十分清楚，原则上应予以遵循。在不违背大的原则前提下，也可根据病人的具体情况、手术医师团队的经验和熟练程度综合考虑进行个体化设计。目前临床实践中，手术切口大小的设计大致有两种，一种是需充分暴露肿瘤和其累及或邻近的重要功能脑区的传统"大切口"，一种是只需暴露能满足切除肿瘤区域的"小切口"。切口的大小不仅仅是关系到头皮损伤大小和花费时间多少的简单问题，更主要涉及在术中实施电生理监测采用何种技术和策略。如果术中实施直接电刺激时，刺激阈值是通过执行语言任务（如数数）而获得，即所谓的"阳性皮质刺激定位"技术，无论大脑半球何种区域的手术，则至少需要暴露额中回和额下回后部的腹侧前运动区（相当于传统的Broca区），这种情况下就需要开"大切口大骨瓣"；如果是在脑电图后放电监测下使用所谓最大电量为刺激阈值，用排除法排除功能区，即所谓的"阴性皮质刺激定位"技术，此时就不需要扩大手术开瓣的范围，采取"小切口小骨瓣"即可。

目前，功能区脑胶质瘤唤醒手术，主要根据麻醉方式的不同分为两种：术中唤醒麻醉开颅脑功能区肿瘤切除术和监护麻醉下全程清醒开颅脑功能区肿瘤切除术。唤醒手术的两种麻醉方式即为：睡眠—清醒—睡眠（asleep—awake—asleep，AAA）麻醉模式和监测麻醉管理技术（monitored anesthesia care，MAC）。AAA麻醉模式是目前最为常用的唤醒手术麻醉方式，是一种深度麻醉接近于全身麻醉的技术，此种技术需要喉罩、带套囊口咽气道等辅助气道工具来保持病人的气道通畅；在监护麻醉下进行的全程清醒开颅脑功能区肿瘤切除术，是一种使病人处于适度镇静的清醒状态下的肿瘤切除手术，其优势在于手术过程中病人一直处于自主呼吸状态，无需进行喉罩等辅助通气设备，可避免术中唤醒后因拔除喉罩诱发病人颅内压增高。AAA和MAC两种麻醉方式各有利弊，不能片面认为哪种最好，具体采用何种方式，需依据麻醉医师的经验并结合病人的具体情况而定。在开颅和关颅过程中，病人处于睡眠状态有利于减轻不适感和心理负担。

（4）术中操作：功能区脑胶质瘤唤醒手术时，头皮重要神经阻滞和头皮切口、硬脑膜局部浸润麻醉不可或缺（图4-4）。麻醉时适当的头皮切口及神经、硬脑膜局部浸润麻醉，对术中保持病人舒适、情绪稳定、维持生命体征平稳及提高病人配合度具有重要的作用。在唤醒前应告知麻醉医师开始唤醒病人，并对硬膜用2%利多卡因浸润棉片覆盖15～20分钟。唤醒后如感觉切口疼痛，可予皮瓣基底部适量追加局部浸润麻醉。在唤醒过程中，应与麻醉医师做好配合，保持唤醒过程平稳进行，以及唤醒后情绪及一般情况稳定后，再进行硬膜剪开及下一步手术操作。

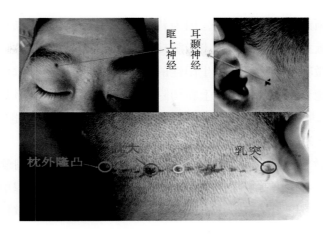

图4-4　唤醒手术术前麻醉神经阻滞

可运用术中影像技术明确肿瘤的位置、范围和切除程度，其中强烈推荐神经导航系统，推荐使用术中MRI、术中超声等。在具体运用中，如单一术中影像技术不能明确病变范围或切除程度等，可根据实际情况采用多种术中影像技术联合运用，可弥补各自在影像定位及导航中的缺点，有助于精确定位肿瘤切除范围及提高切除程度，更好地保护脑功能。

唤醒手术除唤醒麻醉技术外，最为重要的技术是术中脑功能定位技术。"规范"中对不同功能区及结构指出了相应的推荐定位技术，包括强烈推荐直接电刺激定位功能区皮质；推荐躯体感觉诱发电位定位中央沟；持续经颅或经皮质运动诱发电位监测运动通路的完整性；直接电刺激定位皮质和皮质下功能结构等。并对运动区、感觉区及语言区监测中的重要结构和阳性表现等进行详细描述。

需要特别强调的是，虽然目前皮质和皮质下直接电刺激技术仍是术中定位及监测脑功能区的金标准，但由于脑功能区的位置存在个体差异，因肿瘤的生长导致脑功能区的位置可能会发生重塑等，且神经电生理技术本身尚存在一定的局限性。因此，在临床实际应用中需认真分析研判每一次刺激结果，实行个体化的操作策略。电刺激技术有一定的假阴性率和假阳性率，如果在不应期进行刺激，电刺激强度过低，刺激持续时间过短或麻醉方案不当都会导致出现假阴性结果；如果病人在完成语言相关任务时时间过长，病人会因为疲劳而出现语言的准确性及语速下降，甚至出现中断，这时有可能被误认为是阳性结果；如果电刺激技术在引起局部癫痫发作时，会引起相应的神经功能障碍，也可能被误认为是阳性刺激结果。在使用皮质电刺激时，不是所有的手术都可以引出阳性的刺激结果。尤其在语言功能区定位时，使用皮质下电刺激时，可以较可靠地提示重要白质传导束的存在，并提示其与距刺激点的距离，但无法精确监测传导束的具体位置和走向；

皮质下刺激必须结合皮质电刺激，因为若皮质与皮质下联系中断可能被忽略。此外，电生理刺激技术并不能预测术后脑功能区的代偿重塑，在临床实践中，有的病人在术中刺激辅助运动区会产生阳性的刺激结果，此时若依据电刺激的结果，这一区域是不能切除的，但实际上在切除这一区域后，病人在术后短期内（一般在2周左右）运动和语言功能就可以完全恢复正常。这种现象可能与术后脑功能区的重塑及代偿有关。

直接电刺激定位运动皮质一般有两种刺激模式，即低频刺激和高频短串刺激。直接电刺激定位语言皮质时须采用唤醒麻醉方式，监测过程中病人需完成语言评估任务。直接电刺激定位皮质下运动通路，可运用单极或双极刺激器进行皮质下直接电刺激识别运动通路。

在术中直接电刺激时，皮质刺激电流量的确定，一定要遵循由低到高的原则，一般先从1mA开始，1mA递增，通常至4～6mA即可；皮质下刺激的电流量通常比皮质刺激的电流量高2mA。电刺激的持续时间，运动和感觉任务约1秒，语言和认知任务约4秒。此外需强调的是，在对皮质进行直接电刺激定位之前，一定要准备好冰林格液或冰生理盐水备用，因为直接电刺激皮质可能诱发癫痫。术中直接电刺激时一旦发生癫痫，应即停止电刺激，并立即用冰林格液或冰生理盐水冲洗受刺激的皮质，大多能终止癫痫发作，让病人稍作休息后可继续唤醒手术；如癫痫发作不能有效控制，则应终止唤醒手术，改为常规手术。

关于定位后手术切除策略，首先应选择合适的手术入路，在保留重要功能结构的前提下，能够尽可能全切病变。在切除肿瘤时，通常先切除非功能区肿瘤，然后逐步推进至重要功能区附近，切除过程中连续监测病人的功能状态，若怀疑存在皮质下重要通路，可即时进行皮质下电刺激，以确定重要皮质下功能结构并予以保护。目前国际公认的切除安全范围应至少距离阳性刺激区5mm（图4-5）。

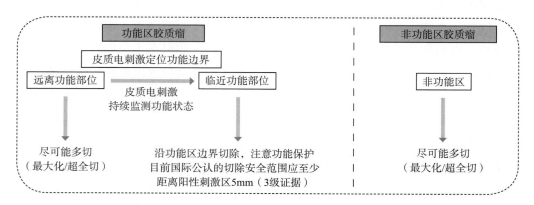

图4-5　唤醒手术术前麻醉神经阻滞功能区和非功能区脑胶质瘤的手术切除策略

（5）**术后评估及预后：** 同常规手术一样，强烈推荐术后24～72小时内行MRI检查，高级别脑胶质瘤以MRI增强、低级别脑胶质瘤以T_2/FLAIR的容积定量分析为判断标准，评价肿瘤的切除程度。在随访中应重视对病人的KPS、语言功能、运动功能及生活质量等的评估。

应用唤醒手术直接皮质及皮质下电刺激技术定位和保护功能区，可显著降低病人术后永久性神经功能障碍的发生率，术后暂时性神经功能障碍的发生率可能会高于常规手术，但多可在3个月内恢复。

5. 合并癫痫症状脑胶质瘤的手术治疗

脑胶质瘤病人合并的癫痫是肿瘤引起的继发性癫痫，与原发性癫痫的发病机制具有一定的差异。

已有1级循证医学证据证实，脑胶质瘤全切除优于次全切除对术后癫痫的控制。术前合并癫痫症状的脑胶质瘤在安全可行的情况下，实行脑胶质瘤全切除或超全切除后，大部分脑胶质瘤相关癫痫病人能达到无癫痫发作，如Duffau报道手术切除低级别脑胶质瘤371例，手术全切病人术后癫痫控制率达84.4%；超全切除低级别脑胶质瘤16例，术后所有病人癫痫得到完全控制。术前有继发性癫痫大发作及肿瘤有钙化的脑胶质瘤病人，术后癫痫预后更好。因此，术前合并癫痫症状的脑胶质瘤的手术治疗原则，也应毫无例外地遵循所有脑胶质瘤手术治疗的原则——最大范围安全切除，即应充分利用现有新型手术辅助技术，在保护脑功能的前提下，尽可能多地切除肿瘤以及周围非功能区脑组织扩大切除，以减少术后癫痫发作。在临床实践中，脑胶质瘤合并癫痫病人在术中尽可能最大化切除肿瘤的同时，常扩大切除周围非功能区脑组织，能够减少术后癫痫发生率。此外，癫痫外科手术技术用于切除脑胶质瘤合并癫痫病人，也可以提高术后癫痫的控制率，特别是颞叶胶质瘤相关癫痫的病人，行肿瘤切除联合钩回、杏仁核选择性切除和/或颞叶前部皮质切除后，更利于脑胶质瘤相关癫痫的控制（2级证据）。但是否保留海马结构，需结合病人对记忆以及学习能力的实际需求酌情考量。

脑胶质瘤引起的癫痫发作风险与肿瘤累及的脑区有关。功能区脑胶质瘤术前常伴有癫痫发作，其手术切除范围通常相对有限，术后癫痫发生率也相对较高，应充分利用现有辅助技术，在保护脑功能的前提下，尽可能多地切除肿瘤，提高肿瘤全切率，以减少术后癫痫发作。术中辅助技术，如术中皮质电刺激、术中脑电监测等可指导功能区边界及癫痫灶切除范围，从而有助于改善病人的癫痫预后，提高长期癫痫治愈率。

对于慢性癫痫相关性脑胶质瘤病人，可能同时存在原发癫痫灶与继发性癫痫灶，术前需完善癫痫相关检查，如长程视频脑电图等，术中综合运用皮质脑电图（electrocorticography，ECoG）或深部立体定向脑电（stereoelectroencephalography，SEEG）监测，明确癫痫灶范围及与肿瘤病变的关系，指导手术切除范围，在肿瘤切除的同时进一步切除致痫灶，提高长期癫痫治愈率，以改善病人的癫痫预后（1、2级证据）。

脑胶质瘤引起的癫痫发作风险与病人预后有关。研究认为，与没有合并癫痫的脑胶质瘤病人相比，合并有癫痫的脑胶质瘤病人通常具有较好的预后。然而，对于在应用抗癫痫药物过程中出现癫痫复发或加重常提示肿瘤进展（2级证据），以及脑胶质瘤术后无癫痫发作较长时间后再次出现癫痫发作，可能提示肿瘤复发（2级证据）。脑胶质瘤复发伴频繁的药物难治性癫痫发作时，综合病人情况，可以手术治疗，可在尽可能多地切除肿瘤的同时，扩大切除癫痫灶，降低术后癫痫发生率。如存在肿瘤病灶范围之外的癫痫灶，可结合病人具体情况，同时运用癫痫外科理念切除癫痫灶。无复发的术后脑胶质瘤伴频繁癫痫发作，可先按照药物难治性癫痫进行全面评价，对于药物难治性脑胶质瘤相关癫痫且明显影响生活质量的病人，可考虑采用癫痫外科手术理念进行手术切除癫痫灶。

毛庆（四川大学华西医院）

牛小东（四川大学华西医院）

参考文献

[1] SANAI N. Emerging operative strategies in neurosurgical oncology [J]. Current Opinion in Neurology, 2012, 25(6): 756-766.

[2] SANAI N, BERGER M S. Surgical oncology for gliomas: the state of the art. Nature Reviews Clinical Oncology [J]. 2018, 15(2): 112-125.

[3] STUMMER W, PICHLMEIER U, MEINEL T, et al. Fluorescence-guided surgery with 5-aminolevulinic acid for resection of malignant glioma: a randomised controlled multicentre phase III trial [J]. The Lancet Oncology, 2006, 7(5): 392-401.

[4] WU J S, ZHOU L F, TANG W J, et al. Clinical evaluation and follow-up outcome of diffusion tensor imaging-based functional neuronavigation: A prospective, controlled study in patients with gliomas involving pyramidal tracts [J]. Neurosurgery, 2007, 61(5): 935-949.

[5] BELLO L, GAMBINI A, CASTELLANO A, et al. Motor and language DTI Fiber Tracking combined with intraoperative subcortical mapping for surgical removal of gliomas [J]. NeuroImage, 2008, 39(1): 369-382.

[6] DUFFAU H. Stimulation mapping of white matter tracts to study brain functional connectivity [J].

Nature Reviews Neurology, 2015, 11(5): 255-265.

[7]　中国医师协会神经外科分会神经电生理监测专家委员会. 中国神经外科术中电生理监测规范（2017版）[J]. 中华医学杂志, 2018, 98(17): 1283-1293.

[8]　CHANG E F, CLARK A, SMITH J S, et al. Functional mapping–guided resection of low-grade gliomas in eloquent areas of the brain: improvement of long-term survival [J]. Journal of Neurosurgery, 2011, 114(3): 566-573.

[9]　SENFT C, BINK A, FRANZ K V, et al. Intraoperative MRI guidance and extent of resection in glioma surgery: a randomised, controlled trial [J]. The Lancet Oncology, 2011, 12(11): 997-1003.

[10]　KUBBEN P L, SCHOLTES F, SCHIJNS O E, et al. Intraoperative magnetic resonance imaging versus standard neuronavigation for the neurosurgical treatment of glioblastoma: A randomized controlled trial [J]. Surg Neurol Int, 2014, 5: 70.

[11]　SWEENEY J F, SMITH H, TAPLIN A L, et al. Effcacy of intraoperative ultrasonography in neurosurgical tumor resection [J]. Journal of Neurosurgery: Pediatrics, 2018, 21(5): 504-510.

[12]　COBRUGER J, WIRTZ C R. Fluorescence guided surgery by 5-ALA and intraoperative MRI in high grade glioma: a systematic review [J]. Journal of Neuro-Oncology, 2019, 141(3): 533-546.

[13]　YORDANOVA Y N, COCHEREAU J, DUFFAU H, et al. Combining resting state functional MRI with intraoperative cortical stimulation to map the mentalizing network [J]. Neuroimage, 2019, 186: 628-636.

[14]　SANAI N, BERGER M S. Glioma extent of resection and its impact on patient outcome [J]. Neurosurgery, 2008, 62(4): 753-64: discussion 264-266.

[15]　SANAI N, POLLEY M Y, MCDERMOTT M W, et al. An extent of resection threshold for newly diagnosed glioblastomas [J]. Journal of Neurosurgery, 2011, 115(1): 3-8.

[16]　LI Y M, SUKI D, HESS K, et al. The influence of maximum safe resection of glioblastoma on survival in 1229 patients: Can we do better than gross-total resection [J]. Journal of Neurosurgery, 2016, 124(4): 977-988.

[17]　BROWN T J, BRENNAN M C, LI M, et al. Association of the Extent of Resection With Survival in Glioblastoma: A Systematic Review and Meta-analysis [J]. JAMA Oncology, 2016, 2(11): 1460-1469.

[18]　COOMANS M, DIRVEN L, AARONSON N K, et al. The added value of health-related quality of life as a prognostic indicator of overall survival and progression-free survival in glioma patients: a meta-analysis based on individual patient data from randomised controlled trials [J]. European Journal of Cancer, 2019, 116: 190-198.

[19]　SUCHORSKA B, WELLER M, TABATABAI G, et al. Complete resection of contrast-enhancing tumor volume is associated with improved survival in recurrent glioblastoma—results from the DIRECTOR trial [J]. Neuro-Oncology, 2016, 18(4): 549-556.

[20]　TULLY P A, GOGOS A J, LOVE C, et al. Reoperation for Recurrent Glioblastoma and Its Association With Survival Benefit [J]. Neurosurgery, 2016, 79(5): 678-689.

[21]　STILL M E H, ROUX A, HUBERFELD G, et al. Extent of Resection and Residual Tumor Thresholds for Postoperative Total Seizure Freedom in Epileptic Adult Patients Harboring a Supratentorial Diffuse Low-Grade Glioma [J]. Neurosurgery, 2019, 85(2): E332-E340.

[22]　ESQUENNAZI Y, FRIEDMAN E, LIU Z, et al. The Survival Advantage of "Supratotal" Resection of Glioblastoma Using Selective Cortical Mapping and the Subpial Technique [J]. Neurosurgery,

2017, 81(2): 275-288.

[23] ROSSI M, AMBROGI F, GAY L, et al. Is supratotal resection achievable in low-grade gliomas? Feasibility, putative factors, safety, and functional outcome [J]. Journal of Neurosurgery, 2019, 132(6): 1-14.

[24] IUS T, ISOLA M, BUDAI R, et al. Low-grade glioma surgery in eloquent areas: volumetric analysis of extent of resection and its impact on overall survival. A single-institution experience in 190 patients [J]. Journal of Neurosurgery, 2012, 117(6): 1039-1052.

[25] DE WITT HAMER P C, ROBLES S G, ZWINDERMAN A H, et al. Impact of intraoperative stimulation brain mapping on glioma surgery outcome: a meta-analysis [J]. Journal of Clinical Oncology, 2012, 30(20): 2559-2565.

[26] KIM S S, MCCUTCHEON I E, SUKI D, et al. Awake craniotomy for brain tumors near eloquent cortex: Correlation of intraoperative cortical mapping with neurological outcomes in 309 consecutive patients [J]. Neurosurgery, 2009, 64(5): 836-845.

[27] YORDANOVA Y N, MORITZ-GASSER S, DUFFAU H. Awake surgery for WHO Grade II gliomas within "noneloquent" areas in the left dominant hemisphere: toward a "supratotal" resection [J]. Journal of Neurosurgery, 2011, 115(2): 232-239.

[28] HERVEY-JUMPER S L, LI J, LAU D, et al. Awake craniotomy to maximize glioma resection: Methods and technical nuances over a 27-year period [J]. Journal of Neurosurgery, 2015, 123(2): 325-339.

[29] ESEONU C I, RINCON-TORROELLA J, REFAEY K, et al. Awake Craniotomy vs. Craniotomy Under General Anesthesia for Perirolandic Gliomas: Evaluating Perioperative Complications and Extent of Resection [J]. Neurosurgery, 2017, 81(3): 481-489.

[30] ELJAMEL M S, MAHBOOB S O. The effectiveness and cost-effectiveness of intraoperative imaging in high-grade glioma resection; a comparative review of intraoperative ALA, fluorescein, ultrasound and MRI [J]. Photodiagnosis and Photodynamic Therapy, 2016, 16: 35-43.

[31] PALLUD J, AUDUREAU E, BLONSKI M, et al. Epileptic seizures in diffuse low-grade gliomas in adults [J]. Brain, 2014, 137(Pt 2): 449-462.

[32] DUDDAU H. Long-term outcomes after supratotal resection of diffuse low-grade gliomas: a consecutive series with 11-year follow-up [J]. Acta Neurochir (Wien), 2016, 158(1): 51-58.

[33] XU D S, AWAD A-W, MEHALECHKO C, et al. An extent of resection threshold for seizure freedom in patients with low-grade gliomas [J]. Journal of Neurosurgery, 2018, 128(4): 1084-1090.

第二节　诊疗规范实践中的常见问题

1. 手术很难实现脑胶质瘤的彻底切除，为什么还要进行手术？

脑胶质瘤呈侵袭性生长，既往研究证实在脑胶质瘤周边脑组织内均可发现肿瘤细胞的存在，因此对于脑胶质瘤治疗来说，手术的目的不在于实现体内完全无瘤状态。对于脑胶质瘤手术来说，指南推荐进行最大范围的安全切除。安全切除要求我们能够在切除肿瘤的同时尽最大可能地保护病人的神经功能，这也是目前术中辅助技术的应用背景。

脑胶质瘤手术的基本目的在于以下几点：①解除占位征象，缓解颅内高压。通过切除瘤体以及肿瘤周边的水肿组织，最大范围地切除受累脑组织以降低颅内压，给后续治疗赢得时间和空间。②解除或缓解因脑胶质瘤引发的相关症状，如继发性癫痫等。因为肿瘤组织对周边正常皮质的持续刺激，容易诱发癫痫、失语、运动障碍等相关症状。通过手术切除，可以缓解这部分症状，改善生活质量。③获得病理组织和分子病理，明确诊断。通过手术切除或活检，可以取得一手的病理标本，进行组织病理及分子病理诊断，才能让后续治疗有的放矢。④降低肿瘤负荷，为后续综合治疗提供条件。无论对于新发，还是复发脑胶质瘤，手术切除程度对于不同级别脑胶质瘤病人无进展生存期（PFS）、总生存期（OS）的改善均已得到证实，在颅内残余肿瘤越少的情况下进行放射治疗、化学治疗等综合治疗，效果越好。

2. 脑胶质瘤手术方式有哪些，如何选择？

脑胶质瘤手术主要包括肿瘤切除术和病灶活检术两种手术方式。对于明确的颅内占位、存在明确颅内高压症状、合并有肿瘤相关的癫痫或功能障碍症状、病人自愿接受手术的情况，排除手术禁忌后应行肿瘤切除手术。而对于累及双侧半球，累及重要功能区域如脑干、丘脑、白质深部的病变，无法做到满意的全切除的病人，或者诊断不明确，需要进行鉴别病变性质，可以考虑进行活检手术。

对于活检手术而言，包括立体定向/导航活检和开颅手术活检。相对来说，立体定向/导航活检更适合于深部病变的活检，创伤小，但是取材少，可能出现因为肿瘤异质性和靶区选择不精确而导致误诊的风险。开颅手术活检多用于累及功能区皮质或其他浅表的病变，与定向活检相比可以获得更多的病理组织，但是创伤相对较大。对于活检靶区的选择，建议综合多模态磁共振检查的结果，选取最有可能出现高级别的肿瘤区域，在导航下进行活检，有条件者可考虑进行术中MRI或术中超声辅助定位，进一步确认取材部位，提高活检阳性率。

值得注意的是，对于高级别脑胶质瘤，因其治疗效果较差，手术切除程度严重影响着病人预后，因此在活检明确病变性质后，对能手术的部位仍应积极进行肿瘤切除术以力争实现最大范围的安全切除。而对于低级别脑胶质瘤，可以考虑在活检明确性质后，进行个体化判断，行观察、放射治疗、化学治疗或积极手术切除。

3．如何判断手术切除程度？

脑胶质瘤手术切除程度判断，依赖于磁共振检查，因此术后必须重视及时的磁共振复查，要求在术后24～72小时内进行。如果磁共振检查晚于72小时，术区周边止血材料的强化及周边脑组织因手术干扰产生的水肿将影响对于切除程度的判读。临床医师应重视对术后首次复查磁共振的判读，这既是手术切除程度的判断基础，也是后续治疗疗效的判断基础，应尽量在影像科在规定时间内完成检查。

复查磁共振序列应包含T_1、T_2、FLAIR、T_1增强等常规序列，有条件者可考虑增加DWI、PWI、MRS、DTI等功能序列，进一步明确手术切除程度以及对于周边正常结构的影响。对于高级别肿瘤，应根据MRI强化确认肿瘤有无残留。而对于低级别肿瘤，应结合T_2和FLAIR进行评判。有条件者可进行磁共振的容积定量分析，计算残留肿瘤体积。

根据肿瘤残留体积，来判断肿瘤切除的程度。EOR＝（术前肿瘤体积－术后残留肿瘤体积）/术前肿瘤体积。一般分为4个等级：全切除、次全切除、部分切除、活检。亦可分为全切除、部分切除和活检3个等级。100%为全切除，但是对于次全切除和部分切除的判断标准，各研究描述不一，没有具体标准，多选择80%或90%以上为次全切除，其余为部分切除。

4．高级别脑胶质瘤手术中的注意事项有哪些？

高级别脑胶质瘤的特点决定其生长迅速、血供丰富、周边水肿带较显著。因此在手术中应注意以上几点。典型的高级别脑胶质瘤瘤体在显微镜下多呈鱼肉样，灰红色为主，边界欠清，血供丰富，质地大多稀软，内部可见坏死形成的囊变等形态，与呈亮白色的正常白质和浅灰色的正常灰质易于鉴别。由于高级别脑胶质瘤血供丰富，因此在术中需要严格控制出血。手术早期应根据肿瘤部位，从主要血供来源方向离断供血血管，比如侧裂或者纵裂方向的供血血管。如拟行扩大切除，可将准备切除脑叶的末梢供血血管优先离断，以减少肿瘤血供，如额极动脉等。如肿瘤部位较深，则行皮质造瘘后优先于主要供血方向进行离断。在主要血供离断后，方可进行瘤内分块切除，以避免难以控制的肿瘤出血。

对于功能区的高级别脑胶质瘤，在肿瘤周边进行分离的时候应注意沿胶质增生层形成的"假包膜"进行分离。该假包膜的形成多是由于肿瘤快速生长推挤周边白质形成的，此处分离的优势在于可减少对周边正常白质的骚扰，也可避免过早进入瘤内造成难以控制的出血。术中荧光导航的使用可以有助于鉴别肿瘤边界和周边残余肿瘤，并提高肿瘤切除率，但是应注意荧光导航存在假阳性和假阴性的情况，不能盲目依赖。对于能够进行扩大切除的非功能区脑叶肿瘤，如额极、颞极部位的高级别肿瘤，仍建议在保护功能的情况下进行扩大切除。扩大切除范围目前标准不一，既往多选择肿瘤边界外扩2cm进行切除，也有参照磁共振，切除强化区域之外，还将T_2、FLAIR高信号区域进行切除，更激进的可考虑在电生理监测下对周边无功能脑区做超全切除（supratotal resection），但是目前仍缺乏高级别证据。

由于高级别脑胶质瘤存在脑室内转移的风险，因此在累及脑室壁的高级别脑胶质瘤手术中，应高度注意医源性的脑室转移风险。对于未累及脑室壁的肿瘤，应尽量避免脑室开放。对于明确累及脑室壁的肿瘤，不应为了避免脑室开放而故意保留脑室壁薄层肿瘤，毕竟肿瘤残留的危险比开放脑室诱发脑室转移的风险要高。在脑室开放的第一时间，应使用棉片、吸收性明胶海绵等在脑室内进行封堵，这样既可以避免出血进入脑室造成脑室刺激反应或梗阻性脑积水，也可以避免肿瘤细胞脱落进入脑室造成脑室系统内转移。在手术结束后，在创面彻底止血后应取出脑室内填塞的棉片或吸收性明胶海绵，并用温生理盐水反复冲洗脑室系统，进行脑脊液置换。较小的脑室壁破口可以考虑用吸收性明胶海绵卷封堵，以进一步减少脑室转移可能性。

5. 低级别脑胶质瘤手术中的特殊性有哪些?

与高级别脑胶质瘤相比，低级别脑胶质瘤存在血供不那么丰富、边界不清晰、常累及功能区等生长特点，手术有其特殊性。典型的低级别脑胶质瘤在显微镜下多呈灰白/白色，质地从稀软到坚韧不等，血供多不丰富，边界不清楚，与周边正常的白质、灰质很多时候难以鉴别。因此术中辅助技术的应用对于低级别脑胶质瘤手术更为重要，有助于降低手术并发症发生率、提高手术全切率。在累及功能区的低级别脑胶质瘤手术中，应综合应用功能神经导航、神经电生理监测、术中超声/MRI、术中唤醒等技术，明确肿瘤切除边界，减少并发症。而对于非功能区的低级别脑胶质瘤，应进行扩大切除，切除范围应至少包括磁共振中T_2、Flair异常信号区域。

低级别脑胶质瘤早期多累及某一个脑回，因此在手术切除过程中，对于皮质部分的肿瘤在保护功能的情况下应扩大切除到整个脑回，做到脑回切除，而不是仅仅切除该脑回内肿瘤部分。对于白质部分的肿瘤，累及功能区域的肿瘤应在皮质下电刺激和纤维束导航的监测下，进行逐步切除至功能边界，未累及功能区域的肿瘤也应该进行扩大切除。

6. 多发脑胶质瘤切除手术如何确定手术方案？

多发脑胶质瘤的手术原则仍应遵循最大范围地安全切除这一基本原则。在这一基础上，应仔细评估不同部位肿瘤对病人功能、症状、病理诊断及后续治疗的影响后再制定手术计划。手术应能够实现缓解症状、获得准确病理这一基本目的。

对于高级别肿瘤来说，因可预见的肿瘤快速进展，在手术时应在保护功能、减少不必要附加损伤的情况下尽量实现肿瘤全切。根据肿瘤的分布部位、病人综合情况、病人的治疗意愿，综合考量，可以采取一次麻醉一个切口多点切除或者分次手术的方式进行。如为单脑叶内的多发小病灶，可以选择进行脑叶的切除实现全切。如为累及多个脑叶的病灶，可以设计合适的体位和切口来实现多位点的同时切除。如确实难以实现全切的，或者肿瘤累及重要功能区，切除后有较大概率出现难以避免的严重并发症，应选择占位效应明显的病灶进行切除，缓解症状的同时获得病理结果，为后续的综合治疗打下坚实基础。对于高级别多发脑胶质瘤，应避免仅做活检，一是活检组织量太少可能存在诊断误差，二是残留肿瘤体积太大，症状不能缓解，后续治疗效果难以理想。

而对于弥漫性的低级别肿瘤来说，在病人条件允许的情况下，能够实现多病灶的同时切除是最有效的治疗方案。如果条件不具备，选择占位效应最大、临床症状相关的肿瘤进行切除，以实现缓解症状的手术目的。同时因为多发肿瘤的异质性问题，应根据术前MRI的综合评估结果，选取可能级别最高的病灶进行切除，以确认肿瘤的准确病理。值得注意的是，一部分低级别脑胶质瘤，属于组织病理级别低，但是分子病理分级预后提示极差，如中枢神经系统肿瘤分类分子信息及实践方法联盟（the consortium to inform molecular and practical approaches to CNS tumor taxonomy-not official WHO，cIMPACT-NOW）发布的"有关弥漫性脑胶质瘤整合式诊断"第三次更新中提到的"弥漫性星形细胞胶质瘤，IDH野生型"，伴有胶质母细胞瘤分子特征，WHO Ⅳ级。对于这类肿瘤，在病理明确后，仍应建议病人进行二次手术，尽量实现全切，并尽早积极进行综合治疗，以延长生存时间。

7. 复发脑胶质瘤手术时机如何把握？什么样的复发病人手术获益更大？

目前对于复发脑胶质瘤的手术治疗获益，仍缺乏高级别循证医学证据，但有证据表明，复发肿瘤手术可以相对延长病人生存期，但同时伴随着局部并发症的增多。因此对于复发脑胶质瘤的手术治疗，应综合考量病人年龄、KPS、肿瘤组织学类型、分子病理类型、治疗反应、复发类型、治疗意愿等因素确定。对于年龄较轻、KPS评分较高、分子病理分型提示预后较好、治疗反应较好、局灶复发的病人，应积极推荐手术切除，以降低肿瘤负荷，缓解症状，延长生命。对于弥漫性复发的病人，应根据具体复发情况，选择占位效应明显的复发病灶进行切除，以缓解临床症状、延长生命、获取新的病理标本为目的。对于复发脑胶质瘤，手术不是唯一选择，可结合化学治疗、放射治疗、靶向治疗等综合治疗。

对于手术时机选择的问题，应在确认复发后早期进行，以避免因病灶的迅速扩散或者进展而丧失手术时机。对于可能出现的假性进展和放射性坏死，建议通过术前综合检查尽量实现鉴别诊断，目前认为^{11}C-MET PET、^{18}F-FET PET可能有助于鉴别假性进展和肿瘤复发。但值得注意的是，不应该为了鉴别诊断而延误治疗时机。即使是假性进展，出现明确的占位效应并诱发临床症状，也可以考虑进行手术治疗。

8. 功能区脑胶质瘤如何界定，是否均需要进行唤醒手术？

脑胶质瘤手术中涉及的主要功能区包括感觉运动区（中央前回、运动前区、辅助运动区、感觉区）、语言区（优势半球颞上回后部、颞中回和颞下回后部、额下回后部、额中回后部、缘上回、角回）、顶叶视空间认知功能区和计算功能区、基底核或内囊、丘脑、距状沟视皮质等结构。对于累及这些区域的脑胶质瘤手术，推荐进行术中唤醒或者全程清醒开颅，结合电生理监测技术、神经导航等技术，以实现最大程度的安全切除。

是否进行唤醒手术，还需要得到病人的配合，因此只有自愿接受唤醒手术、并能够完成相应功能任务的病人才可进行。同时应排除难以控制的颅内高压、意识障碍、沟通障碍、精神疾病、幽闭恐惧、心理发育迟滞等禁忌证。

9. 唤醒手术需要进行哪些术前评估内容？病人需要进行哪些准备？

唤醒手术的术前评估主要包括影像评估、神经功能评估及术前宣教。

影像学评估推荐使用MRI的T_1、T_2、T_2-FLAIR、T_1增强确定肿瘤范围、水肿范围及恶性程度，尤其应关注肿瘤与可能功能区的方向、距离，即肿瘤实体与功能区皮质、纤维束的三维结构关系，条件许可时应使用术前计划系统进行三维重建。BOLD和静息态功能磁共振（resting-state functional MRI，rs-fMRI）可有助于术前定位功能区皮质，但是当肿瘤邻近功能区时，可能会影响其定位精确度。DTI序列有助于标定纤维束，应根据肿瘤部位标定周边重要神经纤维束，包括皮质脊髓束、皮质脑干束、脊髓丘脑束、弓状束、下额枕束、扣带下束、额顶语言环路、视放射等。

神经功能评估主要采用量表，常见的有KPS及爱丁堡利手检查量表，语言功能评估可采用西部失语症检查中文版、ABC失语症检查等。

术前宣教可以帮助病人进行充分的心理准备建设。除了常规的术前宣教内容之外，医护人员要详细告知唤醒手术的具体操作过程，唤醒手术的重要性及必要性，向病人介绍手术中镇痛、镇静、气道维持器械的使用，缓解病人对于手术的紧张心理。病人应了解何时需要做何种程度的配合，术中可能出现的憋尿、口干、寒战等不适反应，出现不适反应如何告知医护人员。医护人员应将术中进行的任务对病人详细介绍，进行演练。这样可以打消病人的紧张心理，在术中能够很好地配合完成任务。对于说方言或口音严重的病人，医师应熟悉病人的发音，避免在术中做出误判。

10．术中辅助技术包括哪些？其对外科医师的指导作用在哪里？

术中辅助技术主要包括术中影像技术和术中脑功能定位技术两方面。

术中影像技术包括神经导航技术、术中MRI技术、术中超声成像、术中荧光导航等。神经导航技术，尤其是多模态神经导航技术，可以在术中通过导航探针的位置，确定手术切除部位及切除深度。通过多模态神经导航技术，可以将神经纤维束、肿瘤、血管、神经等重要结构的三维投影投射于显微镜下，便于术者准确定位，精准切除。为解决脑脊液释放、肿瘤切除后脑组织塌陷等引起的导航飘移问题，可以通过术中MRI扫描后再次注册解决。术中MRI技术可以帮助术者确认肿瘤切除后残余肿瘤的部位及体积，提高肿瘤的全切除率。术中MRI扫描可根据肿瘤级别及术前影像，选择合适的序列进行扫描，以缩短扫描时间，降低风险。同时可结合术中导航技术，提高残余肿瘤的辨认精度。但术中MRI设备昂贵、需要专属手术间及手术设备，推广相对受限。术中超声成像与术中MRI技术相似，可以判断肿瘤范围及切除程度，并可以通过超声造影及多普勒技术显示病变周边及内部的血供情况。超声具有实时、操作方便、价格亲民、便于普及的优势，但是图像质量较术中MRI相比具有很大缺陷。术中荧光导航技术利用荧光素钠或5-氨基乙酰丙酸（5-aminolevulinic acid，5-ALA）在肿瘤内的聚集，肿瘤在特殊波长激发下发出黄绿色或红色荧光，便于术中实时辨认，但应注意荧光素导致的假阳性、假阴性问题。

术中脑功能定位技术包括皮质电刺激及皮质下刺激技术。通过电刺激相应功能皮质或皮质下白质纤维束，诱发相应功能活动，辨认功能区域。是目前脑神经功能定位的金标准，可通过直接电刺激定位功能区皮质、躯体感觉诱发电位定位中央沟、运动诱发电位检测运动通路完整性、皮质下刺激定位传导束结构等。目前临床主要进行运动区监测、感觉区监测和语言区监测。运动区监测的阳性反应包括对侧肢体、面部肌肉出现不自主运动，运动前区及辅助运动区可诱发复杂运动，皮质下监测时需注意定位保护锥体束。感觉区监测阳性反应为对侧肢体头面部的异常感觉，多为麻木感。语言区监测时多采用数数和图片命名任务，阳性反应包括语言中断、构音障碍、命名错误、反应迟钝及语言重复，皮质下监测需定位保护弓状束、上纵束、下枕额束、额斜束和下纵束等。通过上述功能定位技术，术者可以确认手术切除边界，安全切除范围应至少距离阳性刺激区域5mm。

11. 术中唤醒时语言区监测如何进行？

术前准备内容详见本节内容问题9。在手术麻醉前应与病人再次确认其对于问题显示屏幕的辨识度，调整屏幕至合适部位便于病人辨认及监测。在唤醒病人打开后进行皮质电刺激。使用双极间隔5mm的双极刺激器，推荐刺激频率60Hz，波宽1ms，连续刺激模式。刺激电流由1mA起，按1mA幅度逐步增加刺激强度至诱发阳性反应或脑电图出现后放电反应。语言区及皮质下刺激一般最大电流不超过15mA。循环刺激各靶区至少3次，语言认知任务每次约3～4秒。注意诱发出癫痫的部位不能用同样大小电流进行连续刺激，不能2次连续刺激同一部位。唤醒过程中应有专职人员与病人保持沟通，并负责观察记录病人情况。同一部位3次刺激中出现2次及以上的阳性反应，可定义为阳性区域，确认后进行标记。如出现癫痫发作应使用冰盐水冲洗，仍不能控制时可考虑使用抗癫痫药物或直接转换成全麻手术。

语言区检测任务主要为数数及图片命名任务。①计数任务：唤醒后要求病人1～10重复数数，同时给予电刺激，出现数数中断且停止刺激后迅速恢复的区域，可认为是运动性语言中枢或与面部肌肉相关的运动区域。②命名任务：使用一组常见的黑白常见物品图片，通过屏幕展示给病人，每张图片显示时间4秒，要求病人说：这是……（物体名称）。病人出现异常反应均可考虑该区域为语言相关区域。皮质下刺激需要定位保护弓状束、上纵束、下枕额束、额斜束和下纵束等。

阳性区域标记后，避让相应区域选择合适的手术入路进行病灶切除，并注意保护正常的动脉、重要回流静脉等结构，以避免因血流问题导致功能丧失。由非功能区部位的肿瘤逐步向功能区边缘肿瘤切除，保留5mm以上间隔区域以避免损伤功能皮质及皮质下纤维束。

12. 哪些脑干脑胶质瘤适合进行手术？

脑干脑胶质瘤（brain stem glioma，BSG）是指起源于中脑、脑桥、延髓的脑胶质瘤。根据影像特征，可分为外生型、内生型（局灶、弥漫）和特殊类型（顶盖脑胶质瘤、导水管脑胶质瘤等）。脑干脑胶质瘤的手术应在保护功能的前提下最大限度地切除肿瘤，同时对于合并脑积水、颅内高压症状的病人进行分流、减压术等以缓解症状。对于外生型BSG、局灶内生型BSG，病灶局限，与周边结构多有较显著的界限，因此应力争进行全切除。而对于伴有局灶强化的弥漫内生型BSG

可以考虑手术切除强化部位，同时留取病理便于后续进一步治疗。对于不伴有强化的弥漫内生型BSG，可以考虑行活检手术，包括定向活检或开颅活检。此外，对于观察期间的BSG，如果出现体积变大、新增强化病灶、向周边侵犯等进展表现，应停止观察，积极行手术治疗。对于累及脑脊液循环通路的BSG，如累及导水管、第四脑室正中孔、外侧孔，手术中应注意恢复脑脊液循环通路，避免术后脑积水的发生可能。

对于弥散累及整个脑干结构（中脑、脑桥、延髓）的BSG，不建议行手术切除，以活检为主。对KPS＜50分、伴有软脑膜种植或转移、脑干功能衰竭的病人，不建议行手术治疗。

13. 脑干脑胶质瘤的手术入路有哪些？如何选择？

BSG涉及部位自中脑向下直达延髓，因此不同部位建议选择不同的手术入路，不能一概而论。如图4-6所示，对于中脑顶盖部位，可用枕下天幕上入路或幕下小脑上入路。中脑脚间窝肿瘤可选择额颞入路或额眶颧入路。中脑大脑脚肿瘤可选择额颞入路、额眶颧入路或颞下经天幕入路。脑桥腹侧肿瘤可选择颞下经天幕/岩前入路。脑桥背外侧肿瘤可选择乙状窦后入路。脑桥背侧肿瘤可选择后正中入路。延髓腹侧、腹外侧肿瘤可考虑远外侧入路。延髓背侧肿瘤可选择后正中入路（图4-6）。术者应根据个人对不同入路的理解和熟悉程度，选择最适合自己的入路进行手术。

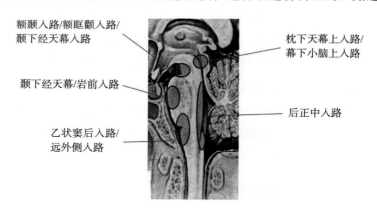

额颞入路/额眶颧入路/颞下经天幕入路

枕下天幕上入路/幕下小脑上入路

颞下经天幕/岩前入路

后正中入路

乙状窦后入路/远外侧入路

图4-6　脑干肿瘤手术入路选择示意图

脑干部位神经纤维束和核团密集，因此选择合适的安全进入点至关重要。建议在纤维束导航及神经电生理监测下，确认肿瘤部位，避开关键传导束及重要神经核团，选择肿瘤最接近脑干表面的部位进入，切开方向应沿传导束走行的长轴方向以减少传导束损伤。同时在手术中应减少对周边的牵拉，减少电凝热效应对周边正常结构的损伤，避免对脑干正常供血动脉及回流静脉的损伤。

14．合并癫痫的脑胶质瘤病人手术注意事项有哪些？

首先要明确肿瘤病灶不代表就是致痫灶，虽然两者在解剖上多数病人会有重叠，但是两者概念并不等同。致痫灶应通过脑电图检查进一步明确。

对于合并癫痫的脑胶质瘤病人，手术全切除肿瘤能使大部分病人达到无癫痫发作，因此均应力争实现肿瘤全切。癫痫外科技术的组合运用，可以提高术后癫痫的控制率，如对于颞叶肿瘤合并癫痫的病人来说，前颞叶切除、选择性海马杏仁核的切除将有利于癫痫的控制。对于功能区肿瘤来说，术前容易出现受累区域相关的癫痫发作，同时因肿瘤切除范围受限制，术后癫痫发生率相对较高，因此应充分利用术中辅助技术，提高肿瘤全切率。

对于慢性癫痫病人，应充分考虑长期慢性癫痫对脑组织尤其是海马等敏感部位的损伤，术前需完善癫痫相关检查，如长程视频脑电图、蝶骨电极脑电、皮质脑电图、深部电极脑电图、磁共振海马体积检测等，并在术中综合运用皮质脑电监测、深部电极监测等，明确癫痫灶与肿瘤病灶之间的关系，在肿瘤切除的同时进一步切除致痫灶，提高术后癫痫控制率。如癫痫灶弥散，难以做到病灶切除，可参考癫痫外科行难治性癫痫的姑息性手术，如胼胝体切开、软膜下横切或低功率热灼等。

15．抗癫痫药物的围手术期应用及术后停药策略有哪些？

部分脑胶质瘤容易诱发癫痫，如神经节细胞脑胶质瘤、少突胶质细胞瘤，此外累及颞叶内侧、累及功能区的脑胶质瘤也容易诱发癫痫。因此癫痫的围手术期管理在脑胶质瘤病人治疗中不可忽视。

手术前，对于无癫痫发作的病人不需要常规进行抗癫痫药物治疗。出现癫痫症状的病人，建议进行抗癫痫治疗，尤其是预期进行唤醒手术的病人，应在术前足程使用抗癫痫药物，术前药物应与术中、术后用药尽量保持一致，避免药物更换引起的血药浓度波动。

手术中多不需要单独给予抗癫痫药物，对于唤醒手术，建议术中给予意识影响较小的静脉抗癫痫药物预防癫痫。如术中电刺激诱发癫痫发作，首选冰盐水反复冲洗刺激区域控制癫痫，如不能控制可以考虑丙泊酚静脉推注控制癫痫发作。如仍不能控制，应考虑转全身麻醉手术，避免不可控制的手术风险。

对于术前无癫痫的病人，术后常规给予抗癫痫药物预防癫痫发作，术后首先应用静脉注射抗癫痫药物，恢复胃肠道进食后，可改为口服药物，换药过程中应根据选用药物保持至少有12～24小时的时间重叠，同时应注意药物过量及中毒问题。预防性应用抗癫痫药物通常应当在手术后2周后逐渐停止使用。

对于术前已有癫痫发作的病人，一般建议术后2年以上（含2年）无发作，可在医师指导下在6个月内逐步停药，停药应在脑电监测下进行，如脑电图检查仍有癫痫样放电，不建议停药。如术前癫痫发作时间少于6个月，发作次数少于5次，手术实现肿瘤全切除，且术后未见癫痫发作者，可在术后6个月考虑在脑电监测下逐步减药。对于术后病人癫痫已控制却再次出现癫痫发作或既往无癫痫病史却新发癫痫的情况，应警惕有无肿瘤复发的可能，应及时进行磁共振检查。

癫痫持续状态的处理：癫痫持续状态的定义为30分钟内多次发作或两次发作间病人意识未恢复。处理原则包括终止发作、对症处理稳定生命体征、寻找相关病因。确认持续状态后，首选地西泮静脉推注10～20mg（儿童0.3～0.5mg/kg），无效可在10～20分钟内再次给药。随后可以给予地西泮4mg/h维持24～48小时或使用丙戊酸钠25mg/kg负荷剂量静脉给药［速度3～6mg/（kg·min）然后以1～2mg/（kg·h）维持］。癫痫控制期间必须注意生命体征，防止大剂量抗癫痫药物诱发的呼吸抑制，同时积极排除纠正癫痫诱发因素，如高热、电解质紊乱等。

李学军（中南大学湘雅医院）

潘灏（中国人民解放军东部战区总医院）

第五章
脑胶质瘤放射治疗解读

第一节　诊疗规范专家解读

放射治疗是脑胶质瘤综合治疗的重要组成部分，其治疗作用已得到确定，射线可杀灭或抑制肿瘤细胞，延长病人生存期，临床可用的放射线种类有X射线、γ射线及高速发射的中子、质子和重粒子等，实施方法包括常规分次外照射、单次或多次小野立体定向放射治疗（包括伽马刀、赛博刀和X刀）和组织间近距离照射。其中，常规分割X射线外照射是脑胶质瘤放射治疗的标准方式，放射治疗通常在明确病理后序贯进行，立体定向放射治疗和近距离照射不适用于脑胶质瘤的初始治疗，粒子治疗多数研究还停留在Ⅰ和Ⅱ期试验中，以探索最佳的剂量给予方式、疗效和安全性，尽管理论上有剂量分布和/或放射生物学效应的优势，但多数试验未能延长生存。推荐采用6-10MV-X射线直线加速器，采用三维适形（3-dimensional conformal radiation therapy，3D-CRT）或适形调强技术（intensity modulated radiotherapy，IMRT），其中IMRT可更好提高靶区剂量的覆盖率、适形度及对正常组织保护，缩小不必要的照射体积，降低晚期并发症发生率。

1. 高级别脑胶质瘤的放射治疗

高级别脑胶质瘤具有很强的浸润性，即便达到肿瘤影像学全切除，也难以长期生存，术后放射治疗、化学治疗为标准治疗，可提高肿瘤的局部控制率并延长生存，高级别脑胶质瘤生存时间与放射治疗开始时间密切相关，术后早期放射治疗能有效延长高级别脑胶质瘤生存期，因此，放射治疗应在手术切口愈合后尽早开始。

推荐常规分次照射，总剂量54～60Gy，1.8～2.0Gy/次，分割30～33次，肿瘤体积较大和/或位于重要功能区及WHO Ⅲ级间变性脑胶质瘤，可适当降低照射总剂量，盲目增加照射总剂量和分次剂量不能提高生存时间，在常规分次照射后采用分次立体定向放射治疗（fractionated stereotactic radiotherapy，FSRT）或立体定向放射外科（stereotactic radio surgery，SRS）补量也不能提高总生存时间。

　　高级别脑胶质瘤放射治疗靶区争议至今，其焦点主要是最初的临床靶区（clinical target volume，CTV）是否需要包括瘤周水肿区，美国肿瘤放射治疗协会（radiation therapy oncology group，RTOG）推荐CTV1需包括瘤周水肿外2cm区域，给予46Gy，缩野后CTV2需在大体肿瘤靶区（gross tumor volume，GTV）外扩2cm，剂量增至60Gy。2018年NCCN指南推荐MRI T_1增强或T_2/FLAR异常信号为GTV，外扩1～2cm形成WHO Ⅲ级脑胶质瘤的CTV，而外扩2～2.5cm形成GBM的CTV。CTV外扩3～5mm形成计划靶区（planning target volume，PTV）；而T_2/FLAR显示的水肿区建议包括在一程CTV1中（46Gy/23f），二程增量区（Boost：14Gy/7f）应仅仅包括残余肿瘤或术后瘤腔外扩2.0cm形成的CTV2。欧洲癌症研究和治疗组织（european orgamization for research and treatment of cancer，EORTC）推荐的CTV设定并不强调一定要包括所有瘤周水肿区，以上两个主要国际肿瘤治疗组织推荐的靶区建议在临床治疗效果上并无显著差异，总之，高级别脑胶质瘤靶区勾画原则是在安全的前提下，尽可能保证肿瘤达到60Gy的照射剂量，应参考术前、术后MRI，同时正确区分术后肿瘤残存与术后改变，在临床实践中，医师应根据靶区位置、体积、病人年龄、KPS评分等因素综合考虑，灵活运用以上关于靶区设定的建议，平衡照射剂量、体积与放射性损伤之间的关系。

　　成人新发胶质母细胞瘤（GBM）标准治疗为STUPP方案，在放射治疗中和放射治疗后应用替莫唑胺（TMZ）可以显著延长生存期，MGMT启动子区甲基化者受益尤为明显。2005年确立的STUPP方案具体为：60Gy/30f放射治疗+TMZ同步（75mg/m²）+TMZ辅助（150～200mg/m²），之后多个医学中心在此基础上对放射治疗联合TMZ用药方案进行多种探索，包括21/28方案（75～100mg/m²，1～21天）、密集型方案（150mg/m²，1～7天和15～21天）等，但这些方案较STUPP方案并未显示出明显获益，另外延长TMZ用药时间（超过6周期）是否在生存期上获益有争议，目前成人新发GBM的标准治疗仍是STUPP方案。年龄是胶质母细胞瘤一个独立预后因子，EORTC 26981亚组分析研究表明，随年龄增长，STUPP方案获益有限，另一项随机研究发现对于年龄≥60岁且KPS≥50分的老年GBM，短程放射治疗（40Gy/15次）与标准放射治疗方案（60Gy/30次）的生存率相似；NOA-08试验显示TMZ隔周化学治疗方案和放射治疗获益一致，EORTC 26062-22061试验证实，老年GBM单纯短程放射治疗（40Gy/15次）与短程放射治疗联合TMZ同步和/或辅助化学治疗相比，后者生存时间显著延长仅限于MGMT启动子甲基化者，短程放射治疗联合TMZ方案与STUPP方案没有对比研究结果，因此，老年GBM治疗，争议较大，最佳治疗方案不清楚，仍需要积累更多的资料来进一步明确。

间变性脑胶质瘤治疗没有金标准。对于存在1p/19q联合缺失的间变性脑胶质瘤对放射治疗、化学治疗更敏感，放射治疗联合PCV化学治疗是一线治疗方案，但因PCV化学治疗毒性较大，临床已弃用，目前研究TMZ、放射治疗、1p/19q联合缺失三者关系的2项大型临床随机试验正在进行中，中期结果显示：对于无1p/19q联合缺失者，放射治疗后12个周期TMZ化学治疗，显著改善病人生存期，MGMT启动子区甲基化者受益明确。IDH和TERT启动子区突变与预后密切相关，IDH野生型伴或不伴TERT启动子区突变，临床预后最差，应加强放射治疗、化学治疗强度。间变性脑胶质瘤治疗应根据病人一般状态、分子生物学标记和治疗需求等采用个体化治疗策略，治疗选择包括术后单纯放射治疗、放射治疗结合TMZ同步和/或辅助化学治疗等。

2. 低级别脑胶质瘤的放射治疗

低级别脑胶质瘤术后放射治疗适应证、最佳时机、放射治疗剂量等一直存在争议，目前通常根据病人预后风险高低来制订治疗策略。年龄≥40岁、肿瘤未全切除，肿瘤体积较大，术前神经功能缺损，IDH野生型等是预后不良因素，对于肿瘤未全切除或年龄≥40岁病人，推荐积极早期放射治疗和/或化学治疗；年龄<40岁且肿瘤全切除病人，可以选择密切观察，肿瘤进展后再治疗。放射治疗总剂量45～54Gy，IDH野生型低级别脑胶质瘤，可按GBM治疗。靶区GTV主要是根据手术前/后MRI T_2/FLAIR异常区域来确定，GTV外扩1～2cm为CTV。低级别脑胶质瘤放射治疗同步和/或辅助TMZ化学治疗，只有小样本低级别证据，还难以作为标准治疗推荐。

3. 室管膜肿瘤的放射治疗

手术切除程度是室管膜肿瘤独立预后因子，室管膜瘤全切后多数学者主张无需辅助放射治疗，部分切除的室管膜瘤和间变性室管膜瘤为放射治疗适应证。室管膜肿瘤术后3周，需行全脑全脊髓MRI和脑脊液脱落细胞学检查，有放射治疗适应证且无颅内或脊髓肿瘤播散证据者，局部放射治疗，反之则应全脑全脊髓放射治疗。

局部放射治疗时，需根据术前和术后MRI确定肿瘤局部照射范围，通常采用增强T_1像或FLAIR/T_2加权像上异常信号为GTV，CTV为GTV外放1～2cm，每天分割1.8～2.0Gy，颅内肿瘤总剂量54～59.4Gy，脊髓区肿瘤剂量45Gy，如果肿瘤位于脊髓圆锥以下时，总剂量可提高至60Gy；全脑全脊髓放射治疗时：全脑包括硬脑膜以内的区域，全脊髓上起第一颈髓、下至尾椎硬膜囊，全脑全脊髓照射总剂量30～36Gy，1.8～2.0Gy/次，后续颅内病灶区缩野局部追加剂量至54～59.4Gy，脊髓病灶区追加剂量至45Gy。

4. 放射性脑损伤

放射治疗对脑组织的损伤，依据发生的时间和临床表现分3个不同类型：急性（放射治疗后6周内发生）、亚急性（放射治疗后6周至6个月发生）和晚期（放射治疗后数月至数年）。

（1）急性和亚急性放射损伤：急性和亚急性放射损伤可能为血管扩张、血-脑屏障受损和水肿所致。表现为颅内高压征象，如恶心、呕吐、头痛和嗜睡等，症状通常是短暂且可逆，应用皮质类固醇可缓解症状，在MRI上可表现出弥漫性水肿。

（2）晚期放射损伤：晚期放射损伤常常是进行性和不可逆的，包括脑白质病、放射性坏死和其他各种病变（多为血管性病变）。放射治疗总剂量、分割剂量、照射体积、同步化学治疗等与脑白质病的发生直接相关，非治疗相关因素包括一些使血管性损伤易感性增加的伴随疾病，如糖尿病、高血压及高龄等，均导致损伤发生率增加，脑胶质瘤TMZ同步放射治疗、化学治疗后假性进展发生率明显增高，其本质就是早期放射性坏死。放射治疗最严重的晚期反应是放射性坏死，发生率约为3%～24%，放射治疗后3年是出现的高峰。放射性坏死的临床表现与肿瘤复发相似，如初始症状的再次出现、原有的神经功能障碍恶化、影像学上出现进展、不可逆的强化病灶、其周围水肿明显。减少放射性损伤的根本在于预防，合理规划照射总剂量，分次量及合适的靶区体积可有效减少放射性坏死发生率。

邱晓光（首都医科大学附属北京天坛医院）

参考文献

[1] DANIELS T B, BROWN P D, FELTEN S J, et al. Validation of EORTC Prognostie factors for adults with low-grade glioma: a report using intergroup 86-72-51 [J]. Int J Radiat Oncol Biol Phys, 2011, 81(1): 218-224.

[2] SMITH J S, PERRY A, BORELL T J, et al. Alterations of chromosome arms 1p and 19q as predictors of survival in oligodendrogliomas, astrocytomas, and mixed oligoastrocytomas [J]. J

Clin Oncol, 2000, 18(3): 636-645.

[3] NABORS L B, PORTNOW J, AMMIRATI M, et al. NCCN Guidelines Insights: Central Nervous System Canc-ers, Version 1. 2017 [J]. J Natl Compr Canc Netw. 2017, 15(11): 1331-1345.

[4] SHAW E G, BERKEY B, COONS S W, et al. Recurrence following neurosurgeon-determined gross-total resection of adult supratentorial low-grade glioma: results of a prospective clinical trial [J]. J Neurosurg, 2008, 109(5): 835-841.

[5] SUN M Z, OH T, IVAN M E, et al. Survival impact of time to initiation of chemoradiotherapy after resection of newly diagnosed glioblastoma [J]. J Neurosurg, 2015, 122(5): 1144-1150.

[6] MERCHAN T E, KUN L E, WU S, et al. Phase II trial of conformal radiation therapy for pediatric low-grade glioma [J]. J Clin Oncol, 2009, 27(22): 3598-3604.

[7] CHIESA S, MAZZARELLA C, FERRO M, et al. PD-0516: Edema or not edema: this the matter in glioblastoma CTV! Hypothesis from two sequential phase II studies [J]. Radiother Oncol, 2014, 111(1): S203-S204.

[8] GILBERT M R, WANG M, ALDAPE K D, et al. Dose-densetemozolomide for newly diagnosed glioblastoma: a randomized phase III clinical trial [J]. J Clin Oncol, 2013, 31(32): 4085-4091.

[9] CHANG E L, AKYUREK S, AVALOS T, et al. Evaluation of peritumoral edema in the delineation of radiotherapy clinical target volumes for glioblastoma [J]. Int J Radiat Oncol Biol Phys, 2007, 68(1): 144-150.

[10] ASAID M, PREECE P D, ROSENTHAL M A, et al. Ependymoma in adults: Local experience with an uncommon tumor [J]. J Clin Neuroscience, 2015, 22(9): 1392-1396.

[11] AIZER A A, ANCUKIEWICZ M, NGUYEN P L, et al. Natural history and role of radiation in patients with supratentorial and infratentorial who grade II ependymomas: Results from a population-based study [J]. J Neuro-oncol, 2013, 115(3): 411-419.

[12] LIN Y, JEA A, MELKONIAN S C, et al. Treatment of pediatric grade II spinal ependymomas: A population-based study [J]. J Neurosurg Pediat, 2015, 15(3): 243-249.

[13] CAGE T A, CLAKR A J, ARANDA D, et al. A systematic review of treatment outcomes in pediatric patients with intracranial ependymomas [J]. J Neurosurg Pediat, 2013, 11(6): 673-681.

[14] MASSIMINO M, MICELIR R, GIANGASPERO F, et al. Final results of the Second prospective aieop protocol for pediatric intracranial ependymoma [J]. Neuro-Oncol, 2016, 18(10): 1451-1460.

[15] SWANSON E L, AMDUR R J, MORRIS C G, et al. Intracranial ependymomas treated with radiotherapy: long-term results from a single institution [J]. J Neurooncol, 2011, 102(3): 451-457.

[16] 《中国中枢神经系统胶质瘤诊断和治疗指南》编写组. 中国中枢神经系统胶质瘤诊断与治疗指南（2015）[J]. 中华医学杂志, 2016, (7): 485-509.

[17] LAWRENCE Y R, LI X A, EL NAQA I, et al. Radiation dose-volume effects in the brain. Int J Radiat Oncol Biol Phys [J]. Int J Radiat Oncol Biol Phys, 2010. 76(3 Suppl): S20-27.

[18] FOGH S E, ANDREWS D W, GLASS J, et al. Hypofractionated stereotactic radiation therapy: an effective therapy for recurrent high-grade gliomas [J]. J Clin Oncol, 2010, 28(18): 3048-3053.

[19] CABRERA A R, CUNEO K C, DESJARDINS A, et al. Concurrent stereotactic radiosurgery and bevacizumab in recurrent malignant gliomas: a prospective trial [J]. Int J Radiat Oncol Biol Phys, 2013, 86(5): 873-879.

[20] DOUW L, KLEIN M, FAGEL S S, et al. Cognitive and radiological effects of radiotherapy in patients with low-grade glioma: long-term follow-up [J]. Lancet Neurol, 2009, 8(9): 810-818.

[21] POSTMA T J, KLEIN M, VERSTAPPEN C C, et al. Radiotherapy-induced cerebral abnormalities in patients with low-grade glioma [J]. Neurology, 2002, 59(1): 121-123.

[22] STUPP R, MASON W P, VAN DEN BENT M J, et al. Radiotherapy plus concomitant and adjuvant temozolomide for glioblastoma [J]. N Engl J Med, 2005, 352(10): 987-996.

[23] STUPP R, HEGI M E, MASON W P, et al. Effects of radiotherapy with concomitant and adjuvant temozolomide versus radiotherapy alone on survival in glioblastoma in a randomised phase III study: 5-year analysis of the EORTC-NCIC trail [J]. Lancet Oncol, 2009, 10(5): 459-466.

[24] WOLFF J E, BERRAK S, KOONTZ WEBB S E, et al. Nitrosourea efficacy in high-grade glioma: a survival gain analysis summarizing 504 cohorts with 24193 patients [J]. J Neurooncol, 2008, 88(1): 57-63.

[25] CABRERA A R, KIRKPATRICK J P, FIVEASH J B, et al. Radiation therapy for glioblastoma: Executive summary of an American Society for Radiation Oncology Evidence-Based Clinical Practice Guideline [J]. Pract Radiat Oncol, 2016, 6(4): 217-225.

[26] ROA W, BRASHER P M, BAUMAN G, et al. Abbreviated course of radiation therapy in older patients with glioblastoma multiforme: a prospective randomized clinical trial [J].

[27] MALMSTROM A, GRONBERG B H, MAROSI C, et al. Temozolomide versus standard 6-week radiotherapy versus hypofractionated radiotherapy in patients older than 60 years with glioblastoma: the Nordic randomised, phase 3 trial [J]. Lancet Oncol, 2012, 13(9): 916-926.

第二节　诊疗规范实践中的常见问题

1. 脑胶质瘤术后放射治疗适应证是什么？

高级别脑胶质瘤（WHO Ⅲ、Ⅳ级）。

高风险低级别脑胶质瘤（WHO Ⅱ级）。

根据WHO 2007版中枢神经系统肿瘤分类，脑胶质瘤根据其恶性程度的不同分为Ⅰ～Ⅳ级，其中WHO Ⅰ级（例如毛细胞性星形细胞瘤）属低度恶性肿瘤，单纯手术切除预后良好，不在此讨论。WHO Ⅱ～Ⅳ级属恶性肿瘤，WHO Ⅱ级为低级别脑胶质瘤，WHO Ⅲ、Ⅳ级为高级别脑胶质瘤。

结合各国指南以及专家共识，目前认为：WHO Ⅲ、Ⅳ级高级别脑胶质瘤病人无论手术切除程度如何，均需要接受术后放射治疗。放射治疗可杀灭或抑制残余肿瘤细胞，延长病人生存期，已经成为高级别脑胶质瘤不可或缺的标准疗法，为病人带来显著的生存获益（1级证据）。

对于WHO Ⅱ级低级别脑胶质瘤，术后放射治疗应用价值仍存在一定争议。多数研究主张：根据病人预后风险分层结果来制订辅助治疗方案，也是目前指南推荐的治疗策略。EORTC推荐对于具备以下3个以上复发高危因素的病人给予放射治疗：年龄≥40岁、肿瘤未全切除、肿瘤体积大、术前神经功能缺损、IDH野生型。NCCN指南推荐：对于肿瘤未全切或者年龄≥40岁的低级别脑胶质瘤病人建议术后放射治疗；对于年龄＜40岁且肿瘤全切除者，可选择密切观察，肿瘤进展后再进行放射治疗。

2．脑胶质瘤术后放射治疗何时介入？

（1）新诊断WHO Ⅲ、Ⅳ级脑胶质瘤术后放射治疗时机：高级别脑胶质瘤病人术后应尽早开始放射治疗。

2000年发表的一项评估放射治疗延迟对高级别脑胶质瘤病人预后影响的研究，结果认为放射治疗延迟可显著导致复发风险增加。随后几个大型回顾性研究结果显示术后放射治疗开始时间距手术大于6周会对GBM的OS和PFS产生负面影响，高级别脑胶质瘤病人生存时间与放射治疗开始时间密切相关，术后早期放射治疗者可获得显著生存获益，因此强烈推荐术后尽早（手术后2~6周）开始放射治疗（2级证据）。

（2）新诊断WHO Ⅱ级脑胶质瘤术后放射治疗时机

1）低风险：密切观察，每3~6个月复查MRI（1级证据）。

2）高风险：原则上术后放射治疗应尽早开始，建议术后4~8周（1级证据）。

低级别脑胶质瘤术后选择早期放射治疗还是观察争议至今。目前，前瞻性随机对照研究推荐低风险病人，可密切观察；高风险病人应术后4~8周尽早开始辅助放射治疗，此类文献不多，术后4~8周为大多数中心推荐的治疗开始时间。

3．放射治疗技术有哪些？如何选择？

随着放射治疗设备的更新，放射治疗技术有了快速发展，包括三维适形放射治疗（3D-CRT）、调强放射治疗（intensity-modulated radiation therapy，IMRT）、分次立体定向放射治疗（FSRT）、立体定向放射外科（SRS）技术等。其中调强放射治疗技术在保证靶区处方剂量完美覆盖及提高靶区适形度外，能够在给予靶区较高剂量的同时最大限度地保护正常组织，缩小危机器官的照射体积，降低并发症的发生率（2级证据），分次立体定向放射治疗和立体定向放射外科是多次或单次大剂量，高精确度的放射治疗技术，适用于小体积的复发脑胶质瘤治疗。

4．在脑胶质瘤放射治疗靶区勾画中，如何应用好磁共振？

将磁共振影像（T_1增强以及T_2/FLAIR等）与定位CT进行融合，并基于磁共振影像进行靶区勾画。

　　根据磁共振成像原理及特点，多模态MRI可提供肿瘤的血流动力学、代谢、神经纤维组织受累状况和皮质功能区等信息，对于脑胶质瘤的鉴别诊断、确定手术边界、预后判断、监测治疗效果及明确有无复发等具有重要意义，是形态成像诊断的一个重要补充。相比CT来说磁共振更适合神经系统肿瘤的诊断、靶区勾画以及疗效评价，因此，无论低级别还是高级别脑胶质瘤均推荐将术后多模态磁共振影像（T_1增强以及T_2/FLAIR等）与放射治疗定位CT图像进行融合，并基于磁共振影像进行靶区勾画，靶区勾画时应参考术前、术后MRI，同时正确区分术后肿瘤残存与术后改变。强烈推荐脑胶质瘤术后24～72小时内复查MRI（平扫加增强），高级别脑胶质瘤以MRI增强、低级别脑胶质瘤以T_2/FLAIR的容积定量分析为标准，并以此影像作为判断后续治疗疗效或肿瘤进展的影像学基线资料。对于有条件的治疗中心，可以尝试与磁共振功能成像（PWI、DTI等）或PET-MR数据融合。

5. 高级别脑胶质瘤术后放射治疗靶区勾画中，水肿带是否包括？

　　对于靶区是否包含水肿带，没有结论。

　　目前并没有随机对照研究，比较采用一步法（不包水肿带）的EORTC勾画原则与两步法（包水肿带）的RTOG勾画原则之间的疗效差异。在高级别脑胶质瘤靶区勾画时，建议参考瘤周水肿体积大小。如水肿体积巨大，RTOG靶区勾画方案会显著增加正常脑组织的受照体积，增加放射性脑损伤的风险。MD安德森癌症中心既往研究显示，对于瘤周水肿大于75cm³的病例，使用2cm边界与RTOG计划相比可以显著减少正常脑组织受30Gy、46Gy和50Gy照射的中位体积；而另外一项随机对照Ⅲ期临床试验（RTOG-0525）也对两种靶区治疗效果进行了COX风险回归模型分析，结果显示：肿瘤局部控制和生存期均无显著差异。因此，建议在临床实践中应根据病人实际情况，采用个体化勾画原则，如瘤周水肿体积巨大，建议采用EORTC靶区勾画方案，反之，两种靶区勾画方案均可选择。

6. 低级别脑胶质瘤预后的高危因素有哪些？

　　低级别脑胶质瘤预后的高危因素有：①年龄≥40岁；②肿瘤未全切除；③术前肿瘤最大径≥6cm，肿瘤跨中线，术前神经功能损害，IDH野生型等。

　　在RTOG同时开展的两项前瞻性研究中，首次使用年龄及手术切除程度将低级别脑胶质瘤病人分为低风险组（年龄＜40岁且肿瘤全切）以及高风险组（年龄≥40岁和/或肿瘤未全切）。对于低风险组病人采用密切观察直到肿瘤进展，对于高风险组病人进行随机分组并采用更为积极的治疗手段（辅助放射治疗±PCV化疗），结果显示低风险组及高风险组5年OS分别为93%和66%。目前大多数研究及指南推荐该危险度分层方式。2002年Pignatti首次利用EORTC 22844试验数据建立了低级别脑胶质瘤风险预测模型，并通过EORTC 22845实验数据进行验证，最终将年龄≥40岁、星形细胞瘤、肿瘤最大径≥6cm、肿瘤跨中线和术前神经功能受损五项指标确定为预后因素，其中低风险组病人（包含0~2个危险因素）预后明显优于高风险组（包含3~5个危险因素）。中位OS时间分别为7.7年和3.2年（1级证据）。

7. 室管膜肿瘤术后放射治疗适应证是什么？

（1）WHO Ⅲ级间变性室管膜瘤无论手术是否全切，均需术后放射治疗（1级证据）。

（2）成人WHO Ⅱ级室管膜瘤未能手术全切者，需术后放射治疗，对于手术完全切除者，意见不一，有学者建议，如肿瘤位于幕上或脊髓可选择观察，如肿瘤位于后颅窝或病理为黏液乳头型则推荐术后放射治疗。

（3）儿童WHO Ⅱ级室管膜瘤未能手术全切者，需术后放射治疗，但对于手术完全切除者，术后放射治疗争议较大。

影响室管膜肿瘤预后的因素包括肿瘤部位、组织学类型、复发的速度和年龄等，另外一个潜在的重要预后因素是手术切除程度。室管膜肿瘤全切除后多数学者主张无需辅助治疗，部分切除的室管膜瘤和间变性室管膜瘤是放射治疗适应证（3级证据）。相关研究显示，对于间变性室管膜瘤来说无论手术切除程度如何，术后辅助放射治疗均可带来显著生存获益。对于成人/儿童室管膜瘤（WHO Ⅱ级），多因素分析显示首要预后因素是手术切除程度，手术全切病人放射治疗的应用价值仍存争议。室管膜肿瘤术后，建议进行REAL融合基因检查，对于预后不良者可积极治疗。

8. 室管膜肿瘤术后放射治疗的范围是什么？

（1）室管膜肿瘤术后主要采用局部野照射，无需全脑或全中枢预防性照射。

（2）当脊髓MRI或CSF检查结果阳性时，无论病理类型和切除程度如何，应行全中枢照射。

室管膜肿瘤放射治疗范围既往一直有争议。肿瘤同时原发于脑和脊髓的概率相对较低，现有研究表明：局部放射治疗和预防性全脑全脊髓放射治疗的疗效相当。Vanuytsel等回顾性分析了93例术后放射治疗病人，发现绝大部分死因仍是原位复发，扩大野照射并没有提高无进展生存，结合NCCN指南，推荐室管膜肿瘤病人术后2~3周内复查全脑、全脊髓增强MRI和脑脊液脱落细胞检查。对于明确播散病人行全中枢轴放射治疗，无播散病人仅需肿瘤相关病灶局部照射（3级证据）。室管膜肿瘤复发模式仍为局部复发为主，盲目扩大野照射范围，严重影响病人生存质量，不提高疗效。

9. 如何评估复发脑胶质瘤再程放射治疗的安全性？

（1）复发肿瘤体积较大

1）初次放射治疗剂量。

2）与初次放射治疗间隔时间。

3）初次放射治疗效果（CR、PR、SD或PD）。

4）复发肿瘤部位与体积。

5）复发肿瘤周边危险器官既往受量。

（2）复发病灶体积较小

1）分次立体定向放射治疗（FSRT）。

2）立体定向放射外科（SRS）。

复发脑胶质瘤没有标准治疗，MDT多学科讨论治疗价值尤为重要，在评估复发脑胶质瘤再次放射治疗的安全性时要考虑诸多因素，比如初次放射治疗剂量、放射治疗间隔时间、复发肿瘤部位与体积、周边危机器官既往受量等。在确定合适的靶区体积和放射治疗剂量同时，应充分考虑脑组织的耐受性和放射性脑坏死的发生风险。复发脑胶质瘤常规分割再程放射治疗的研究报告很少，缺乏高级别循证医学证据，放射治疗剂量、分割次数、靶区范围等都没有标准推荐，需要个体化考虑。结合相关回顾性研究结果，对于复发病灶较小、KPS评分较高病人，再次放射治疗应使用高、精、准放射治疗技术，多采用立体定向放射外科（SRS）或分次立体定向放射治疗（FSRT）作为姑息治疗手段。

10. 如何减少放射性脑损伤？

（1）预防为主。

（2）采用适合照射技术，合适的靶区体积，合理的处方剂量以及分割方式。

放射治疗对脑组织损伤依据发生时间和临床表现分为3种类型：急性放射性脑损伤（放射治疗后6周内发生）和亚急性放射性脑损伤（放射治疗后6周至6个月发生），临床表现为颅内高压征象，如恶心、呕吐、头痛和嗜睡等，症状通常是短暂且可逆，应用皮质类固醇可缓解症状，在MRI上可表现出弥漫性水肿；晚期放射性脑损伤（放射治疗后数月至数年），往往是进行性且不可逆的，包括白质脑病、放射性坏死等和其他各种病变（多为血管性病变）。放射治疗总剂量、分割剂量、照射体积、同步化学治疗等与脑白质病的发生直接相关，非治疗相关因素包括一些使血管性损伤易感性增加的伴随疾病，如糖尿病、高血压及高龄等，均导致损伤发生率增加，脑胶质瘤TMZ同步放射治疗、化学治疗后假性进展发生率明显增高，其本质就是早期放射性坏死。在临床工作中：首先，需要根据各个治疗中心的设备及治疗经验选择合适的照射技术，优先推荐调强放射治疗技术并与CT定位图像融合。其次，根据肿瘤情况，病理、肿瘤位置、范围（强化及水肿区）以及病人个人情况，年龄、健康状况等选择适当的靶区勾画建议（是否包括水肿以及外扩范围）和处方剂量及分割方式。合理规划照射总剂量、分次剂量及合适的靶区体积可有效减少放射性坏死的发生率。总之，减少放射性损伤的根本在于预防。

11. 脑胶质瘤治疗中如何应用FSRT或SRS？

（1）两者均不适用于新诊断脑胶质瘤的初始治疗。

（2）复发脑胶质瘤局部小靶区再程放射治疗。

立体定向放射外科（SRS）/分次立体定向放射治疗（FSRT）主要用于复发脑胶质瘤局部小靶区再程放射治疗，前者更适合靶区直径小于3cm的复发肿瘤，NCCN、EORTC、RTOG等均不推荐SRS/FSRT作为脑胶质瘤的首选放射治疗方案。

12. 术后放射治疗对高级别脑胶质瘤生存的影响有哪些？

高级别脑胶质瘤病人术后放射治疗可显著带来生存获益（1级证据）。

高级别脑胶质瘤具有很强的浸润性，恶性程度高，生长速度快，即便达到肿瘤影像学全切除，也难以长期生存，胶质母细胞瘤单纯手术，生存期仅为4个月左右，术后放射治疗、化学治疗为标准治疗，可提高肿瘤的局部控制率并延长生存。Kristiansen和Walker等的2个多中心Ⅲ期临床试验结果表明：术后放射治疗组生存时间显著延长（1级证据），目前，所有指南均建议新诊断的成人胶质母细胞瘤病人术后，优先采用STUPP方案。

13. 高级别脑胶质瘤术后放射治疗开始时间与生存的关系是什么？

高级别脑胶质瘤病人术后应尽早开始放射治疗。

手术至术后放射治疗开始时间的长短影响高级别脑胶质瘤病人的生存期。2000年发表的一项研究显示放射治疗延迟可显著导致复发风险增加，随后几个大型回顾性研究结果：术后放射治疗开始时间距手术超过6周会对GBM病人的OS或PFS产生负面影响，病人生存时间与放射治疗开始时间密切相关，文章推荐高级别脑胶质瘤病人术后应尽早（6周内）开始治疗（2级证据）。

14. TMZ 在 GBM 病人放射治疗中的应用价值是什么？

（1）STUPP方案（放射治疗加TMZ同步及辅助化学治疗）为GBM病人带来生存获益。

（2）GBM伴有MGMT启动子甲基化者采用STUPP方案，获益最为明显。

化学治疗是通过使用化学药物杀灭肿瘤细胞的治疗方法，可以提高新诊断的成人GBM病人PFS及OS。新一代烷化剂替莫唑胺（TMZ）透过血-脑屏障好，脑脊液药物浓度是血浆浓度的30%，治疗GBM的疗效确定，TMZ同步放射治疗、化学治疗加辅助化学治疗已经成为新诊断的成人GBM的标准治疗（1级证据）。EORTC 26981研究证实，在放射治疗中和放射治疗后应用TMZ（STUPP方案），能显著延长GBM病人的生存期，5年OS为9.8%，显著高于非替莫唑胺方案。亚组分析显示，伴有MGMT启动子甲基化的GBM病人从替莫唑胺联合治疗中获益最为显著，2年OS接近40%，明显高于非甲基化病人。推荐新诊断的成人GBM采用STUPP方案（1级证据）。老年GBM治疗，争议较大，最佳治疗方案不清楚，EORTC 26062-22061试验证实，老年GBM单纯短程放射治疗（40Gy/15次）与短程放射治疗联合TMZ同步和/或辅助化学治疗相比，后者生存时间显著延长仅限于MGMT启动子甲基化病人（2级证据）；伴有MGMT启动子甲基化的老年GBM病人，也可单独采用TMZ化学治疗（2级证据）。

郭艳红（宁夏医科大学总医院）

王政（天津市环湖医院）

第六章
脑胶质瘤诊疗规范关于药物治疗的解读

第一节　诊疗规范专家解读

2018年国家卫生健康委员会发布了《脑胶质瘤诊疗规范》，是国内首个脑胶质瘤的诊疗规范，内容上涵盖了脑胶质瘤诊断、治疗、多学科协作等各个方面。目前，脑胶质瘤的药物治疗以化学治疗为主，靶向治疗和免疫治疗尽管目前尚没有更加有效的治疗药物问世，但进步较快。本章节就《脑胶质瘤诊疗规范》关于药物治疗部分进行解读，为临床治疗决策提供参考。

1. 化学治疗

是继手术和放射治疗之后肿瘤治疗的重要手段。Meta分析显示化学治疗能够延长中枢神经系统肿瘤病人的生存时间。以颅内最常见的原发恶性肿瘤胶质瘤为例，胶质母细胞瘤给予放射治疗联合替莫唑胺的联合治疗较单独放射治疗有着明显的生存获益。

（1）化学治疗的基本原则：化学药物根据理化性质、作用特点、对细胞周期影响等不同分为多个类别；由于化学治疗药物毒副作用的不尽相同，在进行肿瘤病人化学治疗时需要熟练掌握化学治疗副作用的相关知识，以便更合理地设计化学治疗方案。同时，化学治疗药物应用于肿瘤病人，应充分考虑病人的身体状况、癫痫药物使用情况以及治疗后的耐受情况等诸多问题。综上，需要熟练掌握化学治疗的基本原则。

在诊疗规范中对化学治疗原则进行了详述，归纳如下：

1）肿瘤切除的程度影响肿瘤化学治疗的效果，因此推荐化学治疗应该在最大限度安全切除肿瘤的基础上进行。

2）术后应尽早开始化学治疗；在保证安全的基础上足量化学治疗，并应该合理确定化学治疗的疗程，需要兼顾药物的毒性反应和病人的身体状况。

3）注意选择作用机制不同且毒性反应不重叠的药物进行联合化学治疗。

4）化学治疗应根据组织病理和分子病理检查结果，选择合适的化学治疗方案。

5）由于某些抗肿瘤药物和抗癫痫药物会产生相互影响，在应用过程中应酌情调整化学治疗药物或抗癫痫药物的使用。

（2）低级别脑胶质瘤： 对低级别脑胶质瘤进行辅助化学治疗目前存在较多争议。争议的焦点在于化学治疗的时机、化学治疗方案的选择以及放射治疗、化学治疗的次序等问题。但近年来，随着脑胶质瘤分子生物学研究的不断深入，分子标志物检测的研究不断开展，基于风险因素的低级别脑胶质瘤临床试验也不断涌现，为低级别脑胶质瘤的辅助治疗策略提供了更多的理论依据。也有研究表明，化学治疗能够诱导低级别脑胶质瘤发生恶变可能，因此需要熟悉低级别脑胶质瘤药物治疗的基本原则。目前的主要指导原则是对存在高危因素的低级别脑胶质瘤病人，可考虑包括放射治疗、化学治疗在内的辅助治疗。对于伴有1p/19q缺失的病人，可以优先考虑化学治疗，从而推迟放射治疗的时间。

欧洲癌症研究与治疗组织（EORTC）基于EORTC22844和EORTC22845临床试验得出低级别脑胶质瘤预后不良的5个常见因素。①年龄≥40岁；②IDH野生型；③肿瘤≥6cm；④肿瘤侵犯至中线对侧；⑤术前存在神经系统功能障碍。将存在≥3个危险因素的病人被归为高危组，<3个为低危组。高危与低危组在生存时间上具有显著差异。NCCN指南曾归纳出8点意见：①星形细胞肿瘤；②年龄≥40岁；③KPS<70分；④肿瘤直径≥6cm；⑤肿瘤越过中线；⑥术前有明显的神经功能障碍；⑦1p/19q无共缺失；⑧IDH1/2突变。近年来简化为年龄≥40岁、肿瘤次全切除两项高风险因素，具有任意一个因素即为高危组。研究显示对于高危组病人，应给予积极的术后辅助治疗。而对于低危组病人，可以密切随访。

分子标志物可以用于判断低级别脑胶质瘤预后，并且是指导术后辅助治疗的重要指标。1p/19q缺失是少突胶质细胞瘤的分子标志物指标。多项研究显示伴有1p/19q双缺失的病人，预后良好，化学治疗的有效率更高。IDH1/2突变并不局限于特定的脑胶质瘤类型，但在约60%～80%的WHO Ⅱ～Ⅲ级的星形细胞瘤或少突胶质细胞瘤中突变率更高。IDH1/2突变提示病人预后良好，而且常常与1p/19q双缺失伴随出现。但与1p/19q缺失不同，IDH1/2突变与化学治疗的有效率之间无相关性。对于伴有1p/19q双缺失或者IDH1/2突变的病人，在不伴有其他临床高危因素的情况下，可以考虑术后观察。但对于1p/19q单缺失或无缺失的病人，以及IDH1/2野生型的病人，可考虑术后辅助治疗。此外，有不到10%的IDH1/2野生型且无1p/19q双缺失的WHO Ⅱ～Ⅲ级脑胶质瘤病人，可出现TERT突变。统计学分析显示，这部分病人的预后不良。对于伴有TERT单独突变的病人，也应考虑给予积极的辅助治疗。但有效的治疗方案，目前尚不明确。

目前常用的化学治疗方案包括：①PCV方案，常用于1p/19q缺失的WHO Ⅱ～Ⅲ级脑胶质瘤病人的化学治疗，该方案是国际上公认的用于1p/19q缺失的WHO Ⅱ～Ⅲ级脑胶质瘤病人的常用化学治疗方案。研究显示放射治疗联合PCV放射治疗、化学治疗可以显著改善低级别脑胶质瘤病人的无进展生存和总生存。亚组分析显示，少突胶质细胞瘤和少突星形细胞瘤病人可以从放射治疗、化学治疗中获益，但星形细胞瘤病人则不能获益。此外，IDH突变是疾病无进展生存的独立预后因素，但在总生存分析中，未显现出预后价值。而对于IDH野生型病人，未能得出相关结论。因此，对于含少突成分的病人，可考虑PCV方案化学治疗。但对于星形细胞瘤病人，特别是IDH野生型者，尚需进一步研究更加有效的治疗方案。②替莫唑胺单药化学治疗，基于替莫唑胺在高级别脑胶质瘤治疗中的肯定疗效，以及口服方便、副作用低等特点，使其成为低级别脑胶质瘤化学治疗的另一个重要选择。有回顾性研究显示，替莫唑胺单药辅助化学治疗的有效率可达到53%，疾病稳定率37%。特别是对于伴有1p/19q缺失的病人，替莫唑胺有更高的有效率、更长的缓解时间以及更长的生存时间。但有小样本研究结果显示，1p/19q缺失对替莫唑胺疗效的预测作用仅体现在少突胶质瘤病人的一线治疗中，复发病人则没有这种疗效预测作用。对于IDH突变且无1p/19q缺失病人，放射治疗可能是更好的选择。而IDH突变且伴1p/19q双缺失病人，可以考虑优先化学治疗，推迟放射治疗的时间。③替莫唑胺同步放射治疗、化学治疗，研究显示伴有≥3个高危因素的低级别脑胶质瘤病人中，STUPP方案续贯替莫唑胺维持治疗，3年的PFS和OS显著优于历史对照。

（3）高级别脑胶质瘤： STUPP等开展了替莫唑胺联合放射治疗用于初治的胶质母细胞瘤病人辅助治疗，使得病人的中位生存期由原来的10.4个月提升至14.6个月。基于此项研究，替莫唑胺迅速成为了胶质母细胞瘤以及间变性星形细胞瘤的一线治疗方案。自此以后，以替莫唑胺为基础开展的剂量密度方案、长周期方案以及与其他药物合用的联合治疗方案等层出不穷，更进一步彰显了替莫唑胺在脑胶质瘤中的治疗主导地位。标准的STUPP方案具体为：放射治疗期，替莫唑胺75mg/（m^2·d），与放射治疗联合持续口服42～45天，治疗后停药4周，进入辅助化学治疗阶段，替莫唑胺150～200mg/（m^2·d），连用5天，每28天重复，共6个周期。

近年来，脑胶质瘤分子标记物检测取得了一定程度的发展，包括O^6-甲基鸟嘌呤-DNA甲基转移酶（O^6-methylguanine DNA-methyltransferase，MGMT）启动子甲基化状态、1p/19q的基因缺失情况，IDH突变状态、TERT启动子区突变等对脑胶质瘤的预后及治疗预测起到了较为重要的作用。2016年WHO的新版《中枢神经系统肿瘤分类标准》将肿瘤的组织学特征与分子表型整合，提出了全新的分类标准，对病人进行病理标本的分子病理检测已经成为了较为常规的检查。而MGMT的表达与MGMT基因的甲基化状态密切相关。MGMT启动子甲基化的程度，与脑胶质瘤病人的预后明显相关。存在MGMT启动子甲基化组生存时间明显长于非甲基化组。

但这里也需要特殊说明，尽管MGMT启动子甲基化状态能够预测替莫唑胺的有效性，但不代表MGMT非甲基化病人不能从替莫唑胺治疗中获益。

1p/19q杂合性缺失：1号染色体短臂（1p）及19号染色体长臂（19q）联合缺失在少突胶质细胞肿瘤中最为常见。存在1p/19q杂合性缺失的脑胶质瘤病人对化学治疗敏感。因此，出现1p/19q杂合性缺失的少突胶质细胞瘤或者间变少突胶质细胞瘤使用PCV方案进行化学治疗，会带来更好的生存受益。对于具有1p/19q联合缺失的间变性少突胶质细胞瘤推荐使用的一线治疗方案为PCV方案，PCV方案具体为：丙卡巴肼60mg/（m^2·d）d8～d21，洛莫司汀110mg/（m^2·d）d1，长春新碱1.4mg/m^2 d8、d29，8周为一个周期。也可考虑接受STUPP方案治疗。

需要我们关注的是，在诊疗规范中将高级别脑胶质瘤人群的治疗进行了KPS评分的分组，分为KPS≥60分和KPS＜60分。高级别脑胶质瘤病人病灶范围大，浸润深，对神经功能影响大，在以尽可能保留神经功能为前提最大程度切除的手术治疗理念下，术后应充分评估病人的体力状况。对于KPS＜60分，在诊疗规范中推荐进行分割外照射治疗（低分割外照射或者常规分割外照射），MGMT启动子甲基化病人最好接受替莫唑胺治疗，也可以采用保守支持治疗。对于KPS≥60分，推荐使用STUPP方案治疗。

本次诊疗规范将老年脑胶质瘤病人的诊疗进行单独介绍，将年龄大于70岁的病人定义为老年病人。关于老年病人的治疗解读详见老年脑胶质瘤相关章节。

BCNU wafer：含有卡莫司汀的生物可降解聚合物。手术中植入BCNU wafer，BCNU可在肿瘤切除后数周内缓慢释放。有临床试验证据证明使用BCNU wafer能提高高级别脑胶质瘤的平均生存时间。

（4）复发脑胶质瘤：高级别脑胶质瘤即使经过手术及放射治疗、化学治疗的标准治疗，在初次治疗后几乎不可避免地都会复发。由于肿瘤的高度侵袭性难以实现肿瘤完整全切，加上放射治疗、化学治疗抵抗以及血-脑屏障的存在，这些都是肿瘤治疗失败及复发的主要原因。低级别脑胶质瘤如果复发后病理结果仍提示为低级别脑胶质瘤，治疗方案参照低级别脑胶质瘤的治疗部分。

1）复发脑胶质瘤的诊断：脑胶质瘤按照复发部位包括原位复发、远处复发，还有一些包括脊髓播散等特殊方式，其中以原位复发为多见。目前比较公认的影像学的判断标准为RANO标准（见第二章表2-2）。由于术后放射治疗、化学治疗的应用，GBM接受同步放射治疗联合替莫唑胺辅助化学治疗的病人有20%～30%会产生假性进展。随着功能磁共振、PET-CT等影像学技术的进步，可以通过影像学的辅助诊断技术进行肿瘤复发与假性进展的辅助鉴别诊断（见第二章表2-3）。尽管有着各种不同的影像学手段来鉴别疾病复发，但组织病理学判断仍然是金标准。

　　2）复发脑胶质瘤的药物化学治疗：复发脑胶质瘤病人一线替莫唑胺辅助化学治疗失败后目前尚没有标准的二线治疗方案。一般认为，间变性星形细胞瘤、间变性少突星形细胞瘤、间变性少突胶质细胞瘤相比较于胶质母细胞瘤有较好的药物治疗反应。其中，间变性少突胶质细胞瘤病人如分子病理检测提示1p/19q杂合性缺失，推荐使用PCV方案化学治疗，不能进行PCV方案化学治疗时，推荐使用替莫唑胺化学治疗。值得注意的是，应掌握化学治疗原则，充分了解化学治疗方案的副作用特点及程度，同时应充分评估病人的体力状况及化学治疗的可行性。可推荐的治疗方案：①亚硝脲类化学治疗药是一种烷化剂，包括：卡莫司汀（BCNU）、洛莫司汀（CCNU）、尼莫司汀（ACNU）等，具有高脂溶性和较好的血-脑屏障通透性等特点，可单独给药，也有与其他药物的联合治疗。BELOB研究显示，CCNU联合贝伐珠单抗相比于单药能够明显提高病人9个月的总生存率，该研究也提示MGMT启动子甲基化可以作为这类药物有效性的预测因素。亚硝脲类单药或联合使用（包括替莫唑胺、贝伐珠单抗等）可以作为复发脑胶质瘤的治疗选择，但因血液学毒性反应大且持续时间较长限制了这类药物的使用及与其他药物的联合应用。②替莫唑胺剂量密度方案，剂量密度方案旨在积累清除MGMT从而减少替莫唑胺的治疗抵抗。主要的治疗方案包括40～50mg/（m^2·d）持续口服；75～100mg/（m^2·d）连续服用21天，休息7天；7天方案［100～150mg/（m^2·d），连续服用7天，休息7天，14天为一疗程］，部分研究显示治疗有效，但缺乏对照研究和大型的Ⅲ期临床试验研究。有将贝伐珠单抗、铂类、伊立替康等其他治疗药物与替莫唑胺组成的联合治疗方案，但多为单臂的前瞻性研究，未得出显著优于替莫唑胺单药的阳性结论。③抗血管生成治疗及其联合治疗方案，代表药物为贝伐珠单抗，研究显示贝伐珠单抗能够改善病人的疾病无进展生存期，单药或者与化学治疗联合使用，具体将在下一节靶向治疗详述。④鬼臼碱类，代表药物为替尼泊苷（vm-26）和依托泊苷（vp-16），它们是拓扑异构酶Ⅱ抑制剂。单独使用或与其他包括铂类药物联合使用在部分研究中观察到一定的治疗效果。⑤以铂类为基础的联合治疗方案，代表药物为顺铂、卡铂等。⑥PCV方案的治疗。

2. 靶向与免疫治疗

近年来，肿瘤靶向治疗在其他实体肿瘤治疗取得了长足的发展，但在脑胶质瘤总体进展缓慢，除了抗肿瘤血管生成治疗外，其他治疗均收效甚微，究其原因可能与脑胶质瘤的高度异质性以及血-脑屏障等原因相关。随着肿瘤免疫学和肿瘤微环境研究的不断深入，以免疫检测点为代表的免疫治疗为实体肿瘤治疗带来了突飞猛进的发展，但也折戟在脑胶质瘤的治疗。基于以上原因，在《脑胶质瘤诊疗规范》中未将靶向治疗和免疫治疗写入规范。尽管结果差强人意，但国内外学者在靶向和免疫治疗方面做了大量的基础和临床工作，在本节中进行简单的梳理。

（1）靶向治疗：由于血-脑屏障的存在、遗传异质性以及复杂的信号通路异常，脑胶质瘤是目前最难治的恶性肿瘤之一。也是癌症基因组图谱（the cancer genome atlas，TCGA）首批研究的恶性肿瘤之一。TCGA详细分析了胶质母细胞瘤明确相关的分子网络变异情况，并基于研究工作基础鉴别出了3个胶质母细胞瘤的关键信号通路：视网膜母细胞瘤肿瘤（RB）抑制通路、p53肿瘤抑制通路以及酪氨酸激酶受体（RTKs）信号转导通路。国内江涛教授领导的团队经过多年的努力，建立了中国脑胶质瘤基因组图谱（China glioma genome atlas，CGGA），也为脑胶质瘤研究提供了重要的研究平台。

1）RB肿瘤抑制通路：RB蛋白是一种肿瘤抑制蛋白，在多种肿瘤中存在功能失调。它是由RB基因编码，位于染色体13q141-q142。正常情况下，RB蛋白可防止不必要的细胞生长，抑制细胞周期进程，直至细胞发生有丝分裂。当准备进行细胞分裂时，RB蛋白被cyclin D磷酸化，细胞周期蛋白依赖性激酶4（CDK4）和CKD6使RB蛋白失活，从而促进细胞周期的进程。通常情况下，细胞周期蛋白依赖性激酶抑制剂2A（CDKN2A）的纯合缺失会导致p16INK4a的缺失且产生抑制CKD4的作用，从而导致RB信号通路失调。RB蛋白1的突变以及CDK4的扩增也可以导致RB信号通路的功能障碍。PD-0332991是CDK4抑制剂，目前已经有两项注册Ⅰ期临床试验开展针对于RB阳性的胶质母细胞瘤的研究，研究结果未公布。

2）p53肿瘤抑制通路：p53基因是人类最常见的肿瘤突变基因，在发挥预防癌症发生方面发挥了关键作用，定位于染色体17p131上。p53通路功能缺失可以由p53本身的突变/缺失引起，也可以由其他基因突变干扰产生。有临床研究针对于复发胶质母细胞瘤使用瘤腔内注射p53腺病毒载体的方法来增强肿瘤细胞中野生型p53的表达，安全性良好。

MK-1775是Wee1激酶抑制剂，临床前研究表明其对p53缺陷的人类肿瘤细胞有放射治疗增敏作用，已经开展针对于新诊断或复发的胶质母细胞瘤的多中心的Ⅰ

期临床试验结果显示其良好的安全性，有效性有待进一步验证。

3）RTKs信号转导通路：RTK是具有高度亲和力的细胞表面受体，是信号转导事件的主要介质，在许多癌症的生长和发展中扮演着重要角色，是目前脑胶质瘤研究最广泛的信号通路。已经鉴别出了20种不同种类的RTK，包括：血管内皮细胞生长因子受体（vascular endothelial growth factor receptor，VEGFR）、表皮生长因子受体（epidermal growth factor receptor，EGFR）、血小板衍生生长因子受体（platelet derived growth factor receptor，PDGFR），肝细胞生长因子受体（hepatocyte growth factor receptor，HGFR）等。另外也有研究关注于细胞表面受体下游信号通路，如PI3K/AKT/mTOR通路和RAS/MAPK通路。

①VEGFR：VEGF诱导生成的肿瘤血管存在结构和功能的异常，贝伐珠单抗能特异性地与VEGF结合（主要与VFGF-A结合），减弱或阻止VEGF与血管内皮细胞表面的VEGFR-1、VEGFR-2结合，并阻断VEGFR介导的下游信号转导通路，抑制其生物学活性，减少肿瘤新生血管的形成，使肿瘤生长受限。贝伐珠单抗可使肿瘤血管正常化，改善血管通透性，增加肿瘤组织有效药物浓度，发挥其抗肿瘤作用。

RTOG-0825和AVAglio这2个临床研究均证实了贝伐珠单抗联合替莫唑胺能够延长病人的无进展生存期（PFS），但不能实现总生存期（OS）的获益。但在一些特殊分子亚型中还是可以观察到贝伐珠单抗所带来的生存获益。Chinot等对AVAglio临床数据进行深入发掘，检测入组病人血浆的MMP9的表达，统计发现低表达MMP9的原发GBM应用贝伐珠单抗可以使病人有OS的获益。有研究表明贝伐珠单抗联合其他化学治疗方式如洛莫司汀、伊立替康（CPT-11）和TMZ可部分延长病人的OS。其中BELOB试验是一项Ⅱ期临床试验，对比贝伐珠单抗联合洛莫司汀对比单药贝伐珠单抗及洛莫司汀治疗复发胶质母细胞瘤，结果显示：9个月总生存率贝伐珠单抗单药组为38%，洛莫司汀单药组43%，贝伐珠单抗/洛莫司汀110mg组为87%，贝伐珠单抗/洛莫司汀90mg组为59%。

在不良反应方面，常见的不良反应为高血压，发生率高达42.1%，高血压危象的发生率可达1%，其次包括：疲乏或乏力、腹泻和腹痛。严重的不良反应包括：消化道穿孔，创口不愈合，出血、血栓栓塞风险、过敏反应、输液反应等。考虑贝伐珠单抗对手术创口的影响，应用贝伐珠单抗治疗的病人在短期内（1个月）不宜手术治疗。

②EGFR：EGFR定位于染色体7p12上，是酪氨酸激酶家族ErbB受体家族成员。大约50%的胶质母细胞瘤会发生EGFR的过表达。EGFR基因突变或扩增常导致EGFR过度激活，是肿瘤细胞增殖失控的重要因素之一。尼妥珠单抗、帕尼单

抗、西妥昔单抗和mAb806是针对EGFR的单克隆抗体，可竞争性特异性结合EGFR蛋白和/或EGFRⅧ型突变体，阻断EGFR胞内磷酸化位点激活，抑制肿瘤的恶性表型。

尽管国内外研究机构在抗EGFR治疗脑胶质瘤方面做了大量工作，但治疗效果差强人意。Westphal等在标准放射治疗、化学治疗后12周加用尼妥珠单抗治疗初治GBM，结果显示残余肿瘤组的中位OS试验组为19.5个月，对照组16.7个月（$P=0.70$），肿瘤全切组OS试验组为23.3个月，对照组为21个月的病人（$P=0.40$）。Wen等应用埃罗替尼联合替西罗莫司治疗复发GBM，42例GBM病人中12例（29%）疾病稳定，6个月PFS为13%，但药物副作用较大。Reardon等应用帕唑帕尼和拉帕替尼联合治疗复发脑胶质瘤，6个月的无进展生存率在PTEN/EGFRⅧ阳性和阴性组中分别为0%和15%，由于临床效果不显著试验提前终止。尽管抗EGFR治疗在肺癌等其他实体肿瘤取得了较为突出的成绩，但截至目前在脑胶质瘤治疗上收效甚微。

③PDGFR：PDGFRα（PDGFRA）基因位于7p22染色体，约13%的胶质母细胞瘤可以检测到PDGFRα的扩增。甲磺酸伊马替尼是PDGFR、Bcr-Abl和c-Kit酪氨酸激酶抑制剂，用于治疗慢性粒细胞白血病和胃肠间质瘤。然而，甲磺酸伊马替尼单独用于新诊断胶质母细胞瘤的治疗起效甚微，也有研究将伊马替尼联合羟基脲治疗胶质母细胞瘤，未观察到临床获益。达沙替尼也是一个广谱的靶向药物，能够抑制PDGFR、Src、Bcr-Abl、c-Kit以及EphA2受体，但在针对于复发胶质母细胞瘤病人的临床研究中未观察到治疗效果。也有临床试验开展贝伐珠单抗联合PDGFR抑制剂治疗复发脑胶质瘤，研究结论尚未公布。

④HGFR：HGFR即间质表皮转化因子（cellular mesenchymal to epithelial transition factor，c-MET）。通过对中国人群脑胶质瘤的高通量NGS测序数据库，江涛教授团队首次在继发GBM中发现了多次重复出现的PTPRZl-MET融合基因及其4种不同的融合方式。伯瑞替尼能够靶向作用于PTPRZl-MET融合基因，已经在国内完成Ⅰ期临床试验，未观察到严重药物相关不良事件，并观察到潜在治疗效果，正在进行Ⅱ期疗效探索性研究。

此外，c-MET信号可以通过基因突变、基因增殖、蛋白过表达和/或配体依赖性的自分泌、旁分泌途径促进肿瘤生长、侵袭和播散，并与肿瘤较差的临床预后和药物耐药有较强的关联性。目前针对该信号通路靶点的药物有卡博替尼（XLl84 cabozantinib）、Foretinib、MetMAb和Tivantinib。目前，有Ⅰ期和Ⅱ期临床试验正在进行。

4）PI3K/AKT/mTOR通路：PI3K/AKT/mTOR是细胞表面生长因子的下游信号通路，在调控细胞增殖、凋亡、细胞侵袭和流动性方面发挥了重要作用。PX-866

是口服的PI3K抑制剂，近期开展的一项Ⅱ期临床试验运用PX-866治疗复发胶质母细胞瘤未能实现PFS和OS的获益。BKM-120是另外一种PI3K抑制剂，目前正在进行与标准方案联合治疗初治胶质母细胞瘤的临床试验，另外有一项注册临床试验开展其与贝伐珠单抗联合治疗复发胶质母细胞瘤，相关结论都未发表。Enzastaurin是一种蛋白激酶C和PI3K/AKT抑制剂，研究显示，无论是单药或者与标准治疗联合均未能实现对于胶质母细胞瘤的生存获益。依维莫司是一种mTOR抑制剂，研究显示针对于复发胶质母细胞瘤无论是依维莫司单药还是与吉非替尼联合均未实现生存获益。而将依维莫司联合标准方案也未能实现对于新诊断胶质母细胞瘤的生存获益。AZD8055是特异性的mTOR抑制剂，目前正在进行该药物的Ⅰ期临床试验。

PTEN基因是一种抑癌基因，能够负性控制PI3K/AKT/mTOR通路，约40%的胶质母细胞瘤存在PTEN基因突变。因此，目前有不少研究在开展PTEN基因表达对脑胶质瘤治疗的相关研究。

5）RAS/MAPK通路：RAS/MAPK通路是另一个细胞表面生长因子的下游信号通路，Ras基因突变在多种肿瘤中广泛存在，Ras蛋白在细胞增殖过程中的关键信号通路调节方面发挥重要作用。尽管Ras基因突变在胶质母细胞瘤表达极少，但神经纤维蛋白-1（NF-1）对Ras基因呈负性调控，NF-1的缺失可以导致Ras基因激活，在胶质母细胞瘤病人中有大约18%存在NF-1突变。目前，针对于RAS/MAPK通路有多项Ⅰ期临床试验正在进行，相关结果尚未发布。

6）其他：整合素是整合细胞间和细胞外基质间信号的细胞表面分子，表达于一些特定亚型的胶质母细胞瘤，参与肿瘤细胞黏附、迁移、侵袭和血管生成等重要的细胞过程。西仑吉肽为选择性整合素分子抑制剂，有多项Ⅲ期临床试验显示西仑吉肽针对于胶质母细胞瘤治疗效果差强人意。TGF-β1/2几十年来一直被认为是介导脑胶质瘤免疫抑制的关键分子，Galunisertib（LY2157299）是针对于TGF-β受体抑制剂，未取得有效的研究结论。

7）小结：尽管截止到目前靶向治疗在脑胶质瘤治疗方面未见到有显著的成效，但随着我们对细胞信号通路这个分子网络的认识不断加深，再加上新型靶向治疗药物的不断问世以及联合治疗的不断尝试，我们相信靶向治疗仍然是脑胶质瘤治疗极具潜力的治疗手段之一。

（2）免疫治疗： 通过激活病人自身的免疫系统来发挥抗肿瘤作用的免疫治疗已经在多种恶性肿瘤中发挥一定的抗肿瘤效果，并有望成为抗肿瘤治疗更加安全和有效的治疗手段。曾经认为中枢神经系统是免疫豁免区，但经过大量的研究发现，中枢神经系统与免疫系统之间存在着交互作用，而非之前所认为的"免疫豁免区"。

在这些免疫反应性缺陷的共同作用下，脑胶质瘤病人本身很难对肿瘤发起有效的免疫反应。因此，利用增强抗肿瘤免疫、提高肿瘤的免疫原性的方法，来提高机体免疫系统对脑胶质瘤细胞的靶向治疗作用逐渐成为当今脑胶质瘤治疗研究的热点。

免疫治疗手段包括主动免疫和被动免疫治疗，根据治疗介入手段不同，又分为药物治疗，细胞治疗，基因病毒等。目前进展较快的是免疫检测点治疗和溶瘤病毒为媒介的基因免疫治疗。

1）免疫检测点抑制剂：程序性细胞死亡因子1（PD-1）是一种共刺激分子，属于CD28/CTLA-4家族。PD/L1与PD-1结合后通过抑制T、B细胞活性来防止自身免疫疾病的发生。PD-1/PD-L1是肿瘤细胞逃离机体免疫杀伤的重要免疫抑制靶点。Nduom等研究者证实PD-L1的高表达与GBM预后呈负相关。PD-1/PD-L1抗体包括Pembrolizumab、Nivolumab、Durvalumab等，目前有不少注册临床试验开展针对于脑胶质瘤免疫治疗方面的研究。但现有临床结果未见到免疫检测点治疗对于脑胶质瘤出现显著效果，考虑与肿瘤的时空特异性相关，同时也缺乏有效的预测性生物标志物。

近期的临床试验表明，通过全外显子组测序能够为肿瘤病人根据个人特定的癌症突变定制相应的疫苗，起到避免肿瘤复发的疗效。不断开发的新型生物标志物不仅能够准确地检测与PD-1免疫检查点抑制剂疗效相关的指标为免疫治疗疗效进行更全面的预测，同时还能够完整地分析肿瘤的基因特征，为肿瘤疫苗的开发制备提供重要的依据。

2）溶瘤病毒：使用活的病毒作为载体运送DNA进入人体细胞的免疫方法称为病毒载体疫苗。编码抗原的DNA一旦在转染细胞上表达能够诱导肿瘤免疫反应。病毒具有免疫原性并能编辑表达特异肿瘤抗原，增强肿瘤抗原提呈作用，诱导靶向性的肿瘤杀伤作用。溶瘤病毒能够特异性地作用于肿瘤细胞，减少脱靶效应，已开展的有腺病毒、风疹病毒和疱疹病毒等应用于脑胶质瘤的临床试验。并探索了直接采用瘤内给药、全身给药等不同的给药方式，具有的有效性和安全性有待进一步评价。

3. 关于临床试验

在《脑胶质瘤诊疗规范》（2018年版）中多次提到鼓励合适的病人在合适的时机参加临床研究。参与临床试验研究也多次被当做1级证据进行推荐。近些年来，随着分子生物学研究的不断进步，人们对于肿瘤分子网络和肿瘤微环境认识的不断加深，分子靶向治疗和免疫治疗的成果给其他实体肿瘤和血液肿瘤带来了巨大的治疗进步，但在脑胶质瘤治疗领域，目前尚没有突破性研究进展。

　　截至目前，在www.clinicaltrail.gov官网上登记的针对于脑胶质瘤的临床研究多达1 000多项，这些临床研究以药物治疗为主。而国内总体而言，在脑胶质瘤临床试验研究领域起步缓慢，但我们也看到了从2014年开始至今，国内关于脑胶质瘤的注册临床研究也在逐年递增，目前在中国临床试验注册中心平台上的注册临床研究共计50余项。

　　本文从药物治疗的基本原则，到低级别，再到高级别脑胶质瘤的药物治疗进行了详细的解读。也对诊疗规范中未做详细介绍的靶向和免疫治疗进行了简要的概述。希望通过我们的解读，能够为临床治疗决策提供一定的参考。

李文斌（首都医科大学附属北京天坛医院）

参考文献

[1] JOHNSON B E, MAZOR T, HONG C, et al. Mutational Analysis Reveals the Origin and Therapy-Driven Evolution of Recurrent Glioma [J]. Science, 2014, 343(6): N9.

[2] KARIM A B, AFRA D, CORNU P, et al. Randomized trial on the efficacy of radiotherapy for cerebral low-grade glioma in the adult: European Organization for Research and Treatment of Cancer Study 22845 with the Medical Research Council study BRO4: an interim analysis [J]. Int J Radiat Oncol Biol Phys, 2002, 52(2): 316-324.

[3] PIGNATTI F, VAN DEN BENT M, CURRAN D, et al. Prognostic factors for survival in adult patients with cerebral low-grade glioma [J]. J Clin Oncol, 2002, 20(8): 2076-2084.

[4] CAIRNCROSS G, WANG M, SHAW E, et al. Phase III trial of chemoradiotherapy for anaplastic oligodendroglioma: long-term results of RTOG 9402 [J]. J Clin Oncol, 2013, 31(3): 337-343.

[5] WICK W, HARTMANN C, ENGEL C, et al. NOA-04 randomized phase III trial of sequential radiochemotherapy of anaplastic glioma with procarbazine, lomustine, and vincristine or temozolomide [J]. J Clin Oncol, 2009, 27(35): 5874-5880.

[6] KALOSHI G, BENOUAICH-AMIEL A, DIAKITE F, et al. Temozolomide for low-grade gliomas: predictive impact of 1p/19q loss on response and outcome [J]. Neurology, 2007, 68(21): 1831-1836.

[7] VAN DEN BENT M J, BRANDES A A, TAPHOORN M J, et al. Adjuvant procarbazine, lomustine, and vincristine chemotherapy in newly diagnosed anaplastic oligodendroglioma: long-term follow-up of EORTC brain tumor group study 26951 [J]. J Clin Oncol, 2013, 31(3): 344-350.

[8] ECKEL-PASSOW J E, LACHANCE D H, MOLINARO A M, et al. Glioma Groups Based on 1p/19q, IDH, and TERT Promoter Mutations in Tumors [J]. N Engl J Med, 2015, 372(26): 2499-2508.

[9] BUCKNER J C, SHAW E G, PUGH S L, et al. Radiation plus Procarbazine, CCNU, and Vincristine in Low-Grade Glioma [J]. N Engl J Med, 2016, 374(14): 1344-1355.

[10] BAUMERT B G, HEGI M E, VAN DEN BENT M J, et al. Temozolomide chemotherapy versus

radiotherapy in high-risk low-grade glioma (EORTC 22033-26033): a randomised, open-label, phase 3 intergroup study [J]. Lancet Oncol, 2016, 17(11): 1521-1532.

[11] FISHER B J, HU C, MACDONALD D R, et al. Phase 2 study of temozolomide-based chemoradiation therapy for high-risk low-grade gliomas: preliminary results of Radiation Therapy Oncology Group 0424[J]. Int J Radiat Oncol Biol Phys, 2015, 91(3): 497-504.

[12] STUPP R, HEGI M E, MASON W P, et al. Effects of radiotherapy with concommitant and adjuvant temozolomide versus radiotherapy alone on survival in glioblastoma in a randomised phase III study: 5-years analysis of the EORTC-NCIC trial [J]. Lancet Oncol, 2009, 10(5): 459-566.

[13] CABRERA A R, KIRKPATRICK J P, FIVEASH J B, et al. Radiation therapy for glioblastoma: Executive summary of an American Society for Radiation Oncology Evidence-Based Clinical Practice Guideline [J]. Pract Radiat Oncol, 2016, 6(4): 217-225.

[14] MALMSTROM A, GRONBERG B H, MAROSI C, et al. Temozolomide versus standard 6-week radiotherapy versus hypofractionated radiotherapy in patients older than 60 years with glioblastoma: the Nordic randomised, phase 3 trial [J]. Lancet Oncol, 2012, 13(9): 916-926.

[15] WHITTLE I R, LYLES S, WALKER M. Gliadel therapy given for first resection of malignant glioma: a single centre study of the potential use of Gliadel [J], J Neurooncol. 2008, 88(1): 57-63.

[16] BRANDES A A, TOSONI A, FRANCESCHI E, et al. Recurrence pattern after temozolomide concomitant with and adjuvant to radiotherapy in newly diagnosed patients with glioblastoma: Correlation with MGMT promoter methylation status [J]. J Clin Oncol, 2009, 27(8): 1275-1279.

[17] TAAL W, OOSTERKAMP H M, WALENKAMP A M, et al. Single-agent bevacizumab or lomustine versus a combination of bevacizumab plus lomustine in patients with recurrent glioblastoma (BELOB trial): A randomised controlled phase 2 trial [J]. Lancet Oncol, 2014, 15(9): 943-953.

[18] PERRY J R, BELANGER K, MASON W P, et al. Phase II trial of continuous dose-intense temozolomide in recurrent malignant glioma: RESCUE study [J]. J Clin Oncol, 2010, 28(12): 2051-2057.

[19] DESJARDINS A, REARDON D A, COAN A, et al. Bevacizumab and daily temozolomide for recurrent glioblastoma [J]. Cancer, 2012, 118(5): 1302-1312.

[20] FULTON D, URTASUN R, FORSYTH P. Phase II study of prolonged oral therapy with etoposide (VP16) for patients with recurrent malignant glioma [J]. Journal of Neuro-Oncology, 1996, 27(2): 149-155.

[21] FEUN L G, MARINI A, LANDY H, et al. Clinical trial of CPT-11 and VM-26/VP-16 for patients with recurrent malignant brain tumors [J]. Journal of Neuro-Oncology, 2007, 82(2): 177-181.

[22] Cancer Genome Atlas Research Network. Comprehensive genomic characterization defines human glioblastoma genes and core pathways [J]. Nature, 2008, 455(7216): 1061-1068.

[23] SCHWARTZ G K, LORUSSO P M, DICKSON M A, et al. Phase I study of PD 0332991, a cyclin-dependent kinase inhibitor, administered in 3-week cycles (Schedule 2/1)[J]. British Journal of Cancer, 2011, 104(12): 1862.

[24] BRIDGES K A, HIRAI H, BUSER C A, et al. MK-1775, a Novel Wee1 Kinase Inhibitor, Radiosensitizes p53-Defective Human Tumor Cells [J]. Oncotarget, 2016, 7(44): 71660-71672.

[25] ZWICK E, BANGE J, ULLRICH A. Receptor tyrosine kinase signalling as a target for cancer intervention strategies [J]. Endocr Relat Cancer, 2001, 8(3): 161-173.

[26] GILBERT M R, DIGNAM J J, ARMSTRONG T S, et al. A randomized trial of bevacizumab for

newly diagnosed glioblastoma [J]. New England Journal of Medicine, 2014, 370(8): 699-708.

[27] CHINOT O L, GARCIA J, ROMAIN S, et al. Baseline plasma matrix metalloproteinase 9 (MMP9) to predict overall survival (OS) benefit from bevacizumab (BEV) in newly diagnosed glioblastoma (GBM): Retrospective analysis of AVAglio [J]. J Clin Oncol, 2016, 34(15): 2.

[28] REARDON D A, DESJARDINS A, PETERS K B, et al. Phase II study of carboplatin, irinotecan, and bevacizumab for bevacizumab naïve, recurrent glioblastoma [J]. Journal of Neuro-Oncology, 2012, 107(1): 155-164.

[29] TAAL W, OOSTERKAMP H M, WALENKAMP A M E, et al. Single-agent bevacizumab or lomustine versus a combination of bevacizumab plus lomustine in patients with recurrent glioblastoma (BELOB trial): a randomised controlled phase 2 trial [J]. Lancet Oncol, 2014, 15(9): 943-953.

[30] WEN P Y, CHANG S M, LAMBORN K R, et al. Phase I/II study of erlotinib and temsirolimus for patients with recurrent malignant gliomas: North American Brain Tumor Consortium trial 04-02. [J]. Neuro Oncol, 2014, 16(4): 567-578.

[31] ALENTORN A, MARIE Y, CARPENTIER C, et al. Prevalence, clinico-pathological value, and co-occurrence of PDGFRA abnormalities in diffuse gliomas [J]. Neuro-Oncology, 2012, 14(11): 1393.

[32] RAZIS E, SELVIARIDIS P, LABROPOULOS S, et al. Phase II study of neoadjuvant imatinib in glioblastoma: evaluation of clinical and molecular effects of the treatment. [J]. Clinical Cancer Research An Official Journal of the American Association for Cancer Research, 2009, 15(19): 6258-6266.

[33] PITZ M W, EISENHAUER E A, MACNEIL M V, et al. Phase II study of PX-866 in recurrent glioblastoma [J]. Neuro-oncology, 2015, 17(9): 1270.

[34] WICK W, PUDUVALLI V K, CHAMBERLAIN M C, et al. Phase III study of enzastaurin compared with lomustine in the treatment of recurrent intracranial glioblastoma. [J]. Journal of Clinical Oncology Official Journal of the American Society of Clinical Oncology, 2010, 28(7): 1168-1174.

[35] CLOUGHESY T, RAIZER J, DRAPPATZ J, et al. A phase II trial of everolimus in patients with recurrent glioblastoma multiforme [J]. Neuro Oncol, 2011, 13 (suppl 3): 42-43.

[36] LOUVEAU A, SMIRNOV I, KEYES T J, et al. Structural and functional features of central nervous system lymphatic vessels [J]. Nature, 2015, 523(7560): 337-341.

[37] NDUOM E K, WEI J, YAGHI N K, et al. PD-Ll elpression and prognostic impact in glioblastoma [J]. Neum 0ncol, 2016, 18(2): 195-205.

[38] OTT P A, HU Z T, KESKIN D B, et al. An immunogenic pefsonal neoantigen vaccinefor patients with melanoma [J]. Nature, 2017, 547(7662): 217.

第二节 诊疗规范实践中的常见问题

1. 脑胶质瘤的化学治疗有什么基本原则?

化学治疗是通过使用化学治疗药物杀灭肿瘤细胞的治疗方法,化学治疗可以提高脑胶质瘤病人的无进展生存期及总生存期。对于高级别脑胶质瘤,由于其生长及复发迅速，进行积极有效的个体化化学治疗会更有价值。其他药物治疗手段还包括分子靶向治疗、生物免疫治疗等，目前均尚在临床试验阶段。鼓励有条件及符合条件的病人，在不同疾病阶段参加药物临床试验。

（1）肿瘤切除程度影响化学治疗效果。推荐化学治疗应在最大范围安全切除肿瘤的基础上进行。

（2）术后应尽早开始化学治疗和足量化学治疗。在保证安全的基础上，采用最大耐受剂量的化学治疗以及合理的化学治疗疗程，可以获得最佳的治疗效果。应注意药物毒性和病人免疫力。

（3）选择作用机制不同及毒性不重叠的药物进行联合化学治疗，减少耐药的发生率。

（4）根据组织病理和分子病理结果，选择合适的化学治疗方案。

（5）某些抗肿瘤药物和抗癫痫药物会产生相互影响，同时使用时应酌情选择或调整化学治疗药物或抗癫痫药物。

（6）积极参与有效可行的药物临床试验。

2. 低级别脑胶质瘤的病人需要化学治疗吗？

低级别脑胶质瘤（low grade glioma，LGG）的生物学特性及临床预后相差极大，目前对于低级别脑胶质瘤的化学治疗还存在一定争议，主要包括：化学治疗的时机、化学治疗方案的选择、化学治疗与放射治疗次序的安排等。根据目前循证医学的证据，手术及放射治疗在LGG中的作用比较肯定。化学治疗在LGG中的应用虽已有20余年的历史，但资料大多来自回顾性的非随机的临床研究。PCV（丙卡巴肼，洛莫司汀，长春新碱）及替莫唑胺方案在复发进展或新诊断的病人中均显示有客观疗效，但随诊时间较短，远期生存情况如何还不清楚。根据目前的循证医学证据，对于有高危因素的低级别脑胶质瘤病人，如肿瘤残留、年龄大于40岁等的病人应积极考虑包括化学治疗在内的辅助治疗。高风险低级别脑胶质瘤的推荐化学治疗方案包括：PCV方案；TMZ单药化学治疗；TMZ同步放射治疗、化学治疗。

少突胶质细胞瘤（oligodendroglioma）是脑肿瘤中第一个应用分子遗传学特征指导治疗的肿瘤。少突胶质细胞瘤显示特异性的基因改变，借此可以与其他类型脑胶质瘤区别，同时对于诊断、治疗以及判断预后都有很重要的意义。其中最常见的基因改变是19号染色体长臂（19q）的杂合子缺失（loss of heterozygosity，LOH），其常见缺失区位于19q13.3，发生率为50%～80%，其次是1号染色体短臂（1p）的LOH，发生率为40%～92%。大量研究发现，存在lp/19q LOH的少突胶质细胞瘤对化学治疗敏感。目前推荐伴有1p/19q联合缺失的病人，可以优先考虑化学治疗，而推迟放射治疗的时间。Cairncross和Macdonald先后证实对复发和初治的少突胶质细胞病人进行PCV联合化学治疗的疗效是肯定的，奠定了PCV方案作为少突胶质细胞经典化学治疗方案的临床基础。Ino等根据1p缺失与否，把间变性少突胶质细胞瘤分为2类4组，即1p缺失类：1p和19q联合缺失组和1p缺失而无19q缺失组；无1p缺失类：无1p缺失而有TP53突变组和无1p缺失且无TP53突变组。发现肿瘤中存在1p和19q联合缺失的病人疗效最好，无1p缺失无TP53突变的病人疗效最差，初步建立了以1p/19q杂合性缺失为基础的分子评价模式。由于其对化学治疗的高度敏感性，目前的研究方向旨在探索对少枝胶质细胞瘤单用替莫唑胺化学治疗，延迟后续放射治疗这种治疗模式的可行性。

3. 低级别脑胶质瘤病人复发后有什么化学治疗方案可以选择？

对复发的低级别脑胶质瘤的治疗决策需根据病人的年龄、一般体能状态（KPS评分）、病理类型、对既往治疗的反应、距离初次诊断至复发的时间、复发的部位等综合考虑。如果肿瘤局限位于非功能区，可以考虑再次手术，或者考虑再次放射治疗如立体定向放射治疗。而对于多部位弥漫性复发肿瘤，肿瘤不可切除或手术风险太大，考虑挽救化学治疗。复发后可选方案：①放射治疗加辅助PCV治疗；②放射治疗加TMZ辅助治疗；③同步放射治疗、化学治疗加TMZ辅助治疗；④对于以往没有使用过TMZ的病人还可以使用TMZ；⑤洛莫司汀或卡莫司汀单药治疗；⑥PCV联合方案治疗；⑦以卡铂或者顺铂为基础的化学治疗方案。

4. WHO Ⅲ级脑胶质瘤需要化学治疗吗？

WHO Ⅲ级脑胶质瘤，是需要考虑手术的。在联合放射治疗、化学治疗阶段，对于存在1p/19q联合缺失的间变性脑胶质瘤病人对化学治疗和放射治疗更敏感，放射治疗联合PCV化学治疗是一线治疗方法。此外，目前TMZ对WHO Ⅲ级肿瘤的治疗初步显示疗效，而且副反应更少。研究TMZ、放射治疗、1p/19q联合缺失三者关系的2项大型临床随机试验正在进行中，中期结果显示：对于无1p/19q联合缺失者，放射治疗联合12个周期TMZ化学治疗，显著改善病人生存期。IDH和TERT启动子区突变与预后密切相关，IDH野生型伴或不伴TERT启动子区突变病人，临床预后最差，应加强放射治疗、化学治疗强度，在WHO Ⅱ级脑胶质瘤中也同样存在这样的现象。间变性脑胶质瘤放射治疗应根据病人具体情况，包括一般状态、分子生物学标记和治疗需求等采用个体化治疗策略，治疗选择包括术后单纯放射治疗、放射治疗结合TMZ同步和/或辅助化学治疗等。对于一般情况较差（KPS＜60

分）的间变性脑胶质瘤，推荐进行放射治疗（短程放射治疗和常规分次放射治疗）。MGMT启动子区甲基化者，建议接受TMZ治疗，也可以采用姑息治疗。TMZ是被多中心临床Ⅲ期试验证实可延长恶性脑胶质瘤病人生存时间的新药。TMZ具有口服方便、不良反应较轻、耐受性好的优点，不应放弃该药在MGMT启动子去甲基化阳性病人中的使用。

5. WHO Ⅲ级脑胶质瘤化学治疗有什么选择？如何选择？

对于间变性脑胶质瘤，推荐进行放射治疗加TMZ辅助化学治疗（2级证据），放射治疗同步加辅助TMZ化学治疗，放射治疗联合PCV化学治疗，参加可行的临床试验。

对于具有1p/19q联合缺失的间变性少突胶质细胞瘤，推荐进行放射治疗和PCV方案化学治疗，放射治疗加同步或者辅助TMZ辅助化学治疗或接受可行的临床试验。

对于KPS＜60分（一般情况较差的）的间变性脑胶质瘤，推荐进行放射治疗（短程放射治疗和常规分次放射治疗），MGMT启动子区甲基化者，建议接受TMZ治疗，也可以采用姑息治疗。

6. 胶质母细胞瘤术后一般状况不同，如何选择化学治疗方案？

对于KPS≥60分的病人，若存在MGMT启动子区甲基化，推荐进行常规放射治疗加同步和辅助TMZ化学治疗，常规放射治疗加同步和辅助TMZ化学治疗加电场治疗或接受可行的临床试验。对于MGMT启动子区非甲基化和甲基化情况不明确者，推荐进行放射治疗同步并辅助TMZ化学治疗，常规放射治疗加同步和辅助TMZ化学治疗加电场治疗，单纯标准放射治疗或接受可行的临床试验。

对于KPS＜60分的病人，推荐在短程放射治疗的基础上，加或者不加同步和辅助TMZ化学治疗；存在MGMT启动子区甲基化的病人，也可单独采用TMZ化学治疗或姑息治疗。

7. 年龄大于70岁的胶质母细胞瘤病人，术后需要化学治疗吗？

GBM是老年脑胶质瘤最常见的病理类型，老年GBM具有独特的分子遗传学特征，主要包括ATRX、BRAF、IDH和TP53突变率明显下降，PTEN基因突变率明显增加，TP53突变和EGFR的扩增可能与病人的预后相关。老年GBM病人的治疗方案主要包括手术切除、放射治疗以及TMZ化学治疗。但具体实施过程中，有一些问题值得关注。

TMZ对于老年GBM病人的治疗来说还存在着一些问题。首先，由于老年GBM病人的信仰及其他社会、经济因素，TMZ方案的实施会存在一些难度。老年病人并不会像年轻人那样能够接受这种辅助治疗手段，有时他们更愿意接受消极的支持疗法。另一个问题是，按照规范化治疗方案，在放射治疗的同时运用TMZ对于老年GBM病人是否有效。考虑到近期的一些研究进展及老年病人在同步放射治疗、化学治疗阶段中4级血液毒性的高发生率，缩短同步放射治疗、化学治疗阶段中TMZ疗程的方案值得我们考虑。一项正临床随机对照研究（NCIC/EORTC 26062）通过比较短程放射治疗同步TMZ化学治疗与单独短程放射治疗疗效，来探究同步放射治疗、化学治疗过程中TMZ的必要性，在未来可以给出我们答案。

当前手术切除加TMZ同步放射治疗、化学治疗加TMZ辅助化学治疗的治疗模式已被公认新近诊断GBM病人的规范化治疗方案。许多研究已明确规范化治疗方案可以延长GBM病人的生存时间，改善生活治疗。但仔细分析后不难发现，这些研究往往针对的是65岁以下病人，在选择病例时，研究者们不约而同地将老年病人从实验中排除。2005年，欧洲癌症研究与治疗组织和加拿大国家癌症研究所进行了一项随机的Ⅲ期临床试验，通过对573名GBM病人进行研究发现经过规范化治疗的病人比单纯放射治疗或化学治疗的病人生存率明显增加。在经过5年的持续研究后，后续结果显示了规范化治疗的持续性好处，它在总体生存时间、无进展生存期及生存率明显高于单纯放射治疗组及化学治疗组。

Laperriere N和其同事通过研究发现随着病人年龄的增长，规范化治疗使病人生存受益显著降低，且实验中老年组病人（65岁以上）风险比（hazard ratio）为0.8，这就表明规范化治疗方案对于老年GBM病人不仅生存获益比不上年轻病人而且承担着更大的潜在风险。Brandes等近期通过对58名65岁老年GBM病人进行研究发现，运用规范化治疗后，中位生存时间及无进展生存期为13.7个月、9.5个月。Minniti也报道了83名70岁以上老年GBM病人接受规范化治疗后中位生存时间及无进展生存期为12.8个月、7.5个月。本次实验得到了与这些报道近似的结果，老年GBM组中位生存时间及无进展生存期分别为15.2个月及8.4个月。通过与非老年组病人进行比较，得出结果非老年组病人中位生存时间优于老年组病人，且具有统计学意义；非老年组病人无进展生存期优于老年组病人，但无统计学意义。而按照实体瘤疗效标准，计算得出治疗有效率：老年组有效率为27.3%，非老年组有效率为52.4%。统计学检验分析后$P<0.05$，故从实体瘤疗效标准来讲非老年组病人治疗效果优于老年组。

综上所述，对于KPS≥60分的老年GBM病人，2018年NCCN指南还推荐使用电场治疗。放射治疗和化学治疗等辅助治疗可以明确提高病人的OS。老年GBM病人推荐应用短程放射治疗［40Gy/（15f·3周）］联合TMZ化学治疗（1级证据）；对于KPS＜60分的老年GBM病人，建议采用短程放射治疗，MGMT启动子区甲基化者建议采用TMZ单药化学治疗或姑息治疗。

8. 年龄小于70岁的胶质母细胞瘤，术后放射治疗后，有什么化学治疗方案的选择？

对于一般情况较好（KPS≥60分）的病人，若存在MGMT启动子区甲基化，推荐进行常规放射治疗加同步和辅助TMZ化学治疗，常规放射治疗加同步和辅助TMZ化学治疗加电场治疗或接受可行的临床试验。肿瘤电场治疗（tumor treating fields，TTFields）是一种通过抑制肿瘤细胞有丝分裂发挥抗肿瘤作用的治疗方法，用于脑胶质瘤的电场治疗系统是一种便携式设备，通过贴敷于头皮的转换片产生中频低场强肿瘤治疗磁场。目前研究显示电场治疗安全且有效。对于MGMT启动子区非甲基化和甲基化情况不明确者，推荐进行放射治疗同步并辅助TMZ化学治疗，常规放射治疗加同步和辅助TMZ化学治疗加电场治疗，单纯标准放射治疗或接受可行的临床试验。

对于一般情况较差（KPS＜60分）的病人，推荐在短程放射治疗的基础上，加或者不加同步和辅助TMZ化学治疗；存在MGMT启动子区甲基化的病人，也可单独采用TMZ化学治疗或姑息治疗。

9. 对于MGMT未甲基化的术后新诊断的脑胶质瘤病人，目前如何进行一线用药，达到最佳治疗目的？

MGMT非甲基化的脑胶质瘤的病人，虽然目前观点认为其对替莫唑胺敏感性不够强，但仍需要接受标准同步放射治疗、化学治疗联合化学治疗。化学治疗方案的选择，推荐进行放射治疗同步并辅助TMZ化学治疗，常规放射治疗加同步和辅助TMZ化学治疗加电场治疗，单纯标准放射治疗或接受可行的临床试验。如中山大学肿瘤防治中心正在进行的去水卫矛醇（VAL-083）联合放射治疗治疗具有甲基鸟嘌呤-DNA甲基转移酶（MGMT）基因未甲基化启动子的新确诊的多形性胶质母细胞瘤（GBM）病人的开放性临床研究，中期结果令人鼓舞，有望为MGMT非甲基化病人带来治疗新选择。

10. 弥漫性中线胶质瘤的病人，化学治疗有什么方案可以选择？

弥漫性中线胶质瘤是指发生于第三脑室、丘脑、脑干等中线结构的高级别脑胶质瘤。国内目前尚无确切的流行病学数据，国外报道儿童的发病高峰在6～7岁，成人在20～50岁，没有明显性别差异。因发病部位及浸润性生长的特点，治疗困难，预后极差。2016年版《WHO中枢神经系统肿瘤分类》将弥漫性中线胶质瘤归为Ⅳ级。该类肿瘤包含多种病理类型，可具有任何一种已知的浸润性脑胶质瘤的组织。病理学特点，在细胞形态学和基因遗传学上具有多态性和异质性，其中H3K27M基因突变是小儿弥漫内生性脑桥胶质瘤最常见的基因改变，预示病人预后更差。目前尚无成熟的放射治疗和化学治疗方案。联合放射治疗能够使部分肿瘤的客观反应率提高。化学治疗可以选择使用TMZ或推荐合适的病人参加临床试验。

11. 哪些室管膜瘤病人可以考虑化学治疗？

手术是室管膜肿瘤首选治疗方法，室管膜肿瘤全切后多数学者主张无需辅助治疗，部分切除的室管膜瘤和间变性室管膜瘤是放射治疗适应证（3级证据）。而对放射治疗后短期复发或年幼不宜行放射治疗者，选择化学治疗作为辅助治疗，但疗效并不确定。在复发手术后出现再次进展时或全脑全脊髓播散的情况下，可考虑采用化学治疗。化学治疗药物包括，铂类药物、依托泊苷、洛莫司汀、卡莫司汀以及替莫唑胺等化学治疗药物或接受可行的药物临床试验。临床上常用的一线方案可以考虑依托泊苷联合铂类药物。有学者报道了73例5岁以下小儿室管膜瘤，术后先给予化学治疗，2～4年后再给予延迟放射治疗，化学治疗方案使用卡铂、丙卡巴肼；顺铂、VP-16；长春新碱、环磷酰胺3组方案交替，2年和4年生存率分别为79%和59%。一项由儿童肿瘤协作组进行的随机对照研究中，术后放射治疗后的患儿使用长春新碱，CCUN和泼尼松的联合化学治疗方案，10年无进展生存率和总生存率分别为36%和39%，但无统计学意义，未达到改善预后效果。也有学者回顾性分析了39例平均年龄8岁的儿童室管膜瘤病人，均接受了手术治疗，26例接受了放射治疗，14例接受了辅助化学治疗，化学治疗方案为环磷酰胺、长春新碱和依托泊苷，15年无进展生存率为30%，15年总生存率为67%。对于成年室管膜瘤病人，化学治疗是否能改善预后还存在争议。2014年NCCN指南也仅推荐放射治疗后复发的室管膜瘤或姑息治疗的室管膜瘤可接受适当的化学治疗。有临床试验证实，各种化学治疗药单用或联合使用均收效甚微。铂类药物被认为是治疗室管膜瘤的基础用药之一，一项Ⅱ期临床试验显示顺铂治疗室管膜瘤的有效率达30%，但是一项意大利的随机对照研究，28例成人室管膜瘤术后放射治疗后病人分为基于顺铂为基础的化学治疗组和不包括顺铂的化学治疗组，该研究的病人中位生存期分别为31个月和40.7个月，顺铂组未能延长生存时间；有关伊立替康和拓扑替康治疗室管膜瘤的Ⅱ期临床试验，治疗反应率分别为20%和0～40%。一项替莫唑胺治疗术后放射治疗后复发的成人室管膜瘤研究，采用标准的5/28方案，病人生存时间仅为2～8个月。Green等报道了贝伐珠单抗治疗8例术后放射治疗后复发的室管膜瘤成年病人，中位生存期为9.4个月。

12. 胶质肉瘤术后是否需要常规放射治疗、化学治疗？

胶质肉瘤是一种很少见的颅内恶性肿瘤，2016年版《WHO中枢神经系统肿瘤分类》中属于胶质母细胞瘤（glioblastoma multiform，GBM），属于Ⅳ级脑胶质瘤。胶质肉瘤是由GBM细胞和肉瘤细胞组成的原发性中枢神经系统恶性肿瘤，故定义为含有胶质细胞瘤和肉瘤细胞成分的GBM；组织学特点兼有GBM和恶性间叶成分占GBM的1.8%～8.0%。胶质肉瘤的确诊依赖病理检查。虽然在分类系统中，胶质肉瘤分属于Ⅳ级脑胶质瘤，但是与一般的GBM相比，除了一般GBM特点外，还有易侵犯脑膜、颅骨及发生颅外转移等特点，其病史更短，预后更差，往往在临床上，我们发现胶质肉瘤病人在放射治疗或者辅助化学治疗的前期，就开始迅猛进展。手术切除是胶质肉瘤治疗的首选方法，手术全切除是提高胶质肉瘤生存时间的主要措施。对于术后的病人，常规是需要做至少等同于一般GBM的同步放射治疗联合化学治疗，及后续辅助化学治疗，而且时间上要求更为紧密。部分病人可考虑在替莫唑胺的基础上，加用针对肉瘤的静脉化学治疗药物，如多柔比星等；对于发生颅外转移者，采取适当的立体定向放射治疗或许有益；对于进展的病人，可能需要更早的以二线方案，如贝伐珠单抗介入；对于未治疗者，平均生存期4个月。对于胶质肉瘤治疗总的原则就是，至少保证与GBM相似的标准治疗的基础上，可适当加用针对肉瘤的方案，并更早更积极地进行各种措施的介入。

13. 胶质母细胞瘤病人有什么靶向药物选择？

近年来，随着肿瘤分子生物学技术的发展和在分子水平上对肿瘤发病机制的认识不断加深，针对细胞受体、关键基因和调控分子的分子靶向治疗成为肿瘤治疗的热点，并可望为临床治愈脑胶质瘤提供有效的新方法。许多不同机制的分子靶向药物已进入脑胶质瘤的临床研究中，如酪氨酸激酶抑制剂（tyrosine kinase inhibitors）、血管内皮生长因子/受体（vascular endothelial growth factor/acceptor，VEGF/VEGFR）抑制剂、表皮生长因子受体（epidermal growth factor receptor，EGFR）抑制剂、法尼基转移酶抑制剂（farnesyl transferase inhibitors，FTIs）、雷帕霉素哺乳动物靶（mammalian target of rapamycin，mTOR）抑制剂、基质金属蛋白酶抑制剂（matrix metallo-proteinase inhibitors，MMPIs）、组蛋白脱乙酰基酶抑制剂、蛋白激酶C抑制剂等。

GBM是一种高度血管化的实体肿瘤，近年来国外学者在恶性脑胶质瘤的抗血管生成治疗方面进行了许多尝试，并取得了突破性进展。美国Duke大学脑肿瘤中心完成的一项贝伐珠单抗（Bevacizumab，一种人源化的IgG1抗VEGF的单克隆抗体）联合CPT-11治疗复发恶性脑胶质瘤的Ⅱ期临床试验中，总的客观有效率为63%，中位无进展生存期为23周，6个月的无进展生存率在Ⅳ级和Ⅲ级脑胶质瘤分别是30%和56%，总中位生存时间40周。基于这项研究结果，2008年美国NCCN肿瘤临床实践指南推荐贝伐珠单抗联合CPT-11方案用于治疗复发恶性脑胶质瘤，2009年后NCCN推荐贝伐珠单抗单药或联合化学治疗均可用于复发恶性脑胶质瘤。更进一步的研究中，国外学者尝试将贝伐珠单抗联合化/放射治疗或其他靶向药物治疗用于新诊断的恶性脑胶质瘤，部分结果令人鼓舞。

40%～63%的GBM存在EGFR过度表达，导致肿瘤细胞无限增殖、去分化、抗凋亡、持续生成新生血管、侵袭组织并远处转移，从而促进肿瘤的不断形成和恶化。EGFR也和脑胶质瘤病人对放射治疗、化学治疗的抵抗及预后和生存密切相关。理论上，针对EGFR的小分子酪氨酸激酶抑制剂，如吉非替尼和厄洛替尼，能够透过血-脑屏障，是治疗恶性脑胶质瘤最有希望的药物，但近年来的Ⅰ、Ⅱ期临床试验显示，吉非替尼或厄洛替尼无论是单药还是联合化学治疗/放射治疗治疗恶性脑胶质瘤的疗效并不令人满意。尼妥珠单抗是一种靶向EGFR的人源化单克隆抗体，近几年来在德国及古巴进行的几项Ⅱ期临床试验初步结果显示，尼妥珠单抗单用或联合放射治疗/化学治疗治疗复发/难治恶性神经胶质瘤获得了一定的客观疗效及疾病控制率。2004年尼妥珠单抗通过了美国食品和药物管理局（Food and Drugs Administration，FDA）及欧盟药监局的双重认证，获批晚期神经胶质瘤孤儿药资格。在中国已通过了原国家食品药品监督管理总局（State Food and Drug Administration，SFDA）的审核批准，获得了新药证书，于2008年上市用于鼻咽癌的治疗。尼妥珠单抗与同类产品西妥昔单抗比较，因其人源化程度高和中度亲和力，不良反应发生率和严重程度明显降低。中山大学附属肿瘤医院神经肿瘤科目前正在开展尼妥珠单抗联合替莫唑胺治疗复发恶性脑胶质瘤的临床研究，在部分病人显示有较好客观疗效。

其他正在开展的靶向药物的靶点包括IDH，EGFⅧ，RTK，FTI，mTOR，PI3K，PCK分子通路等药物，均在做临床研究中，我们期待改善GBM病人疗效的靶向药物的阳性结果的到来。

总之，脑胶质瘤的靶向治疗还有很大空间可以提高，我们推荐以分子特征（如根据MGMT表达、1p/19q状态等）为依据的个体化化学治疗，联合分子靶向药物或其他新药，以进一步提高脑胶质瘤化学治疗疗效。

14. 放射治疗与靶向药物治疗（尤其是抗血管治疗）联合是否存在时序性？同步还是一前一后？哪种可能使病人获益更明显？

初诊病人的同步放射治疗联合化学治疗期间，一般不与靶向药物联合。目前放射治疗联合靶向药物，暂时没有太多的循证医学的证据。一项针对EGFR扩增且EGFR Ⅷ突变的抗体偶联化学治疗药物ABT-414，联合放射治疗后续联合替莫唑胺化学治疗的临床项目，近期因Ⅲ期数据未达到生存获益而提前在国内中止入组病人。但如果病人在放射治疗期间或者放射治疗结束后出现难以控制的水肿，那么在必要的时候可以考虑使用贝伐珠单抗进行治疗。

15. 基因检测后病人假如对放射治疗、化学治疗均不敏感，下一步如何制定放射治疗、化学治疗方案？如提示有靶向药物可能位点，能建议吃靶向药吗？

首先，如何定义为基因检测提示对放射治疗、化学治疗不敏感？对放射治疗、化学治疗的抵抗主要来自肿瘤细胞内的DNA修复机制。O^6-甲基鸟嘌呤-DNA甲基转移酶（O^6-methylguanine-DNA methyltransferase，MGMT）是一种由MGMT基因编码的DNA修复蛋白，它能将DNA鸟嘌呤六号氧上的烷基转移到自身的半胱氨酸残基上，使DNA上烷基化的鸟嘌呤被还原，而自身则成为失活的烷基化MGMT。目前已证明，MGMT是一项较为肯定的与恶性脑胶质瘤对亚硝脲类和替莫唑胺耐药相关的指标。Hegi等对EORTC/NCIC临床研究中的206例病人进行MGMT基因启动子甲基化状态检测，发现甲基化的病人可以更好地从放射治疗联合替莫唑胺化学治疗中获益。理论上，MGMT基因启动子甲基化可沉默MGMT基因导致MGMT蛋白不表达，有研究表明MGMT的表达在mRNA水平、蛋白水平与其酶活性呈显著正相关，临床上常采用免疫组化方法检测MGMT蛋白含量来间接衡量MGMT酶活性。然而，MGMT基因启动子状态和免疫组化蛋白表达之间并不完全一致。如果是MGMT非甲基化的病人，是对替莫唑胺等药物的敏感性不如MGMT甲基化的病人敏感。更进一步的研究发现，在脑胶质瘤的烷化剂耐药机制中，另一个不依赖于MGMT基因启动子甲基化的关键因子：细胞核因子（nuclear factor kappa B，NF-κB）可能与MGMT的调节有关。肿瘤细胞中NF-κB亚基p65的表达可以诱导MGMT的表达，NF-κB的活化程度与MGMT表达呈显著正相关，NF-κB活化程度高的肿瘤细胞对亚硝基脲治疗更不敏感。研究表明，半数以上的脑胶质瘤MGMT表达阳性，对这部分病人避免使用亚硝脲和替莫唑胺可能提高化学治疗疗效，但由于神经系统肿瘤化学治疗药物的选择比较局限，在缺乏更为合适的化学治疗药物情况下，对MGMT表达阳性的病人仍可考虑亚硝脲和替莫唑胺进行治疗，但需遵循以下原则：①联合用药。②改变用药方式。③通过假性底物灭活MGMT。DDP可抑制MGMT转录，从而下调MGMT表达，采用DDP与替莫唑胺联合治疗对MGMT表达阳性的复发脑胶质瘤治疗效果更佳。近年来有研究提示剂量–密集型替莫唑胺给药方案如替莫唑胺连服21天、每周交替或小剂量替莫唑胺持续服药时，替莫唑胺和细胞DNA作用形成O^6-甲基鸟嘌呤耗竭MGMT而起到一定的自身克服耐药的作用。但最近RTOG 0525研究结果显示，替莫唑胺常规5天方案与连服21天方案临床效果相当，提示替莫唑胺5天连续使用也可能有耗竭MGMT活性作用。假性底物溴噻吡二胺鸟嘌呤（O^6-BTG）能够有效灭活外周血中单核细胞MGMT的活性，对治疗前后的肿瘤组织标本进行比较，发现其同样具有灭活肿瘤组织中MGMT活性的作用。

此外，如提示有靶向药物可能位点，在行一线、二线标准治疗后仍失败的病人，是可以考虑使用相应的靶向药物进行尝试的。

16. 胶质母细胞瘤复发后有什么化学治疗方案可以选择？

（1）**贝伐珠单抗：**高级别脑胶质瘤，尤其是胶质母细胞瘤是一种高度血管化的实体肿瘤，近年来国外学者在恶性脑胶质瘤的抗血管生成治疗方面进行了许多尝试，并取得了突破性进展。美国Duke大学脑肿瘤中心完成的一项贝伐珠单抗（Bevacizumab，一种人源化的IgG1抗VEGF的单克隆抗体）联合CPT-11治疗复发恶性脑胶质瘤的Ⅱ期临床试验中，总的客观有效率63%，中位无进展生存期为23周，6个月的无进展生存率在Ⅳ级和Ⅲ级脑胶质瘤分别是30%和56%，总中位生存时间40周。基于这项研究结果，2008年美国NCCN肿瘤临床实践指南推荐贝伐珠单抗联合CPT-11方案用于治疗复发恶性脑胶质瘤，其后NCCN推荐贝伐珠单抗单药或联合化学治疗均可用于复发胶质母细胞瘤中。与贝伐珠单抗相关的毒性反应包括心血管反应，例如高血压，血栓栓塞，左心室功能不全；非心血管的副反应包括蛋白尿，伤口延迟愈合和出血。没有进行抗凝治疗的复发病人，采用贝伐珠单抗单药治疗后，有2%～3%的病人会并发颅内出血。

（2）**亚硝基脲类：**不适合参加临床试验以及贝伐珠单抗进行治疗的，且初始时采用TMZ治疗的复发GBM病人，选择亚硝基脲类为基础的化学治疗是合理的选择。亚硝基脲类（如卡莫司汀，福莫司汀）单药使用或者联合例如丙卡巴肼，氯乙洛莫司汀和长春新碱（PCV）的方案，均在Ⅱ期临床试验中显示出了积极的效果。在Ⅲ期临床试验中洛莫司汀作为对照组，病人平均的无进展期和总生存期分别为1.6个月和7.2个月。在Ⅲ期临床试验中，对照组中病人对洛莫司汀的反应率为9%，平均无进展期和总生存期分别为2.7个月和9.8个月。

（3）**替莫唑胺再化学治疗：** 复发GBM进行化学治疗的Ⅱ期临床试验的结果表明，不同剂量的TMZ结果各异。一般认为，首次使用TMZ结束几个月后即复发的且存在MGMT启动子甲基化的病人，适合再次使用TMZ治疗。TMZ化学治疗有效的病人中，集中剂量给予并不比常规剂量疗法有任何优势。一项随机的复发GBMⅡ期临床试验中，采用剂量密集TMZ治疗，初步结果显示，不同剂量组所获得的效果类似。该项研究还表明，最重要的疗效预测因素是MGMT启动子甲基化状态。无论剂量如何，6个月无症状病人的比例，在MGMT启动子甲基化组与未甲基化组分别为40%和7%。

（4）**交替电场治疗装置：** 肿瘤电场治疗（TTFields）是一种通过抑制肿瘤细胞有丝分裂发挥抗肿瘤作用的治疗方法，用于脑胶质瘤的电场治疗系统是一种便携式设备，通过贴敷于头皮的转换片产生中频低场强肿瘤治疗磁场。一组237例复发GBM病人接受了TTFields治疗，结果表明TTFields组和化学治疗组的平均无进展期（2.2个月和2.1个月）和总生存期（6.6个月和6个月）相似；客观的反应率，TTFields组并不比化学治疗组有明显提高（14%和10%）。因此NCCN专家一致认为，TTFields治疗可以作为复发GBM的一个治疗方案。

（5）**支持疗法：** 最理想的支持治疗对于所有复发或者进展的GBM而言，无论病人是否继续接受别的治疗都很重要。皮质类固醇（主要是地塞米松）和抗癫痫药物被用于消除瘤周水肿和控制癫痫发作。这些药物对脑肿瘤病人来说，尤其是年长的病人，均具有非特异的副作用和毒性。体质差的，包括不能行走以及日常生活不能自理的病人，最好仅给以最适度的支持治疗。

17. 间变性脑胶质瘤病人复发后有什么化学治疗方案可以选择?

对复发脑胶质瘤的治疗决策需根据病人的年龄、一般体能状态（KPS评分）、病理类型、对既往治疗的反应、距离初次诊断至复发的时间、复发的部位等综合考虑。如果肿瘤局限位于非功能区，可以考虑再次手术或者考虑再次放射治疗如立体定向放射治疗。而对于多部位弥漫性复发肿瘤，肿瘤不可切除或手术风险太大，考虑挽救化学治疗。在复发时，我们需要首先考虑几个因素。

（1）**诊断：** 通常把治疗诱导的类似疾病进展的影像学改变，称之为假性进展。假性进展通常发生在放射治疗、化学治疗结束后的3个月内，其本质为亚急性的、和治疗有关的反应，在MRI上表现为类似肿瘤进展相似的影像。放射治疗、化学治疗结束后，影像学上表现为恶化的病人中，30%～50%的病人被临床或者活检手术确诊为假性进展。在持续化学治疗至少6个月后，假性进展在影像上表现为自发缓解或者稳定，所以其诊断通常是回顾性的。除活检之外，没有任何单一的临床或者影像学手段能够鉴别假性进展和真实进展！如果术后的病理结果是坏死，则化学治疗仍需要继续进行。

（2）治疗前的体力状态：治疗前的体力状态是最重要的预后因子之一。其他因素包括病变的范围、组织病理级别（初次和复发时）、症状稳定的时间以及复发类型（局部还是弥漫）。局部复发，尤其是那些长时间稳定的病人和那些原发的难治性或弥漫性生长的病人相比，是较好的再次干预的对象。同理，一开始为低级别脑胶质瘤，其后进展为高级别脑胶质瘤的病人和那些一开始即为高级别病人相比，疗效更好。体能状态良好的病人适合进一步的治疗。再次治疗须根据复发的类型，潜在的组织病理学级别和既往接受过的治疗而精心选择。手术切除并不能获得恒久的肿瘤控制，通常需要辅以全身性治疗。从低级别脑胶质瘤复发为高级别脑胶质瘤的病人，会从再次放射治疗中受益。偶尔，再次放射治疗应用于局灶复发的或原发灶以外的病灶，尤其是有全身性治疗禁忌证的时候，例如骨髓抑制。对于大部分复发的、选择不参加临床试验的胶质母细胞瘤者，贝伐珠单抗常常被选做2线药物。化学治疗对于复发的存在1p19q联合缺失的间变脑胶质瘤病人可能是个更好的治疗选择。交替电场治疗装置在特定的医学中心，可以作为复发胶质母细胞瘤的另一个补救措施。

体能状况虚弱的病人，在补救治疗中可能会获得更多的毒性。很多病例追求后续治疗所冒的风险远远大于其带来的好处。贝伐珠单抗对那些影像上存在肿瘤周围水肿又害怕使用激素的病人有用，因为靶向治疗可以对抗水肿，从而省去使用激素。通常没有比参加临床试验更好的治疗方法。对于那些不愿意或者不能参加临床试验的病人，治疗的选择应当个体化，需要考虑病人的偏爱、既往接受过的治疗、功能状态、生活质量和总的治疗期望。

对复发或者进展性的间变脑胶质瘤，最常用的全身性治疗的药物是贝伐珠单抗，亚硝基脲和再次尝试的替莫唑胺治疗。对于那些具有足够体力状态的病人，无论如何，参加临床试验都是个优先的选择。根据2011年NCCN肿瘤临床实践指南的推荐（大多基于Ⅱ期临床试验的证据），替莫唑胺单药、CPT-11单药或联合贝伐珠单抗、贝伐珠单抗单用或联合化学治疗（联合CPT-11、BCNU或VM-26其中之一）、丙卡巴肼、亚硝脲类、PCV方案、环磷酰胺、铂类为基础的方案、VM-26均可作为挽救治疗的选择。

18. 组合或联合药物治疗有什么样的应用前景？对上述两种方法的药物筛选中又有什么样的建议呢？

组合或者联合用药，在其他的实体瘤及血液淋巴系统肿瘤中是经常使用的。为了对处于不同周期时相的癌细胞造成更大的杀伤，按照细胞动力学原理，临床上常采用不同作用机制药物联合化学治疗或序贯使用细胞周期非依赖性药物和周期依赖性药物序贯化学治疗（sequential chemotherapy）。也可先用作用于某一特定时相（如M相）的药物（长春新碱，VCR），把绝大部分癌细胞阻止在M期，待癌细胞同步进入S期后使用作用于该时相的药物（如阿糖胞苷，Ara-C）可对肿瘤产生较大的杀伤，此法称为同步化治疗（synchronized therapy）。此外，根据周期非特异性药物对癌细胞呈对数杀灭的一级动力学原理，往往使用一次大剂量给药，杀伤大批癌细胞后诱使G0期细胞进入增殖周期。而G0期细胞一般处于静止期，对化学治疗药物不敏感，但却是肿瘤复发的根源，这也是目前肿瘤化学治疗亟须解决的难题之一。肿瘤由许多肿瘤细胞构成，只有部分细胞处于活跃增殖状态，其他细胞则处于相对静止的非增殖状态（G0期）。活跃增殖细胞占总体细胞数的比率，称为增殖比率。如将作用于不同时相的药物联合使用，则可望达到一次大量杀灭癌细胞，这样又可促使G0期的细胞进入增殖周期，有助于提高化学治疗敏感性从而增强疗效。联合化学治疗方案的组成应遵循以下原则：①构成方案的各药，应该是单独使用时证明对该种癌症有效者；②尽量选择作用机制不同、作用时相各异的药物组成联合化学治疗方案，以便更好地发挥协同作用；③尽可能选择毒性类型不同的药物联合，以免重复毒副反应相加，使病人难以耐受；④最重要的是，所设计的联合化学治疗方案应经严密的临床试验证明其有实用价值；⑤药物数量目前一般多主张不超过3~4个药最好，太多了并不一定能提高疗效。化学治疗药物的应用上，序贯应用比较合理。然而目前对于脑胶质瘤的联合治疗，确凿有效的方案并不多，我们期待有更好更有效的药物不断出现，以提供更有前景的联合治疗方案。

郭玲玲（中山大学附属肿瘤医院）

第七章
脑胶质瘤肿瘤电场治疗解读

第一节　诊疗规范专家解读

1. 背景和概念

目前世界卫生组织（World Health Organization，WHO）将脑胶质瘤分为Ⅰ～Ⅳ级。Ⅰ、Ⅱ级为低级别脑胶质瘤，Ⅲ、Ⅳ级为高级别脑胶质瘤。高级别脑胶质瘤的年发病率是3/10万～5/10万，其中男性较好发。高级别脑胶质瘤可能发生在各个年龄段，但发病率最高的是50～60岁。胶质母细胞瘤（glioblastomamultiforme，GBM）占原发性脑恶性肿瘤的46%，且存在高发病率、术后高复发率、高病死率及低治愈率等特点。GBM病人的2年生存率为27%，约10%的病人存活时间超过5年。

目前主要的治疗方式为经典的STUPP方案，即安全范围内最大程度手术切除，术后常规分割放射治疗［60Gy/（30～33F）］加伴随每天替莫唑胺（Temozolomide，TMZ，75mg/M^2）化学治疗，之后TMZ的辅助化学治疗6～12个周期（详见第六章）。近10年的研究发现，肿瘤电场治疗（tumor-treating fields，TTFields）在GBM病人的无进展和总体生存方面都有显著的改善，是一种新型有效的治疗方法。

活细胞中含有大量带电的离子和极性分子，细胞的电活动在许多重要的生物过程如细胞分裂中起着关键作用。研究表明，不同强度和频率的电场具有不同的生物学作用。细胞分裂过程可以受到电场的影响。极低频率（＜1kHz）电场可以使细胞产生去极化，导致动作电位的产生，最终引起一系列的生物学反应如神经元或肌细胞等易兴奋的细胞去极化。较高频率的电场可以更好地穿透细胞，但其在细胞膜平衡电位基础上产生超去极化时并不能产生动作电位。目前直流或低频交流电场通过膜去极化而激发兴奋性细胞或促进伤口愈合；高于10MHz频率的交流电场对真核细胞膜产生的电生理效应是使细胞内电解质发生极化，最终对组织细胞产生热效应并被用于肿瘤的射频消融治疗和透热疗。过去认为，中频（10～1 000kHz）的电场交替频率太快，不能诱导细胞去极化，也不能通过介电损耗来诱导最小的热量，这些中频交流电场通常被假定为没有显著的生物学效应。目前研究表明，低强度（<2V/cm）及中频（100～300kHz）的交流电场能有效抑制肿瘤细胞的生长，即TTFields。TTFields是通过电场贴片作用于头皮的低强度、中等频率交流电场，其可选择性地影响肿瘤细胞的有丝分裂。TTFields在2011年被美国食品药品监督管理局（FDA）允许应用于复发性GBM的治疗。在2015年，TTFields被FDA批准联合替莫唑胺（TMZ）治疗初治GBM。

2. 电场治疗的抗肿瘤机制

（1）TTFeilds的介电泳效应：细胞的电生理活动在许多生理过程中扮演着重要角色，比如信号传导、有丝分裂等。生物细胞都包含大量的极性带电分子和离子，比如蛋白质和脱氧核糖核酸。在电场的影响下，这些分子和离子会在电场内沿一定方向运动。在匀强电场中，电场力的方向与电场的方向平行。在非匀强电场中，所有带电分子都将会向高场强方向运动，称之为介电泳效应（dielectrophoresis，DEP）。

（2）TTFields干扰有丝分裂纺锤体形成：有丝分裂又被称为间接分裂，其分裂过程中纺锤体将染色体复制后的子染色体平均分配到两个子细胞中。有丝分裂过程中微小的极性分子——微管蛋白聚合成条形亚单位并延伸至细胞中央所排列的遗传物质内，并与染色体结合。在TTFields作用下，未进行有丝分裂的细胞微管亚单位根据电场方向而平行排列。有限元分析表明，TTFields有选择性地影响分裂细胞，而静止的细胞则完好无损。TTFields将干扰微管组装从而阻止纺锤体形成以及有丝分裂的进行。细胞正常分裂时，微管蛋白二聚体平行于微管轴相接形成微管；而电场作用下，微管蛋白二聚体受电场"力"的作用，随外加电场的方向排列，而非平行于微管轴，导致微管形成受阻，影响纺锤体形成，有丝分裂发生异常的长时间停止，细胞分裂停滞。TTFields使肿瘤细胞有丝分裂长时间停滞于分裂间期（G1/S/G2期），延长了肿瘤细胞有丝分裂周期，甚至进而引起细胞碎裂，抑制肿瘤细胞增殖。TTFields诱导的异常有丝分裂事件导致染色体异常分离、细胞多核、细胞凋亡。

（3）TTFields导致细胞结构紊乱：有丝分裂中后期，细胞膜将开始发生缢裂，两个子染色体被牵拉向细胞两极，细胞质的分裂过程中，卵裂沟形成，最终将两个细胞完全分开。有丝分裂沟是一个狭窄的膜连接，TTFields在这个狭窄的细胞膜连接处形成沙漏样非均匀电场、非恒定电场，电场强度最高的位置位于狭窄部位的中心位置。此时，细胞内所有极性分子和偶极子受到足够强的电场力作用而向分裂沟发生移动，即介电泳现象，导致细胞内结构紊乱、功能障碍，进而促进细胞凋亡。因此，TTFields能够使处于有丝分裂中后期的细胞产生介电泳现象并导致肿瘤细胞结构紊乱和破坏，最终抑制肿瘤细胞的生长。

在时差显微镜下可以观察到肿瘤细胞有丝分裂时间延长甚至细胞破坏。在TTFields的干预下，免疫组化染色发现肿瘤细胞呈现出异常的有丝分裂图像，这应该与TTFields干预纺锤体的形成有关。这些异常图像与紫杉醇等化学治疗药物干预肿瘤细胞增殖时观察到的图像相似。进一步研究表明TTFields与化学治疗药物联合使用的效果更佳。有趣的是，TTFields使细胞按照电场方向排列。这可能是因为当有丝分裂轴与电场方向一致时，电场力是最大的。这同样提示在有丝分裂过程中，细胞成角影响了它对TTFields的敏感性。

（4）TTFields作用的异质性：不同的细胞状态在TTFields作用下存在不同的表现形式。TTFields作用于静止的细胞，所形成的电场是均匀的，振荡的电场力只引起离子和偶极子的振动。相反，TTFields作用于分裂期细胞内所形成的非均匀电场，会诱导所有偶极子向卵裂沟推进。TTFields施加方向力，导致主轴形成异常。有丝分裂的停止或延迟，可能是染色体对主轴纤维的不适当附着造成的。细胞可以在有丝分裂的阻滞或细胞分裂过程中死亡，产生异常的非整倍体子代。异常的子细胞在随后的有丝分裂过程中，再次遭受到的TTFields的影响。

一系列的体外研究发现，TTFields具有高效的抑制肿瘤细胞增殖及破坏肿瘤细胞的能力。科学家在TTFields的环境下培养和刺激多种细胞系，包括黑色素瘤、脑胶质瘤、肺癌、前列腺癌和乳腺癌等。TTFields连续干预24～72小时的情况下，与对照组和非增殖的幼地鼠肾细胞相比，上述细胞系的细胞增殖均受到明显抑制。科学家还发现了最大程度抑制该细胞增殖的电场频率主要与细胞的大小和形状相关。同频率的中频交变电场对肿瘤细胞的增殖抑制有差异，B16F1细胞（大鼠黑色素瘤细胞）最理想的抑制频率为100kHZ，人类乳腺癌细胞最理想的抑制频率为150kHZ，F98细胞（大鼠胶质瘤细胞）最理想的抑制频率为200kHZ。此外，TTFields对抑制肿瘤细胞分裂和促进肿瘤细胞死亡（通过凋亡）中的作用和电场强度相关。在给定范围内随着电场强度增加，对肿瘤细胞抑制作用逐渐加强；其次，不同细胞对电场强度的敏感性不同，最敏感的是对大鼠黑色素瘤细胞，敏感度稍低的是大鼠胶质瘤细胞和人非小细胞肺癌细胞，最差的是人乳腺癌细胞。最后，TTFields的作用效果与电场方向和分裂轴的方向有关，当两者方向平行时效果最大，当两者垂直时效果最差。在培养皿中，细胞分裂的轴线方向是随机排列的，只有很少的分裂细胞得到了理想的治疗，交替运用多个方向的电场后，发现两个相互垂直的电场比单方向的电场效果高20%（B16F1细胞和F98细胞）。

TTFields的动物实验同样表明，中频交变电场对肿瘤增殖具有抑制作用，其抑制作用与电场的作用时间、强度、方向和频率相关。实验选用内植入电极片介导的TTFields治疗小鼠皮下植入的恶性黑色素瘤和外置电极片介导的TTFields治疗大鼠的颅内接种的胶质瘤，其电极片的放置均成几何学匹配。运用TTFields治疗小鼠皮下恶性黑色素瘤的实验，采用不同频率、单方向的TTFields，治疗时间为3～6天。最大化的生长抑制频率是在100kHZ，治疗组的肿瘤大小为对照组的62.7%，病理切片显示小鼠皮下见大量凋亡坏死的肿瘤细胞。体内的频率依赖实验没有达到统计学意义，但它表明一定的频率依赖关系。TTFields治疗大鼠胶质瘤（大鼠F98胶质瘤细胞）实验，采用最理想的频率和强度（200kHZ，2V/cm，根据细胞学实验结果），处理时间为6天，实验指标为MRI（磁共振图像）所测量的肿瘤大小。结果显示治疗组肿瘤的最大直径大约只有对照组的一半；单方向的TTFields平均治疗效果很小，没有达到统计学的治疗意义；而增加TTFields的方向，两个方向时治疗组较对照组减少了42.6%，3个方向时治疗组较对照组减少了53.4%（三个电极放置互相夹角45°～90°），且均达到了有统计学意义的抑制肿瘤生长。其次，实验发现选用100kHZ的中频交变电场对肿瘤无显著影响，而200kHZ的TTFields引起了对肿瘤生长有显著的抑制。

（5）TTFields动物试验的不良反应： TTFields应用于健康动物，并未发现显著的副作用。应用TTFields于兔子头部、胸部以测试应用TTFields的安全性，按时评估动物的体重、体温、心电图、全血细胞计数、电解质、凝血功能。1个月的观察期后，处死所有实验动物，并将主要的器官都送样做病理学检测，所有实验动物均没有观察到心率和心律的改变，也未观察到治疗相关的毒性作用。在体内试验中，只有当使用特定频率（该频率对特定的细胞系有效）的电场干预时，该种细胞形成的肿瘤体积会明显缩小。在黑色素瘤小鼠转移模型和肾癌兔转移模型中，TTFields可减弱肿瘤转移的程度，这主要与转移瘤的生长抑制、肿瘤转移能力受损和原位肿瘤的局部控制有关。

3. 肿瘤电场治疗的临床研究

（1）TTFields的临床治疗特点： TTFields是一种新的非侵入性肿瘤治疗方法，在临床应用中具有以下治疗特点：①将绝缘电极置于病人肿瘤生长部位的外周皮肤，能覆盖几乎所有可能发生癌变的部位，电场贴片之间的能量不会衰减，可用于治疗深层肿瘤，如脑、肺、卵巢、胰腺等部位的恶性肿瘤。②TTFields与常规放射治疗及化学治疗联合使用时可以提高放射治疗、化学治疗的疗效和敏感性，而不增加治疗相关的全身毒性，同时还能提高病人健康相关的生活质量（health-related quality of life，HRQoL）。③TTFields是通过放置在靠近肿瘤的皮肤上的电场贴片来传输治疗的，其过程中电场不具有半衰期，因此能够进行可持续性治疗。④TTFields治疗安全无创、不良反应小，除了电极片与皮肤接触部位可能发生轻度皮炎外，尚未见其他明显不良反应的出现。通过皮肤预防策略，包括适当的剃须、清洁头皮、频繁地更换电场贴片及适当使用局部皮质类固醇可以减轻不良反应。⑤TTFields作为可佩戴设备，最新的二代设备体积小、携带方便，且不影响病人的日常正常生活，能提高病人依从性和生活质量。受社会支持及日常生活独立性等因素的影响，病人整体治疗依从性在75%以上，目前可通过专业人员指导和管理提高病人的依从性，使病人治疗效果达到最大化。然而，最有效的抑制细胞生长的最佳频率因肿瘤类型而异。

（2）TTFields治疗复发GBM： 由于GBM具有侵袭性强、无法全部切除及容易复发等特点，使得治疗效果仍然不满意，中位总生存期（overall survival，OS）仍然为大约1年。TTFields在胶质母细胞瘤的治疗方面展现出了巨大的潜力。在TTFields治疗复发GBM的EF-7临床试验中，10例复发胶质母细胞瘤病人首先接受了TTFields治疗。在整个治疗过程中，TTFields是唯一的抗肿瘤治疗方式，并没有给予病人辅助化学治疗。病人携带的型号为NovoTFFields-100A的便携设备，通过两对贴在病人皮肤上的绝缘电极可以发射TTFields。这一设备可以持续发射频率为200kHz、强度为1~2V/cm的垂直交变电场。与对照组相比，病人疾病进展的中位时间（medianTTP）获得了极大延长（26.1周），而且病人的6个月无进展生存率也获得了极大提高，达50%，且病人中位生存时间超过了62周。

STUPP等在一个随机的Ⅲ期临床试验EF-11中，纳入237例复发性GBM病人，病人中位年龄54岁（23~80岁），中位KPS评分80分（50~100分），随机分为TTFields组（20~24h/d）120例和挽救化学治疗方案组117例，其主要终点为总生存期。2组的中位生存期分别为6.6个月和6个月（HR=0.86；P=0.27），2组的1年生存率均为20%，6个月无进展生存率分别为21.4%和15.1%（P=0.13）。TTFields组病人中没有观察到化学治疗的典型系统性不良反应。轻度到中度（1级和2级）接触性皮炎发生率为16%，采用局部皮质激素治疗后完全治愈。挽救化学治疗方案组其毒性与使用药物的药理学机制有关，其胃肠道、血液学和感染性不良事件显著多于TTFields组。共有3%的病人出现重度不良反应（3/4级），两组中重度不良事件发生率分别为6%和16%。此次试验虽然没有观察到生存差异，但这种无化学治疗设备的疗效与通常用于复发性GBM的化学治疗方案相当。结果表明，从不良反应、生活质量及生存期等方面，TTFields疗法均较优。2011年4月，TTFields通过美国食品药品管理局的审批作为复发的GBM一线治疗失败后的二线治疗方法。

（3）TTFields治疗初诊GBM：另外一项多中心随机开放性Ⅲ期临床试验EF-14（NCT00916409）则证实与单用替莫唑胺相比，替莫唑胺联合TTFields治疗显著延长了病人的PFS与OS。该研究纳入了来自美国、加拿大、欧洲和以色列等的83个医学中心的695例胶质母细胞瘤病人。其开展于2009—2014年，在病人完成标准的同步放射治疗、化学治疗之后，以2∶1的比例随机分为替莫唑胺联合TTFields组和替莫唑胺组两组，主要终点是PFS。该研究共包括466例替莫唑胺联合TTFields组病人和229例替莫唑胺组病人，中位随访时间是40个月，主要评价指标为无进展生存期（PFS）和OS，在TTFields-TMZ组和单独TMZ组中，中位无进展生存期（progression free survival，PFS）分别为6.7个月和4.0个月（HR＝0.63，95% CI 0.52～0.76，$P<0.001$，总生存期分别为20.9个月和16.0个月（HR＝0.63，95% CI 0.53～0.76，$P<0.001$。结果表明，联合TTFields比TMZ单用能显著延长病人生存期，且未出现叠加性毒性。

此外，在EF-14 Ⅲ期试验亚组分析中，与单独使用TMZ相比，TTFields联合TMZ组治疗GBM病人的高依从性与生存时间和PFS的改善显著相关，依从性＞90%的病人中位生存时间和5年生存率，比低依从性组显著提高，提示增加对TTFields治疗的依从性是提高GBM存活率的独立预后因素。越来越多临床试验证明，TTFields联合TMZ治疗新诊断GBM具有良好的生存获益及安全性。GUZAUSKAS等研究发现使用TTFields联合TMZ治疗GBM病人平均生存时间较单独使用TMZ增加了1.8年。通过氨基酸代谢正电子发射断层成像（positron emission tomography，PET）检测发现，TTFields可以诱导复发性GBM早期代谢反应，也验证了TTFields在治疗GBM病人中的疗效。上述研究表明，TTFields为GBM病人治疗提供新思路和新策略，开创了GBM治疗的新篇章，其联合TMZ治疗可明显延长GBM病人的生存时间和PFS。而且，TTFields在胰腺癌，卵巢癌，肺癌，恶性间皮瘤中也正在进行广泛地研究。

（4）TTFields在恶性肿瘤中的联合治疗策略：TTFields在恶性肿瘤的治疗领域中已经取得了显著的成就，可通过TTFields与化学治疗、放射治疗、有丝分裂检查点抑制剂、分子靶向药物、PD-1/PD-L1抑制剂、Ca^{2+}通道拮抗剂、自噬抑制剂等其他的治疗手段结合，进一步增强恶性肿瘤的治疗效果。

目前TTFields在恶性肿瘤中存在的联合治疗策略有：①TTFields联合化学治疗。研究发现TTFields可增加GBM细胞的膜通透性，这一机制有助于解释TTFields

与化学治疗之间的协同作用。多项临床试验也已经证明TTFields联合化学治疗治疗恶性肿瘤具有良好的疗效。②TTFields联合放射治疗。在NSCLC细胞系中，TTFields可通过下调BRCA1信号通路和降低DNA双链断裂修复能力而增强肿瘤细胞对放射治疗的敏感性。与此同时，GILADI等也发现放射治疗后给予TTFields可通过抑制DNA损伤修复来提高抗肿瘤的治疗效果。③TTFields联合有丝分裂检查点抑制剂。KESSLER等研究发现有丝分裂检查点抑制剂联合TTFields可增强抗GBM细胞作用。④TTFields联合分子靶向药物。抗血管生成药物索拉非尼和TTFields的联用可使肿瘤细胞发生G2/M阻滞，G0/G1细胞比例增加，并能显著抑制肿瘤细胞的侵袭、转移以及血管生成。在临床上索拉非尼联合TTFields治疗GBM的疗效略好于单独治疗，尚需进一步研究。⑤TTFields联合PD-1/PD-L1抑制剂。TTFields联合PD-1抑制剂治疗肺癌的试验正在进行，初步疗效尚可，值得进一步研究。⑥TTFields联合Ca^{2+}通道拮抗剂。研究发现，Cav1.2通道为GBM细胞质膜中的TTFields作用靶点，为TTFields结合临床已使用的Ca^{2+}通道拮抗剂提供理论依据。⑦TTFields联合自噬抑制剂。SHTEINGAUZ等发现TTFields联合自噬抑制剂氯喹，与单独使用TTFields或氯喹相比，可显著降低抗细胞生长的剂量依赖性，目前临床中尚需进一步研究。

（5）TTFields的不良反应：TTFields治疗相关的皮肤不良反应主要分为四类，皮炎（过敏或刺激）、糜烂、感染和溃疡。Kirson等的研究中发现，9例（90%）病人出现了与TTFields设备相关的轻中度皮肤不良反应，在局部应用糖皮质激素后病人症状均好转。在一项Ⅲ期临床试验中，应用TTFields最常见的不良反应同样是TFFields设备相关的轻中度皮肤不良反应，共有18例（16%）发生。所有的皮肤不良反应均为可逆。替莫唑胺组的血液系统及消化系统的不良反应发生率为17%，同时感染的发生率为8%。与之相比，TTFields组的血液系统及消化系统的不良反应发生率仅为3%和4%，感染的发生率为4%。而在另一项多中心随机临床试验中，替莫唑胺联合TTFields组的全身不良反应发生率为48%，替莫唑胺组为44%。两组的全身不良反应发生率差异无统计学意义。替莫唑胺联合TFFields组的轻中度皮肤不良反应发生率为52%，重度皮肤不良反应发生率为2%。

针对皮肤不良事件有相关的预防策略，包括剃头备皮、使用异丙醇、定期更换传感器阵列等。在对已接受标准放射治疗、化学治疗的GBM病人随机临床试验最后分析中，使用TTFields-TMZ治疗和单独TMZ化学治疗，结果在无进展生存期和生存时间方面有显著改善，且未加重化学治疗药物的不良反应，也未出现其他严重不良反应。在一项关于TTFields电场贴片对GBM治疗方案影响的计划研究中，运用RW3平板模型比较了基于MV-CT和KV-CT的计划剂量和测量剂量，在无TTFields电场贴片的Alderson头型幻影显像管上优化了MV-CT方案，然后在装备TTFields电场贴片的相同显像管上重新计算了MV-CT方案。根据深度的不同，测量出TTFields阵列的衰减。结果表明，TTFields电场贴片的存在不会影响一致性和均匀性，在TTFields阵列和VMAT剂量应用之间存在微小的相互作用，但与临床不相关。目前尚不清楚联合治疗对靶器官的影响，TTFields协同放射治疗尚未运用于临床。

研究者同样对病人的生活质量进行了评价研究。TFFields组与替莫唑胺组相比，两者在整体健康及社交能力方面没有显著差异，但在认知、角色及情感功能方面，TTFields组明显强于替莫唑胺组。与替莫唑胺组相比，TTFields组的厌食、腹泻、便秘、恶心、呕吐、疼痛和疲劳等不良反应发生频率及强度均显著降低。综上所述，TTFields治疗的最主要不良反应是皮肤不良反应，也是降低病人依从性的主要原因，因此加强预防，对症处理及降低发生率是当前的重中之重。皮肤不良反应的处理分为预防和治疗两部分。预防措施主要包括：病人及护工的健康教育、正确的备皮、感染预防、避免接触瘢痕区域及电极的粘贴位置。备皮对于保证电极与皮肤的良好接触是至关重要的，它可以降低皮肤刺激的风险以及使TTFields更好发挥作用。剃头后使用刺激性小的洗发水洗头可以去除皮脂。电极片采用了无菌包装以降低感染风险。教育病人在粘贴及撕下电极前后洗手并清洁头皮。规律更换电极的粘贴位置，小心撕下电极防止与皮肤发生粘连，检查粘连位置皮肤有无红肿等均有利于预防皮肤不良反应发生。

治疗措施主要包括药物治疗和暂停TTFields治疗。药物治疗主要包括局部糖皮质激素的应用和局部抗生素的应用。如果局部发生皮炎症状，推荐局部应用糖皮质激素（0.05%倍他米松或0.05%氯倍他索）。由于药膏中包含脂质成分，所以存留在皮肤上的药膏残留物务必清洁干净，否则将影响电极与皮肤的接触，从而影响了TTFields发挥作用。当皮肤屏障被破坏时（糜烂）或已出现感染表现，推荐应用抗生素。抗生素的选择根据头皮菌群种类而定，多选用莫匹罗星软膏、多黏菌素B软膏等。在应用抗生素之前，推荐进行皮肤细菌培养加药敏试验，以便明确感染细菌的种类及针对性选择抗生素。抗生素软膏至少在皮肤上作用15～30分钟，再将其清除干净。

对于难治的重度皮肤不良反应，推荐暂停TTFields治疗和进行局部药物治疗。有研究发现暂停2～7天的TTFields治疗通常可治愈皮肤不良反应，这与表皮细胞的更新率相一致。有皮肤不良反应病史的病人容易复发，因此做好病人宣教及预防工作是至关重要的。

（6）TTFields治疗的依从性：制约TTFields疗效的最重要原因是病人的依从性。与化学治疗不同，TTFields治疗主要是物理而非化学方式，没有相应的半衰期。因此，一旦TTFields治疗停止，则抗癌效应也终止了。一项动力学模型研究发现为了实质性逆转肿瘤生长，至少连续4周应用TTFields治疗是有必要的。电场贴片需要紧密贴合在头皮上，所以病人需要剃净头皮。正确地安装电场贴片需要经过专业培训的专人协助。因为接触性皮炎的发生，部分病人会中断治疗。正确备皮及局部应用抗生素和糖皮质激素软膏等可降低皮炎发生率，从而提高病人依从性。

总之，依从性问题是普遍存在的，在一项随机对照研究中，有超过20%病人提前中止了治疗，仅93例病人完成了1个周期的TTFields治疗。重要的是，这93例病人的中位生存期及无进展生存期与化学治疗组病人相比均明显延长。有趣的是，一项事后分析研究发现，年龄<60岁的病人依从性高于>60岁的病人。多项试验研究发现TTFields治疗的持续时间与生存率高度相关。进一步研究发现每天使用TTFields治疗>18小时的病人其生存期明显高于每天使用TTFields治疗<18小时的病人。

（7）TTFields治疗的抵抗性：理论上，TTFields治疗的抵抗性发生率要低于标准化学治疗。此外，有丝分裂是肿瘤细胞增殖所必须的生理活动。胶质母细胞瘤的多药耐药性是长期化学治疗后的常见现象。另外，化学治疗药物发挥作用受限也与血-脑屏障有关。这在TTFields治疗中是不存在的。在一项Ⅲ期随机临床研究中，接受TTFields治疗的病人出现了明显的放射学反应，仅14%病人的放射学提示肿瘤出现发展。胶质母细胞瘤对TTFields治疗产生抵抗性的可能机制是细胞体积的改变。之前的研究发现TTFields的最佳频率与细胞体积成反比。Turner等报道了1例病理为巨细胞型胶质母细胞瘤的病人，在经过TTFields治疗和化学治疗后，其肿瘤体积不降反增。可以通过降低TTFields频率来逆转肿瘤抵抗性，这在卵巢癌细胞研究中得到证实。这一研究结果提示，影像学复查甚至重新活检的重要性，以评估TTFields治疗的频率是否需要调整。TTFields治疗已被证实可以诱导肿瘤细胞发生变异，所以TTFields抵抗性的发生可能是肿瘤细胞染色体修复机制变异的结果。Turner等发现在肿瘤边缘上TTFields的强度是降低的。因此有研究利用磁共振成像数据构建头颅模型以更精确评估TTFields在脑内不同部位分布的强度。该研究发现TTFields强度在脑脊液中是最高的，然后是白质、灰质，这与以上部位的阻抗特性是相关的。

（8）TTFields治疗的争议：尽管TTFields治疗的全身不良反应有限，但有些特定人群是不适合TTFields治疗的。目前没有研究证明TTFields对病人植入电子设备（起搏器、除颤器或深部脑刺激器）是没有干扰的。有报道某接受普通阀门脑室腹腔引流术的病人对TTFields治疗耐受良好。但是没有研究系统评估TTFields治疗对脑室腹腔分流阀门的影响。另外，任何对TTFields换能器电极上的水凝胶过敏的病人禁用TTFields治疗。

4. 小结与展望

NCCN指南推荐使用TTFields治疗新诊断和复发GBM。将来，更多的基础研究将揭示TTFields的准确治疗机制以及调整TTFields参数以及特异性治疗肿瘤的方法。另外，未来的临床研究将会把TTFields治疗与分子生物学标志物和组织学分型结合起来共同研究。以上分析将会明确哪一亚型的脑胶质瘤对TTFields治疗敏感或抵抗。这些数据也会揭示每一亚型的脑胶质瘤对应的TTFields最佳治疗频率。复发脑胶质瘤很可能需要调整其TTFields治疗频率，并需要将原发脑胶质瘤与复发脑胶质瘤的分子亚型进行综合考虑。此外，目前仅仅把TTFields技术应用到了胶质母细胞瘤这一颅内最常见的恶性肿瘤中，未来的临床研究可以将TTFields技术应用到其他中枢神经系统肿瘤中。曾有报道胶质母细胞瘤合并脑膜瘤病人在接受TTFields治疗后，在影像学上脑膜瘤体积缩小达60%以上。未来的研究同样需要监测TTFields治疗对正常胶质细胞、神经元的影响。同时，有研究发现TTFields的电流通过改变放电率，激发特性和尖峰时间而改变了神经元活性。因此，TTFields治疗对记忆、学习等认知功能的影响也需要长期评估。然而，由于胶质母细胞瘤病人的不良预后及TTFields良好的临床前景，该类问题不会影响TTFields的临床应用。将TTFields与标准治疗方案联合应用为新诊断及复发脑胶质瘤病人提供最佳治疗方案，以最大限度改善病人预后并降低不良反应发生率是今后努力的方向。TTFields设备将随着科技的进步，在体积和重量上进一步优化，给病人更好的体验。

刘志雄（中南大学湘雅医院）

罗承科（中南大学湘雅医院）

参考文献

[1] OSTROM Q T, GITTLEMAN H, LIAO P, et al. CBTRUS Statistical Report: Primary Brain and Central Nervous System Tumors Diagnosed in the United States in 2008-2012 [J]. Neuro Oncol, 2015. 17 Suppl 4: iv1-iv62.

[2] LACOUTURE M E, ELIZABETH DAVIS M, ELZINGA G, et al. Characterization and management of dermatologic adverse events with the NovoTTF-100A System, a novel anti-mitotic electric field device for the treatment of recurrent glioblastoma [J]. Semin Oncol, 2014. 41 Suppl 4: S1-14.

[3] STUPP R, BRADA M, VAN DEN BENT M J, et al. High-grade glioma: ESMO Clinical Practice Guidelines for diagnosis, treatment and follow-up [J]. Ann Oncol, 2014. 25 Suppl 3: iii93-101.

[4] HEGI M E, DISERENS A-C, GORLIA T, et al. MGMT gene silencing and benefit from

temozolomide in glioblastoma [J]. N Engl J Med, 2005. 352(10): 997-1003.

[5]　GERA N, YANG A, HOLTZMAN T S, et al. Tumor treating fields perturb the localization of septins and cause aberrant mitotic exit [J]. PLoS One, 2015. 10(5): e0125269.

[6]　HOTTINGER A F, PACHECO P, STUPP R. Tumor treating fields: a novel treatment modality and its use in brain tumors [J]. Neuro Oncol, 2016, 18(10): 1338-1349.

[7]　VOLOSHIN T, MUNSTER M, BLATT R, et al. Alternating electric fields (TTFields) in combination with paclitaxel are therapeutically effective against ovarian cancer cells in vitro and in vivo [J]. Int J Cancer, 2016, 139(12): 2850-2858.

[8]　KORSHOJ A R, LUKACOVA S, MIKIC N, et al. [Tumor treating fields in cancer treatment in Denmark] [J]. Ugeskr Laeger, 2019, 181(5): V07180481.

[9]　KIRSON E D, DBALY V, TOVARYS F, et al. Alternating electric fields arrest cell proliferation in animal tumor models and human brain tumors [J]. Proc Natl Acad Sci U S A, 2007, 104(24): 10152-10157.

[10]　KIRSON E D, GURVICH Z, SCHNEIDERMAN R, et al. Disruption of cancer cell replication by alternating electric fields [J]. Cancer Res, 2004, 64(9): 3288-3295.

[11]　CLAGUE D S, WHEELER E K. Dielectrophoretic manipulation of macromolecules: the electric field [J]. Phys Rev E Stat Nonlin Soft Matter Phys, 2001, 64(2 Pt 2): 026605.

[12]　HONDROULIS E, MELNICK S J, ZHANG X J, et al. Electrical field manipulation of cancer cell behavior monitored by whole cell biosensing device [J]. Biomed Microdevices, 2013, 15(4): 657-663.

[13]　KIRSON E D, SCHNEIDERMAN R S, DBALY V, et al. Chemotherapeutic treatment efficacy and sensitivity are increased by adjuvant alternating electric fields (TTFields) [J]. BMC Med Phys, 2009, 9: 1.

[14]　ORNELAS A S, PORTER A B, SHARMA A, et al. What is the Role of Tumor-treating Fields in Newly Diagnosed Glioblastoma? [J] Neurologist, 2019, 24(2): 71-73.

[15]　TAPHOORN M J B, DIRVEN L, KANNER A A, et al. Influence of Treatment With Tumor-Treating Fields on Health-Related Quality of Life of Patients With Newly Diagnosed Glioblastoma: A Secondary Analysis of a Randomized Clinical Trial [J]. JAMA Oncol, 2018, 4(4): 495-504.

[16]　WENGER C, MIRANDA P C, SALVADOR R, et al. A Review on Tumor-Treating Fields (TTFields): Clinical Implications Inferred From Computational Modeling [J]. IEEE Rev Biomed Eng, 2018, 11: 195-207.

[17]　BURRI S H, GONDI V, BROWN P D, et al. The Evolving Role of Tumor Treating Fields in Managing Glioblastoma: Guide for Oncologists [J]. Am J Clin Oncol, 2018, 41(2): 191-196.

[18]　KINZEL A, AMBROGI M, VARSHAVER M, et al. Tumor Treating Fields for Glioblastoma Treatment: Patient Satisfaction and Compliance With the Second-Generation Optune((R)) System [J]. Clin Med Insights Oncol, 2019, 13: 1179554918825449.

[19]　ONKEN J, STAUB-BARTELT F, VAJKOCZY P, et al. Acceptance and compliance of TTFields treatment among high grade glioma patients [J]. J Neurooncol, 2018, 139(1): 177-184.

[20]　STUPP R, WONG E T, KANNER A A, et al. NovoTTF-100A versus physician's choice chemotherapy in recurrent glioblastoma: a randomised phase Ⅲ trial of a novel treatment modality [J]. Eur J Cancer, 2012, 48(14): 2192-202.

[21]　KESARI S, RAM Z. EF-14 Trial Investigators. Tumor-treating fields plus chemotherapy versus chemotherapy alone for glioblastoma at first recurrence: a post hoc analysis of the EF-14 trial [J]. CNS Oncol, 2017, 6(3): 185-193.

[22] TOMS S A, KIM C Y, NICHOLAS G, et al. Increased compliance with tumor treating fields therapy is prognostic for improved survival in the treatment of glioblastoma: a subgroup analysis of the EF-14 phase III trial [J]. J Neurooncol, 2019, 141(2): 467-473.

[23] GUZAUSKAS G F, SALZBERG M, WANG B C. Estimated lifetime survival benefit of tumor treating fields and temozolomide for newly diagnosed glioblastoma patients [J]. CNS Oncol, 2018, 7(3): Cns23.

[24] BOSNYAK E, BARGER G R, MICHELHAUGH S K, et al. Amino Acid PET Imaging of the Early Metabolic Response During Tumor-Treating Fields (TTFields) Therapy in Recurrent Glioblastoma [J]. Clin Nucl Med, 2018, 43(3): 176-179.

[25] CHANG E, PATEL C B, POHLING C, et al. Tumor treating fields increases membrane permeability in glioblastoma cells [J]. Cell Death Discov, 2018, 4: 113.

[26] KARANAM N K, SRINIVASAN K, DING L H, et al. Tumor-treating fields elicit a conditional vulnerability to ionizing radiation via the downregulation of BRCA1 signaling and reduced DNA double-strand break repair capacity in non-small cell lung cancer cell lines [J]. Cell Death Dis, 2017, 8(3): e2711.

[27] KESSLER A F, FROMBLING G E, GROSS F, et al. Effects of tumor treating fields (TTFields) on glioblastoma cells are augmented by mitotic checkpoint inhibition [J]. Cell Death Discov, 2018, 4: 12.

[28] NEUHAUS E, ZIRJACKS L, GANSER K, et al. Alternating Electric Fields (TTFields) Activate Cav1. 2 Channels in Human Glioblastoma Cells [J]. Cancers (Basel), 2019, 11(1): 110.

[29] SHTEINGAUZ A, PORAT Y, VOLOSHIN T, et al. AMPK-dependent autophagy upregulation serves as a survival mechanism in response to Tumor Treating Fields (TTFields) [J]. Cell Death Dis, 2018, 9(11): 1074.

[30] STUPP R, TAILLIBERT S, KANNER A, et al. Effect of Tumor-Treating Fields Plus Maintenance Temozolomide vs. Maintenance Temozolomide Alone on Survival in Patients With Glioblastoma: A Randomized Clinical Trial [J]. Jama, 2017, 318(23): 2306-2316.

[31] GONZALEZ C F, REMCHO V T. Harnessing dielectric forces for separations of cells, fine particles and macromolecules [J]. J Chromatogr A, 2005, 1079(1-2): 59-68.

[32] TURNER S G, GERGEL T, WU H, et al. The effect of field strength on glioblastoma multiforme response in patients treated with the NovoTTF™-100A system [J]. World Journal of Surgical Oncology, 2014, 12(1): 162.

[33] SCHNEIDERMAN R S, GILADI M, PORAT Y, et al. OVERCOMING CELL SIZE ESCAPE FROM TUMOR TREATING FIELDS USING A VARYING FREQUENCY TREATMENT PARADIGM IN-VITRO [J]. Neuro-Oncology, 2013, 31(15): 43-43.

第二节　诊疗规范实践中的常见问题

1. 什么是肿瘤电场治疗？

肿瘤电场治疗是tumor treating fields（TTFields）的中文意译，是一种无创的通过低强度中频交变电场抑制肿瘤细胞有丝分裂，发挥抗肿瘤作用的治疗方法。用于脑胶质瘤的TTFields是一种便携式设备（图7-1），通过贴敷于头皮的电极片产生治疗肿瘤的电场。

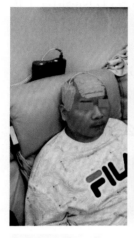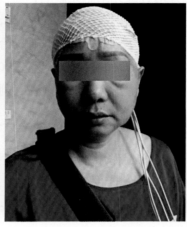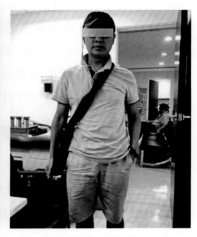

图7-1　不同病人使用TTFields治疗的照片

2. 肿瘤电场治疗的适应证及禁忌证是什么？

（1）适应证： 适用于幕上经组织学确诊的成人（≥18周岁）新诊断和复发的胶质母细胞瘤病人。

国家卫生健康委员会颁布的《脑胶质瘤诊疗规范》（2018年版）建议TTFields适用于新发GBM（1级证据）和复发高级别脑胶质瘤的治疗（2级证据）。

（2）禁忌证： ①体内存在有效的植入式医疗设备、脑部颅骨缺损或子弹碎片；②对导电水凝胶过敏的病人；③怀孕期、可能怀孕或正在备孕的病人。

3. 肿瘤电场治疗强度是否随距离衰减，能到达深层组织吗？

TTFields治疗的强度不会随着距离的增加而衰减，可以到达深层组织，但是，电场在大脑中的分布由于组织异质性的影响高度是不均匀的，因此，电场不会像在均匀组织中那样随距离的增加而平稳地减小。TTFields治疗可以通过电场治疗计划系统（novoTAL system），优化电极片的位置来治疗幕上区域任何位置肿瘤。经有限元模型分析可知，在TTFields治疗过程中颅内任一位置的场强均能达到或超过控制GBM所需的治疗阈值1V/cm。

4. 肿瘤电场治疗对脑内的正常细胞有影响吗？

成人脑内正常细胞主要有神经元细胞和胶质细胞，可能由于以下几个原因免受TTFields的影响：①设备的频率被固定为仅针对胶质母细胞瘤细胞（200kHz）；②神经元细胞的体积比胶质瘤细胞大得多，因此能够影响这些细胞的频率应该比200KHz小得多，所以TTFields治疗对神经元细胞无影响；③因为TTFields治疗干扰有丝分裂，而通常认为成熟的神经元细胞不再进行有丝分裂，胶质细胞仅在神经系统受损（例如中风、外伤）后出现有丝分裂，所以TTFields治疗对正常细胞影响极小；并且TTFields治疗的效果和细胞复制时间有关，由于包括GBM细胞在内的肿瘤细胞复制时间明显较短，所以TTFields治疗对复制时间更长的胶质细胞影响不大。

5. 肿瘤电场治疗的主要不良反应及其处理原则是什么？

单独使用TTFields治疗时最常见的副作用是头皮反应，主要为皮肤过敏、发红、发痒、皮疹、水疱、轻微灼伤、接触性皮炎等（图7-2），严重者有糜烂、感染和溃疡。其他副作用包括发热感、精神萎靡、肌肉抽搐、头痛和疼痛不适。

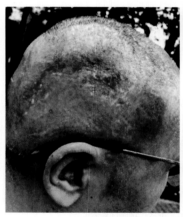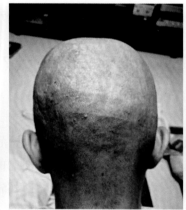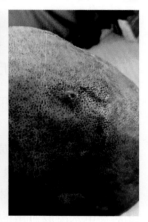

图7-2　TTFields治疗时头皮出现发红、发痒、皮疹、水疱等不良反应

出现头皮不良反应的处理原则依次是：①轻微的头皮反应在局部应用糖皮质激素（如氯倍他索、倍他米松等）和/或短时间休息后均可缓解；②严重的头皮反应可以局部使用抗生素软膏或经细菌培养后使用敏感抗生素控制；③采用调整电极贴片位置或局部剪除敷料，使局部头皮休息，有利于局部用药治疗。所有的皮肤不良反应都是可逆的。

6. 肿瘤电场治疗对 GBM 的效果怎么样，临床研究证据有什么？

针对TTFields治疗的疗效已有3个临床研究数据验证，分别是针对复发性GBM的Ⅲ期临床试验（即EF-11研究）和上市后临床实践注册数据库（PRiDe）以及新诊断GBM的Ⅲ期临床试验（即EF-14研究）。

（1）EF-11研究是一项前瞻性、随机、多中心的Ⅲ期临床试验，旨在比较TTFields电场治疗与全身综合治疗复发GBM病人的疗效。该研究总入组237例，其中120例病人随机分配到单纯的电场治疗，117例病人被分入全身化学治疗组［最佳可用化学治疗组，可以使用包括抗血管生成靶向治疗（主要是贝伐珠单抗治疗）在内的任何一种医师认为最有效的化学治疗方案］。

结果显示：单纯的TTFields治疗和全身化学治疗治疗复发GBM的疗效相当，中位生存期为6.6个月和6.0个月，但TTFields治疗组的安全性和生活质量更好。美国FDA据此批准了TTFields治疗用于复发GBM。后期一项针对EF-11的数据分析显示，同样是使用至少一个疗程，TTFields治疗组对比全身化学治疗组中位生存期为7.7个月和5.9个月（*P*=0.009 3）。

（2）PRiDe真实世界注册数据库是基于TTFields上市后从2011—2013年共457例复发GBM病人的临床资料，分析显示：接受TTFields电场治疗的复发GBM中位生存期为9.6个月。其中第一次复发的GBM组的中位生存期为20.0个月，第二次复发的GBM组的中位生存期为8.5个月。

（3）EF-14研究是一项随机开放的Ⅲ期临床试验，纳入2009—2014年间83个中心新诊断GBM病人共695位。病人肿瘤已经切除或经活检确诊，完成同步放射治疗、化学治疗后，2∶1随机分为TTFields（≥1小时/天）加TMZ组和TMZ单药治疗组。随访至2016年12月，主要研究终点为PFS，次要终点OS，旨在评估TTFields电场治疗新诊断GBM的疗效。

研究结果显示：TTFields加TMZ联合使用的中位生存期为20.9个月，比TMZ单用的16.0个月延长了4.9个月，5年生存率由5%增加到13%；后期一项关于EF-14研究的依从性数据分析（图7-3）显示：每天佩戴22小时以上的病人生存获益最大（25个月vs.16个月），5年生存率高达29.3%。

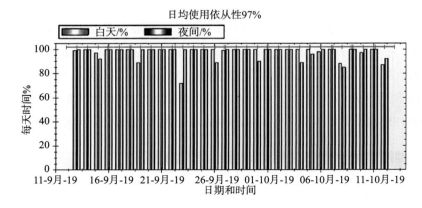

图7-3　某位病人使用肿瘤电场治疗的依从性分析结果，平均每天使用率为97%

7. 影响肿瘤电场治疗疗效的因素有哪些？

影响TTFields治疗的因素主要有强度、时间和频率。①治疗GBM的TTFields设备，输出的是低强度中频电场，这一强度既能保证颅内任一位置的场强达到或超过治疗阈值，又能保证头皮和组织能够耐受治疗设备所产生的热量。另外，TTFields治疗所产生的作用力与微管平行时的拉力最大，而肿瘤细胞的排列是随机分散在各个方向，所以TTFields治疗对肿瘤细胞的作用强度均不相同。②TTFields治疗主要作用于有丝分裂的中后期，而颅内GBM细胞不可能同时进入有丝分裂期，所以要等待时机发挥作用；只有每天尽可能多使用（高依从性）并且总使用时间尽可能地延长才尽可能破坏GBM细胞的有丝分裂，从而达到治疗的目的。③TTFields治疗的频率与肿瘤细胞的大小成反比，用于治疗GBM的TTFields设备输出的电场频率被主要设定在200kHz，这一频率只对GBM细胞起作用，而GBM细胞是公认的异质性最强的肿瘤细胞，体积各不相同，所以频率与体积相匹配才能起到最大的抑制有丝分裂作用。

8. 常规 GBM 预后因素是用来筛选肿瘤电场治疗使用病人的标准吗（手术切除范围、MGMT、年龄）？

TTFields治疗联合替莫唑胺（TMZ）化学治疗治疗新诊断GBM的临床研究（EF-14研究），结果表明新诊断的GBM病人无论手术切除程度、O^6-甲基鸟嘌呤-DNA甲基转移酶（O^6-methylguanine-DNA methyltransferase，MGMT）启动子甲基化状态、性别、年龄、KPS评分等均可以从TTFields治疗中获益。按手术切除程度分为全切除、部分切除、活检，TTFields加TMZ治疗组平均生存期分别为22.6个月、21.4个月、16.5个月，而对应的TMZ单独治疗组仅为18.5个月、15.1个月、11.6个月。按MGMT启动子甲基化状态分为阳性和阴性，TTFields加TMZ治疗组平均生存期分别为31.6个月、16.9个月，对应的TMZ单独治疗组仅为21.2个月、14.7个月。按年龄分为<65岁组和≥65岁组，TTFields加TMZ治疗组平均生存期分别为21.6个月、17.4个月，对应的TMZ单独治疗组仅为17.3个月、13.7个月。所以常规的GBM预后因素不能用来作为筛选TTFields电场治疗使用病人的标准，手术全切除、MGMT启动子有甲基化、年龄<65岁的病人使用TTFields治疗会有更大的获益。

9. 肿瘤电场治疗多久后可以看到病人的应答？

由于TTFields治疗是一种缓慢的抗有丝分裂治疗，多数情况下我们无法看到治疗的快速反应，主要有以下几个原因：

（1）通过使用一个模拟恶性肿瘤生长动力学的模型，确定TTFields的最小治疗疗程持续时间约为4周，才能达到肿瘤稳定。在完成4周疗程之前停止治疗，很可能会导致肿瘤继续生长，并在大约1~2周内出现症状。

（2）TTFields治疗只针对活跃分裂的细胞，而肿瘤细胞并不是所有的都处在有丝分裂期，有些可能是静止的。因此，TTFields治疗在任何特定时间只针对一定比例的肿瘤细胞。

（3）当外用电场方向与细胞有丝分裂轴方向一致时，TTFields治疗对微管蛋白的拉力最大，也就是对细胞的杀伤力最大。考虑到肿瘤细胞的有丝分裂方向是随机的，只有一定比例的肿瘤细胞会受到影响。

（4）一旦肿瘤细胞被杀死或坏死，从大脑中清除死亡细胞需要一些时间，所以我们所期望的客观反应需要时间。

（5）有文献对于EF-11研究进行了应答分析。从开始治疗至出现应答的中位时间是8个月，在积极治疗组有14名病人出现应答，当查看他们的扫描结果时发现，14名病人中的5名病人在最初治疗2个月的扫描中，出现了肿瘤的生长。然而，当继续随访后，他们却出现了所谓的"延迟应答"。因此，在病人开始治疗时，评估其完整的临床状态是非常重要的。如果病人临床状态良好，没有临床进展，治疗依从性好，并且符合治疗要求，每隔2个月的MRI扫描可能无法显示潜在的应答。

10. 为什么肿瘤电场治疗要在放射治疗/TMZ治疗后才开始，而不是在放射治疗/TMZ治疗期间？

首先，TTFields治疗的实施必须是持续的，如果想在放射治疗期间使用，电极贴片必须每天重新贴放，成本较高。而头皮切口可能强度不够并且放射治疗新增加了头皮损伤，每天更换电极片有切口裂开的风险，考虑到这些实际约束，建议TTFields的治疗在同步放射治疗、化学治疗后开始。

其次，TTFields在放射治疗期间使用的循证数据有限，需要通过临床研究来进行更多评估。

如果必须在放射治疗期间使用，目前推荐在放射治疗前移除电极片并且在放射治疗后马上替换。谨慎的做法是加强皮肤的最佳护理，甚至可能采用理论上可行的预防性局部软膏，以尽量避免放射治疗和TTFields治疗共同造成的皮肤损伤。

11. 护理人员接触接受肿瘤电场治疗的病人时，是否存在暴露风险？

护理人员接触接受TTFields治疗的病人没有已知的风险。

该设备已根据EN ISO 60601-1进行了电磁兼容性（有源和无源）测试。这意味着当设备处于工作状态时，在其附近没有发现明显的电场或磁场。

12. 病人进行影像检查（MRI/CT）时是否需要移除电极贴片？

病人在进行检查（X线、CT扫描和MRI）时需要移除电极贴片。将电极贴片保留可能导致头部受伤，并可能在图像上产生伪影，影响扫描结果。

13. 病人接受肿瘤电场治疗的简易流程是什么？

有意向接受TTFields治疗的病人，先复查MRI增强扫描，将MRI影像学资料交给主管医师，再通过肿瘤电场治疗计划系统制定治疗计划，生成电极贴片位置图，然后粘贴电极贴片，开始TTFields治疗，每周两次更换电极贴片，完成头皮护理，之后定期从主机提取治疗数据，完成依从性分析，并根据后续复查的MRI调整治疗计划，然后根据新的电极贴片位置图粘贴电极贴片，继续TTFields治疗。

14. 当肿瘤出现进展时肿瘤电场治疗是否停止？

（1）如果只有放射学的进展，TTFields的治疗不应该停止。TTFields只会在以下情况中停止：①发生设备相关的严重不良反应事件；②研究者认为临床和功能性疾病恶化会阻碍继续治疗；③治疗24个月后或发生第二次进展。

（2）发生临床进展和/或不可接受的毒性时，建议继续TTFields治疗，并把TMZ替换成二线最佳治疗方案（如二次手术，局部放射治疗，二线化学治疗或上述任何一种方案联合治疗）。

李志勇（南方医科大学南方医院）
沈俐（浙江大学医学院附属第二医院）

第八章
合并癫痫症状的脑胶质瘤诊疗解读

第一节　诊疗规范专家解读

　　脑胶质瘤相关癫痫（glioma-related epilepsy，GRE）是指继发于脑胶质瘤的症状性癫痫发作。脑胶质瘤相关癫痫的发生涉及多种因素，包括肿瘤位置、肿瘤组织病理学、瘤周微环境特点和特殊的遗传学改变等。目前，通常在肿瘤治疗的同时联合使用抗癫痫药物（antiepileptic drugs，AEDs）来治疗脑胶质瘤相关癫痫，但总体效果不尽如人意，仍有20%～40%的病人癫痫发作不能被有效地控制。

　　GRE主要通过以下3个方面影响病人的生活质量：①癫痫发作本身具有不可预测性；②GRE病人需长期接受抗癫痫药物的治疗，而AEDs有一定精神和认知方面的副作用；③GRE病人在AEDs治疗之外，还要接受肿瘤的化学治疗，两类药物可发生相互作用，可能加重药物毒性作用。

1. GRE 的特点

　　癫痫是脑胶质瘤最常见的首发症状，基于国内外的研究成果，总结GRE的特点如下：①癫痫发作的风险因脑胶质瘤所处的脑区不同而不同。当病变位于中央前回、旁中央小叶时，几乎均伴有癫痫症状；病变位于岛叶、中央后回、海马旁回等边缘系统时，癫痫发生率也在60%以上。②癫痫发作的风险也与病灶与皮质的距离有关。病变越靠近皮质，引起癫痫发作的概率越大。③不同病理级别的脑胶质瘤引发癫痫发生的概率不同。低级别脑胶质瘤（low grade glioma，LGG）伴发癫痫的概率约为60%～90%，而高级别脑胶质瘤（high grade glioma，HGG）伴发癫痫的概率约为40%～64%。④不同脑区的脑胶质瘤易发癫痫的类型也有区别。如当病变发生于左侧额下回后部和/或额中回时，其癫痫发作多为单纯性部分发作；当病变发生于右侧颞岛区域时，其癫痫发作多为复杂性部分发作。而左侧运动前区的病变引发的癫痫发作多为全面发作。⑤存在IDH突变的脑胶质瘤易伴发癫痫。

对于高级别脑胶质瘤（HGG），GRE的发生率为40%～64%。70%以上伴有脑胶质瘤相关癫痫的胶质母细胞瘤（glioblastoma，GBM）病人在肿瘤切除后早期可无癫痫发作。同样，肿瘤全切是术后癫痫控制的主要影响因素。值得强调的是，高级别脑胶质瘤术后癫痫的发生通常与肿瘤复发和进展密切相关。

2. GRE 的诊断

GRE的诊断应当包括三个部分：①脑胶质瘤的诊断（详见有关章节）；②癫痫的诊断；③脑胶质瘤与癫痫的关联性分析。

癫痫的诊断主要依赖于病人癫痫发作的特征性表现形式以及脑电图等电生理检查结果来进行。病人癫痫发作的病史和癫痫发作的临床症状应该准确记录在病历中。建议有癫痫发作的脑胶质瘤病人术前常规行2小时以上视频脑电图（video electroencephalogram，VEEG）检查。在诊断分析过程中，需注意痫样发作（seizure）和癫痫（epilepsy）的区别。痫性发作是一种临床症状，不一定会发展为癫痫；而癫痫则是指两次间隔24小时以上的非诱导性痫样发作，是一种疾病。

癫痫的诊断应当严格参照2017年国际抗癫痫联盟（international league against epilepsy，ILAE）的分类标准来进行，并区分癫痫发作类型。其中，痫样发作的类型包括局灶性发作、全面性发作和起源不明型发作；癫痫的类型包括局灶性、全面性、局灶性加全面性和起源不明型癫痫。

脑胶质瘤与癫痫的关联性分析是重点，也是难点。按照国家卫生健康委员会的《脑胶质瘤诊断规范（2018年版）》和中国医师协会脑胶质瘤专业委员会及中国抗癫痫协会联合制定的"clinical practice guidelines for the diagnosis and treatment of adult diffuse glioma-related epilepsy"归纳如下：①症状学分析。包括发作的起始形式、发作时知觉状况、发作时是否伴有运动或非运动特征等。这些症状学表现有助于分析癫痫发作与病变部位的关系。②脑电图等电生理检查至关重要。由于普通脑电图检查阳性率不高，目前推荐使用不少于2小时的视频脑电检查（VEEG）。若能够发现明确的痫样放电，且放电区域与脑胶质瘤所在位置吻合，则关联性诊断可靠性较高。③当未发现痫样放电或者痫样放电区域与肿瘤位置不吻合时，需要可加做正电子发射断层显像（positron emission tomography，PET）、单光子发射计算机体层摄影（single photon emission computed tomography，SPECT）和脑磁图（magnetoencephalogram，MEG）等检查以明确。

关联性分析中，如果明确脑胶质瘤与癫痫二者之间存在关联，则才可诊断为脑胶质瘤相关癫痫，即GRE；如果脑胶质瘤病灶与癫痫不存在关联性，应诊断为癫痫合并脑胶质瘤。图8-1展示了脑胶质瘤相关癫痫的诊断流程。

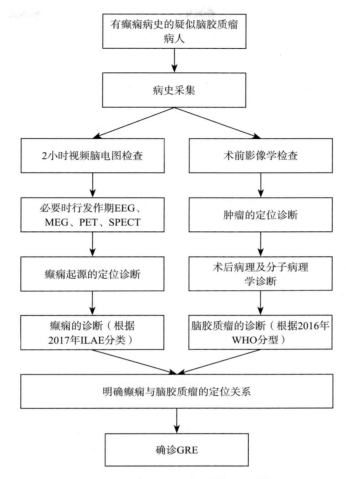

图8-1　脑胶质瘤相关癫痫的诊断流程

3. GRE 的治疗

（1）**手术治疗：**手术切除是治疗脑胶质瘤的重要手段，通过切除病灶达到控制肿瘤生长、延长病人生命的目的。而对于GRE而言，手术还可以控制或缓解癫痫发作。

1）关于手术时机的选择：对于合并明显的颅压高症状，或者存在偏瘫、失语等神经功能缺失的症状，或者影像学提示为高级别脑胶质瘤的病人，建议采取积极的手术治疗策略。但对于影像学提示可能是低级别脑胶质瘤、病灶较小、癫痫发作症状轻微或偶发者，曾有观点是在配合使用抗癫痫药物的前提下，密切观察肿瘤进展，即"等等看"（waiting and see）。但目前认为，对于这类病人仍应该采取积极的手术干预。因为，①影像学低级别不代表病理上也是低级别；②即使是低级别脑胶质瘤，也是处在不断的生长过程中；③早期手术干预可以减少肿瘤向高级别转化的可能性；④肿瘤体积小有利于肿瘤的彻底切除、降低致残率等。

2）关于肿瘤的切除程度：肿瘤的切除程度对癫痫的预后至关重要，肿瘤切除越彻底，癫痫的控制效果越好。有研究显示，对于GRE病人术后癫痫发作的控制，超全切除优于全切除，全切除优于次全切除。因此，推荐在安全可行的情况下，尽可能做到最大程度切除病变，有利于术后癫痫的控制。当脑胶质瘤位于功能区时，为保全神经功能，手术切除范围可能会受到限制，推荐在条件许可的情况下充分利用现有手术辅助技术，在保护脑功能的前提下，尽可能多地切除肿瘤，以期降低术后癫痫发作的风险。推荐在术中使用皮质脑电图（electrocorticography，ECoG）监测定位癫痫灶，针对癫痫高风险部位实施局部边缘扩大切除和/或软膜下电灼术，可有效降低术后癫痫发作的风险。

3）关于术中癫痫发作：累及脑功能区的脑胶质瘤在术中电刺激进行功能区定位时，存在诱发癫痫发作的风险。因此，一旦出现术中癫痫发作，手术医师应立即停止电刺激，用冰林格氏液或冰生理盐水冲洗局部皮质，必要时应当紧急插管，恢复全身麻醉，多数情况下可终止癫痫发作。

关于围手术期癫痫发作。对于术后即刻或早期的癫痫发作，应首先进行心电图和血常规、尿常规、血糖、肝肾功能和电解质检查，以排除因心脏疾病、低血糖或电解质紊乱等原因引起的痫样发作。同时也要及时行头颅CT或MRI检查以排除颅内挫伤、水肿、出血和脑梗死的可能。

（2）AEDs的使用：病人在明确GRE的诊断后，应尽快使用AEDs。在使用AEDs时，既要参照癫痫药物治疗的基本原则，还要充分考虑脑胶质瘤治疗特点。首先，AEDs的选择主要取决于癫痫发作类型，对不同发作类型的GRE病人，须根据不同药物作用机制，选择个体化的治疗方案。其次，还要考虑术前、围手术期抗癫痫药物对化学治疗药物的影响等。

因此，总结GRE病人使用AEDs的基本原则如下：①对于接受化学治疗药物的病人，应避免使用有肝酶诱导作用的AEDs。②为了保持围手术期抗癫痫药物之血药浓度的稳定和使用便捷，建议尽量选择剂型全（如具备针剂、片剂或胶囊、口服液等多种剂型）的药物。③单药使用若无法有效控制病人癫痫发作时，则建议采用多种AEDs联合用药。基于以上原则，推荐使用左乙拉西坦和丙戊酸钠用于GRE的单药治疗；在单药控制效果不佳时可考虑两者联合应用。另外，拉科酰胺对脑胶质瘤相关癫痫病人也有较好的疗效并且副作用较少，推荐在病人对其他AEDs出现药物抵抗或不耐受的情况下使用。图8-2显示了GRE病人AEDs的使用原则。

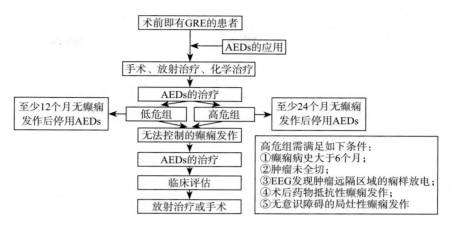

图8-2　AEDs的使用原则（术前有GRE）

围手术期预防性使用AEDs。AEDs的预防性应用一直是一个有争议的问题。对于非GRE的脑胶质瘤病人，绝大多数临床试验证据支持围手术期预防性应用AEDs没有益处。一些临床试验表明，非GRE的脑胶质瘤病人术后预防性使用AEDs并不能影响围手术期癫痫发作的发生率。但是，目前大多数学者和神经外科医师仍倾向于在具有癫痫高危因素的病人中预防性使用AEDs。所以，推荐对于术前无GRE的病人，仅在术后癫痫发作高危因素的亚组中预防性用药。其中高危因素包括：①额、颞叶胶质瘤；②术中放置缓释化学治疗药物；③累及皮质的胶质瘤或手术中皮质损害严重；④具有少突胶质细胞成分的胶质瘤；⑤复发脑胶质瘤或恶性脑胶质瘤；⑥手术时间过长（脑皮质暴露超过4小时）或预计术后会出现明显脑水肿或脑缺血。图8-3显示了无GRE的脑胶质瘤病人AEDs的使用原则。

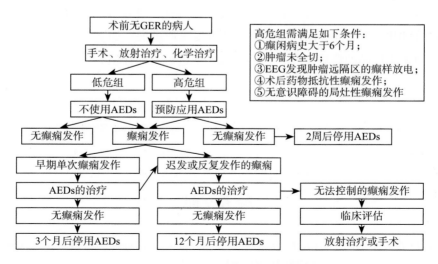

图8-3　AEDs的使用原则（术前无GRE）

在GRE病人术后AEDs的减停上，目前国际上还存在很大争议。总体来看，需要考虑的因素包括肿瘤性质、术前有无癫痫发作、病程长短、术后有无癫痫、癫痫发作次数、肿瘤切除程度以及病人的经济心理情况等。国内相关专家目前的共识认为：首先，对于胶质母细胞瘤病人以及切除不全或术后有反复发作的间变性脑胶质瘤病人，不建议停用AEDs；对于其他脑胶质瘤病人，可按照以下原则减停AEDs：①术前、术后均无癫痫发作，2周后停用AEDs；②术前无GRE且术后早期1次发作，需满足≥3个月连续无癫痫发作，可停用AEDs；③术前无GRE且术后多次发作，需满足≥12个月连续无癫痫发作，可停用AEDs；④术前有GRE且小于6个月病程的病人，在肿瘤全切除的情况下，需满足≥12个月连续无癫痫发作，可停用AEDs；⑤术前有GRE且不符合第④条时，需满足≥24个月连续无发作才可停用AEDs。

（3）放射治疗、化学治疗对GRE的影响： 所有相关的临床证据表明，放射治疗可以有效抑制脑胶质瘤相关癫痫的发生。对于脑胶质瘤相关癫痫病人，放射治疗策略与无癫痫病人相同，仍建议在术后早期进行放射治疗。值得注意的是，放射治疗前有较长癫痫发作病史的病人更容易获得有效的控制，并且这与MRI上的肿瘤缩小并不直接相关。此外，无论肿瘤是否复发，频繁顽固性癫痫发作的病人和难以耐受手术的脑胶质瘤病人均可接受放射治疗。

与放射治疗相似，无论手术切除程度如何，化学治疗（丙卡巴肼/洛米嗪/长春新碱或替莫唑胺）与30%～100%的GRE症状的改善相关。

4. GRE 与肿瘤复发的关系

癫痫复发或加重可能与GRE病人的肿瘤复发或进展相关。术后长期无癫痫发作的病人若再次出现癫痫发作，提示肿瘤复发的可能。建议及时行MRI检查，与术后72小时内MRI检查进行对比，评估肿瘤是否复发或进展。如果肿瘤复发且伴有频繁的、药物无法控制的癫痫发作，在对病人病情进行全面评估后，可再行手术治疗。

王磊（首都医科大学附属北京天坛医院）

梁宇超（首都医科大学附属北京天坛医院）

参考文献

[1] PALLUD J, AUDUREAU E, BLONSKI M, et al. Epileptic seizures in diffuse low-grade gliomas in adults [J]. Brain, 2014, 137(Pt 2): 449-462.

[2] VAN BREEMEN M S M, WILMS E B, VECHT C J. Epilepsy in patients with brain tumours: epidemiology, mechanisms, and management [J]. Lancet Neurol, 2007, 6(5): 421-430.

[3] PALLUD J, MCKHANN G M. Diffuse Low-Grade Glioma-Related Epilepsy [J]. Neurosurg Clin N Am, 2019, 30(1): 43-54.

[4] DI BONAVENTURA C, ALBINI M, D'ELIA A, et al. Epileptic seizures heralding a relapse in high grade gliomas [J]. Seizure, 2017, 51: 157-162.

[5] LIANG S, FAN X, ZHAO M, et al. Clinical practice guidelines for the diagnosis and treatment of adult diffuse glioma-related epilepsy [J]. Cancer Med, 2019, 8(10): 4527-4535.

[6] FAN X, WANG Y Y, ZHANG C B, et al. Expression of RINT$_1$ predicts seizure occurrence and outcomes in patients with low-grade gliomas [J]. J Cancer Res Clin Oncol, 2015, 141(4): 729-734.

[7] YOU G, SHA Z Y, YAN W, et al. Seizure characteristics and outcomes in 508 Chinese adult patients undergoing primary resection of low-grade gliomas: a clinicopathological study [J]. Neuro-oncology, 2012, 14(2): 230-241.

[8] LI Y C, SHAN X, WU Z F, et al. IDH1 mutation is associated with a higher preoperative seizure incidence in low-grade glioma: A systematic review and meta-analysis [J]. Seizure, 2018, 55: 76-82.

[9] YANG Y, WANG X, LIU Y H, et al. Ki-67 overexpression in WHO grade II gliomas is associated with poor postoperative seizure control [J]. Seizure, 2013, 22(10): 877-881.

[10] SHAN X, FAN X, LIU X, et al. Clinical characteristics associated with postoperative seizure control in adult low-grade gliomas: a systematic review and meta-analysis [J]. Neuro-oncology, 2018, 20(3): 324-331.

[11] XU D S, AWAD A-W, MEHALECHKO C, et al. An extent of resection threshold for seizure freedom in patients with low-grade gliomas [J]. J. Neurosurg. , 2018, 128(4): 1084-1090.

[12] VECHT C J, KERKHOF M, DURAN-PENA A. Seizure prognosis in brain tumors: new insights and evidence-based management [J]. Oncologist, 2014, 19(7): 751-759.

[13] YANG P, LIANG T Y, ZHANG C B, et al. Clinicopathological factors predictive of postoperative seizures in patients with gliomas [J]. Seizure, 2016, 35: 93-99.

[14] FAN X, LI Y C, SHAN X, et al. Seizures at presentation are correlated with better survival outcomes in adult diffuse glioma: A systematic review and meta-analysis [J]. Seizure, 2018, 59: 16-23.

[15] BERENDSEN S, VARKILA M, KROONEN J, et al. Prognostic relevance of epilepsy at presentation in glioblastoma patients [J]. Neuro-oncology, 2016, 18(5): 700-706.

[16] LOUIS D N, PERRY A, REIFENBERGER G, et al. The 2016 World Health Organization Classification of Tumors of the Central Nervous System: a summary [J]. Acta Neuropathol, 2016, 131(6): 803-820.

[17] FISHER R S, CROSS J H, D'SOUZA C, et al. Instruction manual for the ILAE 2017 operational classification of seizure types [J]. Epilepsia, 2017, 58(4): 531-542.

[18] GLANTZ M J, COLE B F, FORSYTH P A, et al. Practice parameter: anticonvulsant prophylaxis in patients with newly diagnosed brain tumors. Report of the Quality Standards Subcommittee of the American Academy of Neurology [J]. Neurology, 2000, 54(10): 1886-1893.

[19] DEWAN M C, WHITE-DZURO G A, BRISON P R, et al. The Influence of Perioperative Seizure Prophylaxis on Seizure Rate and Hospital Quality Metrics Following Glioma Resection [J]. Neurosurgery, 2017, 80(4): 563-570.

[20] DEWAN M C, THOMPSON R C, KALKANIS S N, et al. Prophylactic antiepileptic drug

administration following brain tumor resection: results of a recent AANS/CNS Section on Tumors survey [J]. J Neurosurg, 2017, 126(6): 1772-1778.

[21] ENGLOT D J, HAN S J, BERGER M S, et al. Extent of surgical resection predicts seizure freedom in low-grade temporal lobe brain tumors [J]. Neurosurgery, 2012, 70(4): 921-8; discussion 928.

[22] YANG K Y, NATH S, KOZIARZ A, et al. Biopsy Versus Subtotal Versus Gross Total Resection in Patients with Low-Grade Glioma: A Systematic Review and Meta-Analysis [J]. World Neurosurg, 2018, 120: e762-e775.

[23] STILL M E H, ROUX A, HUBERFELD G, et al. Extent of Resection and Residual Tumor Thresholds for Postoperative Total Seizure Freedom in Epileptic Adult Patients Harboring a Supratentorial Diffuse Low-Grade Glioma [J]. Neurosurgery, 2019, 85(2): E332-E340.

[24] NOSSEK E, MATOT I, SHAHAR T, et al. Intraoperative seizures during awake craniotomy: incidence and consequences: analysis of 477 patients [J]. Neurosurgery, 2013, 73(1): 135-40; discussion 140.

[25] NOSSEK E, MATOT I, SHAHAR T, et al. Failed awake craniotomy: a retrospective analysis in 424 patients undergoing craniotomy for brain tumor [J]. J Neurosurg, 2013, 118(2): 243-249.

[26] BOETTO J, BERTRAM L, MOULINIE G, et al. Low Rate of Intraoperative Seizures During Awake Craniotomy in a Prospective Cohort with 374 Supratentorial Brain Lesions: Electrocorticography Is Not Mandatory [J]. World Neurosurg, 2015, 84(6): 1838-1844.

[27] ESEONU C I, RINCON-TORROELLA J, LEE Y M, et al. Intraoperative Seizures in Awake Craniotomy for Perirolandic Glioma Resections That Undergo Cortical Mapping [J]. J Neurol Surg A Cent Eur Neurosurg, 2018, 79(3): 239-246.

[28] RUDA R, MAGLIOLA U, BERTERO L, et al. Seizure control following radiotherapy in patients with diffuse gliomas: a retrospective study [J]. Neuro-oncology, 2013, 15(12): 1739-1749.

[29] VAN DEN BENT M J, AFRA D, DE WITTE O, et al. Long-term efficacy of early versus delayed radiotherapy for low-grade astrocytoma and oligodendroglioma in adults: the EORTC 22845 randomised trial [J]. Lancet, 2005, 366(9490): 985-990.

[30] KOEKKOEK J A F, KERKHOF M, DIRVEN L, et al. Seizure outcome after radiotherapy and chemotherapy in low-grade glioma patients: a systematic review [J]. Neuro-oncology, 2015, 17(7): 924-934.

第二节　诊疗规范实践中的常见问题

1. 脑胶质瘤病人中癫痫的发病率是多少？对病人有哪些影响？

不同类型脑肿瘤病人中癫痫的发病率存在很大的差异。一般认为，致痫性最强的脑肿瘤主要是两类，一类是神经元和混合性神经元–神经胶质肿瘤，比如胚胎发育不良性神经上皮肿瘤（dysembryoplastic neuroepithelial tumor，DNET）的癫痫发病率几乎为100%，另一类就是脑胶质瘤。

在脑胶质瘤中，高低级别脑胶质瘤在癫痫的发病率上也存在差异。低级别脑胶质瘤生长缓慢，致痫性强，癫痫发作是其病人最常见的首发症状，此外还有一部分病人在病程中后期发作，整体癫痫发病率高达60%～90%。而在高级别脑胶质瘤病人中，癫痫的发病率为40%～64%。

继发于脑胶质瘤的症状性癫痫称为脑胶质瘤相关癫痫。根据国内外文献报道，脑胶质瘤相关癫痫的存在会大幅降低病人的生活质量：首先，癫痫发作本身具有不可预测性；其次，癫痫病人需长期接受AEDs的治疗，AEDs本身具有一定的精神和认知方面的副作用，而且，有相当一部分病人的癫痫难以通过手术和AEDs治疗获得有效控制；再次，脑胶质瘤相关癫痫病人在AEDs治疗之外，还需接受肿瘤化学治疗，AEDs与化学治疗药物之间会产生交互，加重药物毒性作用；最后，脑胶质瘤相关癫痫的发作往往与肿瘤的进展或复发相关，这会进一步加重病人的心理压力。对于伴发脑胶质瘤相关癫痫的病人，如果我们在治疗过程中能够有效控制癫痫发作，就可以使这类病人充分获益，同时获得较长的生存期和较高的生活质量。

2．GRE 的高危因素有哪些?

如上所述，根据国内外流行病学研究，低级别脑胶质瘤病人相比高级别脑胶质瘤病人的癫痫发病率更高；此外，含少突成分的脑胶质瘤以及含IDH突变的脑胶质瘤病人也都是好发癫痫的高危群体，不过以上高危因素均需通过病理检查方能明确，不适合前期预判。而以下几项高危因素可能帮助医师和病人提早对是否易伴发脑胶质瘤相关癫痫做出预判：年龄<38岁，脑胶质瘤位于额颞叶，影像学提示脑胶质瘤累及皮质。

3．GRE 诊断中要注意的问题有哪些?

首先必须强调，脑胶质瘤相关癫痫的诊断应当包括三个部分：脑胶质瘤的诊断、癫痫的诊断以及两者间关系的明确。

脑胶质瘤的诊断包括定位和定性诊断，术前病人必须进行病史采集、查体以及包括磁共振在内的一系列辅助检查，当经辅助检查不能下初步诊断时可行活检手术。术后病理诊断是最终诊断的金标准，病理学诊断应当依据2016年版《WHO中枢神经系统肿瘤分类》指南，通过组织病理与分子病理检查做出分型。

癫痫诊断方面，脑胶质瘤病人常规需行癫痫病史和发作症状学问诊。有癫痫表现者建议行至少2小时的长程视频脑电图检查，癫痫诊断应当参照2017年ILAE分类标准确定是否为癫痫并区分癫痫发作类型。

至于两者间关系的明确，主要还是通过术前辅助检查提示的脑胶质瘤病灶与癫痫灶的位置是否一致来判定，如果脑胶质瘤病灶与癫痫灶的位置不一致，则表明脑胶质瘤与癫痫间不存在因果关系，应诊断为癫痫合并脑胶质瘤。脑胶质瘤相关癫痫的诊断流程图可参见图8-1。

4.　GRE 病人在 AEDs 的选择应用上要注意哪些问题？

脑胶质瘤病人出现过一次确切癫痫发作后，应及早开始进行AEDs治疗，AEDs应规范持续服用。需要化学治疗的脑胶质瘤病人应避免使用有肝药酶诱导作用的AEDs。目前单药治疗推荐的药物主要为左乙拉西坦和丙戊酸钠，当单药治疗效果不佳时，建议两者联合应用，可以取得更好的癫痫控制效果。

5.　哪些脑胶质瘤病人需要在围手术期预防性使用 AEDs？

术前已有GRE的病人建议常规预防性应用AEDs。而对于术前无GRE的病人，建议仅在存在术后癫痫发作高危因素的亚组中预防性用药，与脑胶质瘤病人术后癫痫发作相关的高危因素包括：额颞叶胶质瘤、术中放置缓释化学治疗药物、累及皮质胶质瘤或手术中皮质损害严重、含少突成分脑胶质瘤、复发或恶性脑胶质瘤、手术时间长（＞4小时）或预期术后明显脑水肿/脑缺血等。

6.　对于接受AEDs治疗的脑胶质瘤病人，应如何指导其减用或停用 AEDs？

在脑胶质瘤相关癫痫病人AEDs的减停上，目前国际上还存在很大争议。总体来看，需要考虑的因素包括肿瘤性质、术前有无癫痫及病程、术后有无癫痫及癫痫发作次数、肿瘤切除程度以及病人的经济心理情况等。国内相关专家目前的共识认为，首先，对于胶质母细胞瘤病人以及切除不全或术后有反复发作的间变性脑胶质瘤病人，不建议停用AEDs，对于其余病人：①术前、术后均无癫痫发作，2周停用预防用AEDs；②术前无GRE加术后早期1次发作，停AEDs时间为≥3个月连续无发作；③术前无GRE加术后多次发作，停AEDs时间为≥12个月连续无发作；④术前有GRE加病程＜6个月加全切除，停AEDs时间为≥12个月连续无发作；⑤术前GRE加上不符合④的条件，停AEDs时间为≥4个月连续无发作。

7.　手术治疗对于脑胶质瘤相关癫痫的控制效果如何，术中应注意哪些问题？

总体来看，手术可以使70%左右的脑胶质瘤相关癫痫病人在术后早期获得相对良好的癫痫控制。合并癫痫的脑胶质瘤病人在手术原则上与其他脑胶质瘤病人类似，推荐在安全可行的情况下，尽可能实现最大程度病灶切除。最大安全切除不仅有利于延长病人生存期，同样有助于术后癫痫的控制。循证医学证据表明：全切相比次全切可以达到更好的癫痫控制效果，而超全切相比全切可以达到更好的癫痫控制效果。

对合并癫痫的功能区脑胶质瘤病人，要尤为注意唤醒麻醉下功能区胶质瘤切除术中直接电刺激诱发癫痫的可能；如果术前对癫痫灶定位相对明确，建议采用术中皮质脑电图（ECoG）监测，针对癫痫高风险部位实施局部边缘扩大切除和/或软膜下电灼术，可能有利于术后癫痫的控制；此外，应用癫痫外科手术技术可以提高术后癫痫的控制率，特别是颞叶胶质瘤相关癫痫的病人，行肿瘤切除联合钩回、杏仁核选择性切除和/或颞叶前部皮质切除或将利于脑胶质瘤相关癫痫的控制。

除了肿瘤切除程度之外，流行病学研究还提示，发作类型表现为全身性发作及年龄≥45岁的病人更容易获得较好的癫痫控制。

8. 唤醒麻醉下直接电刺激诱发的术中癫痫应如何处理？

唤醒麻醉下直接电刺激技术适用于功能区胶质瘤的切除，能够有效保护病人神经功能，但同时，该技术也存在诱发癫痫的风险，术中癫痫的发生率在3.2%～15.5%。提示癫痫发作或可疑癫痫发作时，用冰林格氏液或生理盐水冲洗局部，此方法可以使绝大多数的术中癫痫获得有效控制；仍有癫痫持续发作者可以应用抗癫痫药物、镇静药物或者肌松药物终止发作；对于连续发作或癫痫持续状态出现时应当紧急插管，恢复全身麻醉。

9. 脑胶质瘤病人术后早期出现癫痫发作应如何处理？

术后早期癫痫发作的处理与常规癫痫发作的处理相似，但在癫痫发作终止后应早期行CT或MRI检查，排除术后颅内出血、缺血等；对于没有预防性应用AEDs的病人，在首次发作后开始药物治疗，原有预防性AEDs应用者可继续用药，后期反复癫痫发作需根据情况调整剂量或加用其他AEDs。

10. 放射治疗或化学治疗等治疗方式对控制脑胶质瘤相关癫痫是否有效？

所有现有相关临床证据都表明，放射治疗对控制脑胶质瘤相关癫痫发作具有显著作用，且手术后早期开始放射治疗效果更好。至于化学治疗，无论病人是否接受过手术治疗，PCV方案与替莫唑胺也都可以有效控制脑胶质瘤相关癫痫的发作。因此，脑胶质瘤的放射治疗和化学治疗方案不受GRE存在与否的影响，但放射治疗与化学治疗都可以有效控制癫痫发作。事实上，美国神经肿瘤临床疗效评价协作组（Response Assessment in Neuro-Oncology，RANO）已经将放射治疗和化学治疗列入脑胶质瘤相关癫痫的治疗策略中。

樊星（首都医科大学附属北京天坛医院）

张伟（首都医科大学附属北京天坛医院）

第九章
复发脑胶质瘤诊疗解读

第一节　诊疗规范专家解读

尽管目前脑胶质瘤的临床治疗方案联合了手术治疗、放射治疗、化学治疗、靶向治疗及电场治疗，脑胶质瘤病人的预后仍较差。根据中国胶质瘤协作组2016年的统计数据，WHO Ⅱ、Ⅲ、Ⅳ级的脑胶质瘤病人中位总生存期（overall survival，OS）分别仅有78.1个月、37.6个月和14.4个月。

1. 脑胶质瘤复发概述

弥漫性高级别脑胶质瘤，恶性程度高，且复发率90%以上，其中复发性胶质母细胞瘤（recurrent glioblastoma，rGBM）预后较差，中位生存期仅为8～10个月。脑胶质瘤的复发模式大部分表现为原位复发，约66%的复发肿瘤出现在原发肿瘤切除边缘2cm内，余33%左右的复发脑胶质瘤发生于远离肿瘤原发灶处，见于不同脑叶甚至对侧大脑半球。目前认为复发肿瘤的基因突变保留率降低与出现远端复发相关，远端复发脑胶质瘤与其原发肿瘤仅有约25%基因突变相同，而原位复发脑胶质瘤与其原发灶则有大约70%的突变相同，而年龄、性别、肿瘤原发部位、是否接受放射、化学治疗、基因表达亚型、IDH1及MGMT突变状态则与脑胶质瘤是否发生远端复发无统计学相关性。

相比于原发性脑胶质瘤，复发脑胶质瘤中原癌基因的表达突变及分子标志物表达水平存在明显差异。DNA错配修复基因与替莫唑胺（temozolomide，TMZ）的耐药有关，其中错配修复蛋白1（mutL homolog 1，MLH1）和鼠抗人错配修复蛋白2（mutS homolog 2，MSH2）表达水平，在复发胶质母细胞瘤中显著下降，而胱天蛋白酶基因（caspase-8，CASP8）在复发脑胶质瘤中甲基化水平更高。同时，可观测到在复发脑胶质瘤中，常见原癌基因的表达及突变（TP53、PTEN突变及

EGFR扩增）的模式差别，且纤维连接蛋白和Ⅳ型胶原倾向于迁出血管。目前研究表明，以上差异可能与复发脑胶质瘤的耐药性相关。

复发脑胶质瘤相关研究的挑战，包括以下3个方面：①受新形成的病变及浸润性的影响，复发定义不明确；②各医疗中心制定治疗策略的方式理念不统一；③复发脑胶质瘤存在显著的肿瘤异质性（包括复发部位的差别、分子亚型的异质性等）。目前，《脑胶质瘤诊疗规范》（2018年版）及2019年版NCCN指南中，尚未确定针对各级别复发脑胶质瘤的标准疗法，多数证据为单一临床试验结果。尽管包括手术、放射治疗、化学治疗、靶向治疗、免疫治疗等多种治疗方案已应用于临床治疗，但由于肿瘤异质性和耐药性，大多数方案治疗效果均不理想。

2. 复发脑胶质瘤的手术治疗

原发肿瘤的治疗策略可影响复发脑胶质瘤的耐药性。研究提示，原发肿瘤的局部手术方案选择，与肿瘤复发的模式和时间相关。相比于肿瘤切除范围较小的病人，接受肿瘤扩大切除术的病人术后生活质量较高，出现复发的时间较久，且其中复发病人多为远端复发。这一结果说明，适当增大肿瘤切除范围可有效提高病人预后水平，且出现原位复发的概率更低。如原发性脑胶质瘤的位置往往毗邻重要的组织结构或位于明确的功能区内，为尽可能小地影响正常中枢神经系统功能，有时难以做到完全切除肿瘤或扩大切除肿瘤，故功能区脑胶质瘤病人相对较易出现复发。

3. 复发脑胶质瘤的放射治疗

局部放射治疗可影响脑胶质瘤复发的模式及发生率。研究表明，在MGMT启动子区未甲基化的脑胶质瘤病人中，相比于放射野之外区域出现的复发脑胶质瘤（57.9%），肿瘤更倾向于在放射野内或其边缘出现复发（85%）。目前，结构影像学资料难以准确描述肿瘤边界，因而圈定放射野存在一定难度，故治疗后往往出现脑胶质瘤复发。放射抵抗也是放射治疗后脑胶质瘤发生复发的因素之一，表皮生长因子受体（epidermal growth factor receptor，EGFR）突变或扩增、磷酸酶-张力蛋白类似物（phosphate and tension homology deleted on chromosome ten，PTEN）丢失可导致磷脂酰肌醇3-激酶（phosphatidylinositol 3-kinase，PI3K）活化，并激活PI3K-PTEN-Akt-mTOR通路，进而导致复发脑胶质瘤病人表现出放射抵抗。

4. 复发脑胶质瘤的药物治疗

药物治疗在原发性脑胶质瘤临床治疗中意义重大，但研究说明，以替莫唑胺为代表的化学治疗可增加肿瘤的突变负荷，使低级别脑胶质瘤的突变率达原始肿瘤的

10倍以上，进而形成高突变表型复发胶质母细胞瘤，降低复发病人的生存期。相比于未接受放射治疗及化学治疗的胶质母细胞瘤病人，接受替莫唑胺化学治疗联合放射治疗的病人也出现更多的基因突变。替莫唑胺相关突变可使DNA错配修复基因突变水平明显升高，EGFR过表达，p53突变以及磷酸酶和PTEN的表达，半乳糖凝集素-1（galectin-1）和双微体2（murine double minute 2，Mdm2）的表达，拓扑异构酶Ⅱ（topoisomerase Ⅱ，TOPO Ⅱ）表达水平明显降低，伴有miRNA表达谱改变，进而导致肿瘤遗传不稳定，肿瘤复发率升高。目前已有研究证实接受替莫唑胺化学治疗对MGMT蛋白活性高低存在影响，约25%原发肿瘤MGMT启动子甲基化阳性的病人，复发后肿瘤表现变化为MGMT启动子甲基化阴性，活性显著增加，导致替莫唑胺抵抗。

富血管生成性是胶质母细胞瘤的显著特征，靶向血管内皮生长因子（vascular endothelial growth factor，VEGF）通路相关分子的抗血管生成药物，已应用于临床治疗，其中贝伐单抗（bevacizumab）的研究最广泛。目前研究显示，贝伐单抗可导致复发脑胶质瘤对血管生成抑制治疗的耐药性增强。使用贝伐单抗治疗的病人，二次复发时肿瘤微血管密度显著降低，形成低氧环境，其他血管生成因子（FGF、DLL4等）表达上调，并进一步吸引促血管生成的因子及细胞，形成复杂的相互作用网络。其中促血管生成的骨髓源性细胞（bone marrow-derived cells，BMDCs）在耐药表型的形成中可能起重要作用。研究表明，BMDCs水平在肿瘤进展和接受抗血管生成治疗后都出现明显上升，同时可产生促血管生成因子、多种细胞因子、生长因子和血管调节酶等。低氧条件还可造成局部灌注不足、代谢产物难以排出，局部乳酸水平升高，进而诱导细胞自噬的发生，进一步促进肿瘤细胞在抗血管生成治疗中保留活性。

5. 复发脑胶质瘤的免疫治疗

由于血-脑屏障阻碍免疫细胞和分子发挥作用、神经胶质肿瘤的弥漫性及浸润性的特点，针对复发脑胶质瘤的有效免疫治疗面临挑战。免疫治疗也可促进复发胶质母细胞瘤的自身免疫编辑，导致免疫相关基因表观遗传学改变，从而影响抗原加工、呈递和免疫逃逸。在接受针对EGFRⅧ突变免疫治疗的胶质母细胞瘤病人中，82%复发后不再表达EGFRⅧ突变，这一现象表明病人在经历一段时间的无进展生存后，肿瘤可能发生免疫逃逸并复发。

6. 复发脑胶质瘤的机制

（1）**肿瘤异质性与复发：** 脑胶质瘤中存在异质性，在肿瘤内部及周围不同区域可见细胞学亚型、基因表达、基因突变及拷贝数变化存在显著差异，这一异质性在原发性脑胶质瘤和复发脑胶质瘤中也存在，目前已观察到3个明显的复发模式，包括原发性脑胶质瘤中主导亚克隆细胞群在复发肿瘤中占比下降甚至消失、原发性脑胶质瘤的主导亚克隆细胞群在复发肿瘤中仍占主导地位及原发性脑胶质瘤中占比相对较小的亚克隆细胞群在复发肿瘤中成为主导亚克隆细胞群。而主导亚克隆群体的变化与肿瘤耐药性相关，原发性脑胶质瘤和复发脑胶质瘤中往往出现不同的主导亚克隆细胞群，故需要针对初发及复发脑胶质瘤的细胞学亚型和基因特征予个体化治疗。研究表明，在复发脑胶质瘤病人中，RB和AKT-mTOR等肿瘤生长通路相关基因激活性突变比例升高，故复发脑胶质瘤的异质性是治疗耐药的重要因素。

（2）肿瘤微环境与复发：脑胶质瘤微环境由细胞外基质、肿瘤相关成纤维细胞、免疫细胞及血管内皮细胞组成，肿瘤生长过快或抗血管生成治疗后可形成低氧环境，激活由缺氧诱导因子（hypoxiainduciblefactor，HIF）介导的缺氧分子反应，导致新生血管形成。肿瘤新生血管常出现闭塞、渗漏、破损等异常状态，无法有效供给氧气，进一步加重组织急性缺氧。脑胶质瘤微环境中，免疫细胞可通过细胞免疫及免疫因子调整肿瘤微环境，其中重要免疫细胞包括肿瘤相关巨噬细胞（tumor-associatedmacrophages，TAMs）及调节性T细胞。肿瘤细胞可分泌趋化因子吸引TAMs聚集，还可分泌细胞因子促进TAMs增殖，而TAMs可通过吞噬受低氧条件影响而受损或寿命受损的肿瘤细胞，也可分泌IL-10、FasL、TGF-β等免疫抑制因子，从而可抑制机体免疫系统的免疫监视功能。肿瘤细胞和TAMs均可分泌CCL22趋化因子，招募调节性T细胞，而调节性T细胞可分泌免疫负性细胞因子抑制机体免疫反应及抑制CD8$^+$T细胞在肿瘤周围积聚，抵抗细胞免疫功能。整合素可连接细胞和细胞外基质，研究发现整合素的表达升高可增加脑胶质瘤细胞的耐药性。

（3）肿瘤干细胞与复发：在胶质母细胞瘤中，存在具有自我更新潜能、高度放射治疗、化学治疗抵抗和高肿瘤形成潜能的脑胶质瘤干细胞（gliomastemcells，GSC）。GSC本身具有多药耐药性，可将多种结构及作用机制差别较大的药物排至细胞外，从而产生多药耐药性。GSC可通过旁分泌调节细胞代谢状态及细胞周期，使得邻近肿瘤细胞处于慢循环或静止状态，进一步提高针对活跃分裂期肿瘤细胞药物的抗药性。有研究表明，GSC不仅可提高肿瘤对化学治疗的抵抗性，还可提高对放射治疗的抵抗能力。经相同剂量辐射后，GSC扩增数量是普通脑胶质瘤细胞的4倍，可见GSC辐射后存活率高于普通瘤细胞，具有强大的抗辐射能力。进一步研究GSC内与损伤修复相关的蛋白磷酸化反应，结果见GSC可更早、更快地激活DNA损伤修复机制，从而抵抗放射治疗的影响。GSC的存在可一定程度上解释脑胶质瘤耐药形成。

7. 复发脑胶质瘤的鉴别诊断

在临床诊断中，复发脑胶质瘤主要需要与放射治疗后假性进展进行鉴别（放射脑病不是假性进展）。假性进展的临床表现与脑胶质瘤复发十分相似，包括颅内压升高、头痛、肢体无力等症状，在MRI中同样表现出明显的占位效应。

脑胶质瘤复发和假性进展主要通过影像学检查鉴别，假性进展一般局限于放射治疗部位，故非放射治疗部位新发占位为复发脑胶质瘤的可能性大；而增强MRI若显示多病灶或胼胝体受累，往往提示脑胶质瘤复发。在特殊序列中，MR灌注成像（PWI）可通过最大相对脑血容积（rCBV）和最大相对脑血流量（rCBF）鉴别复发脑胶质瘤，在复发肿瘤组中两参数均升高，而在假性进展组中两参数均下降。同时，研究发现磁共振弥散张量成像（DTI）序列中复发脑胶质瘤的ADC值水平低于假性进展组，而FA值高于假性坏死组。动态对比增强MRI（DCE-MRI）也可通过脑血流动力学参数Ktrans和Ve值区分复发脑胶质瘤和假性进展。

MRS可通过测定特定组织代谢情况，测定相关分子浓度鉴别肿瘤复发和假性进展，研究发现复发脑胶质瘤病人在MRS上均表现为Cho峰明显增高，NAA和Cr峰下降或消失，Cho/Cr升高，NAA/Cr降低，Lac峰也常见于复发脑胶质瘤病人，而假性进展病人中Cho、NAA、Cr峰均下降或消失。

目前应用[11]C-MET、[18]F-FDG标记的PET-CT也可通过测定代谢水平鉴别肿瘤真性进展和假性进展，针对[18]F-FDG PET的研究发现，复发脑胶质瘤中SUVmax及病变区域与对侧正常白质的比值显著上升，而假性进展区域则无明显变化。在Tc-MDM SPECT检查中，复发脑胶质瘤组的放射性示踪剂靶标/非靶标（T/NT）比例显著高于假性进展组，标准化脑血容量（nCBV）也明显升高。同时，详细采集病人接受放射治疗的病史，确定其剂量是否过大也可为临床鉴别复发脑胶质瘤和假性进展提供证据。

复发脑胶质瘤也需和其他颅内肿瘤（脑转移瘤等）及颅内感染性疾病相区分。脑转移瘤病人多有肿瘤病史，以肺癌、乳腺癌最为常见，且多发肿瘤相对常见，瘤周水肿明显。脑胶质瘤病人经放射治疗、化学治疗后免疫水平下降明显，感染疾病的可能性上升，感染性疾病形成的脑脓肿在MRI上多为薄壁环形强化，其壁厚薄均匀较为光滑，病人常有脑外伤或耳、鼻感染史，病程中常出现发热。故临床诊治过程中，详细询问病史对于准确诊断复发脑胶质瘤意义重大。

马文斌（北京协和医院）

参考文献

[1]　JIANG T, MAO Y, MA W, et al. CGCG clinical practice guidelines for the management of adult

diffuse gliomas [J]. Cancer let, 2016, 375(2): 263-273.

[2]　CAMPOS B, OLSEN L R, URUP T, et al. A comprehensive profile of recurrent glioblastoma [J]. Oncogene, 2016, 10;35(45): 5819-5825.

[3]　KIM J, LEE I H, CHO H J, et al. Spatiotemporal Evolution of the Primary Glioblastoma Genome [J]. Cancer Cell, 2015, 28(3): 318-328.

[4]　DRAAISMA K, CHATZIPLLI A, TAPHOORN M, et al. Molecular Evolution of IDH Wild-Type Glioblastomas Treated With Standard of Care Affects Survival and Design of Precision Medicine Trials: A Report From the EORTC 1542 Study [J]. J Clin Oncol, 2020, 38(1): 81-99.

[5]　QUIGLEY M R, MAROON J C. The relationship between survival and the extent of the resection in patients with supratentorial malignant gliomas [J]. Neurosurgery, 1991, 29(3): 385-389.

[6]　MINNITI G, AMELIO D, AMICHETTI M, et al. Patterns of failure and comparison of different target volume delineations in patients with glioblastoma treated with conformal radiotherapy plus concomitant and adjuvant temozolomide [J]. Radiother Oncol, 2010, 97(3): 377-381.

[7]　BARTHEL F P, JOHNSON K C, VARN F S, et al. Longitudinal molecular trajectories of diffuse glioma in adults [J]. Nature, 2019, 576(7785): 112-120.

[8]　FURUTA T, NAKADA M, MISAKI K, et al. Molecular analysis of a recurrent glioblastoma treated with bevacizumab [J]. Brain Tumor Pathol, 2013, 31(3): 32–39.

[9]　KIM H, ZHENG S, AMINI S S, et al. Whole-genome and multisector exome sequencing of primary and post-treatment glioblastoma reveals patterns of tumor evolution [J]. Genome Res, 2015, 25(3): 316-327.

[10]　SAMPSON J H, HEIMBERGER A B, ARCHER G E, et al. Immunologic escape after prolonged progression-free survival with epidermal growth factor receptor variant III peptide vaccination in patients with newly diagnosed glioblastoma [J]. J Clin Oncol, 2010, 28(31): 4722-4729.

[11]　JOHNSON B E, MAZOR T, HONG C, et al. Mutational analysis reveals the origin and therapy-driven evolution of recurrent glioma [J]. Science, 2014, 343(6167): 189-193.

[12]　QUAIL D F, JOYCE J A. The Microenvironmental Landscape of Brain Tumors [J]. Cancer Cell, 2017, 31(3): 326-341.

[13]　BAO S, WU Q, MCLENDON R E, et al. Glioma stem cells promote radioresistance by preferential activation of the DNA damage response [J]. Nature, 2006, 444(7120): 756-760.

[14]　CLUCERU J, NELSON S J, WEN Q, et al. Recurrent tumor and treatment-induced effects have different MR signatures in contrast enhancing and non-enhancing lesions of high-grade gliomas [published online ahead of print, 2020 Apr 22] [J]. Neuro Oncol, 2020, 22(10): 1516-1526.

[15]　ALBERT N L, WELLER M, SUCHORSKA B, et al. Response Assessment in Neuro-Oncology working group and European Association for Neuro-Oncology recommendations for the clinical use of PET imaging in gliomas [J]. Neuro Oncol, 2016, 18(9): 1199-1208.

第二节　诊疗规范实践中的常见问题

1. 如何定义复发脑胶质瘤？

几乎全部的高级别脑胶质瘤会出现复发，大部分低级别脑胶质瘤也可出现复发。虽时间及部位不固定，但仍以原位复发最为多见。诊断复发脑胶质瘤需依赖临床症状、影像表现及病理特点3个方面进行综合评估。①临床症状的反复及恶化：主要包括神经功能损害、癫痫发作及颅内压增高。病人可表现为原有症状的再发，甚至加重。②影像表现：对于基础状态差，无法进行穿刺取材进行病理检测时，影像学诊断便显得尤为重要。目前MRI仍是主要手段，增强MRI联合PET-CT及功能MRI等检查对脑胶质瘤复发的诊断价值较高，并采用神经肿瘤反应（response assessment in neuro-oncology，RANO）标准评价。通常增强扫描提示病灶多发或侵及室管膜、胼胝体时多为复发肿瘤。若仅为原位病灶的增大，则需结合其他检查如PET-CT，复发肿瘤的氨基酸及葡萄糖PET多为高代谢。目前功能MRI检查中应用较为广泛的为PWI、MRS及DWI。PWI是量化肿瘤血管形成程度重要的无创评价方法，绝大多数复发肿瘤呈现高灌注的PWI。MRS中最具价值的为Cho/NAA，当其比值大于1.8时，诊断脑胶质瘤复发敏感性较高。多数复发肿瘤的DWI弥散受限，目前对于DWI的临床研究较多，但结果不一，应慎重考虑。③病理：组织病理学仍然是目前诊断的金标准。但病理学检查存在一定的假阴性率，对于组织病变取材的精确性手术操作尚存一定难度，这也在一定程度上增加了病理假阴性的概率，因此对于病理阴性的病人仍要结合影像动态变化及临床症状综合评判。对于同步放射治疗、化学治疗后12周内考虑复发的病人，RANO标准指出：当增强扫描显示病灶较上一次增大或出现新增强化灶时，只有当强化灶出现在放射治疗照射野外或组织活检中找到肿瘤细胞，才能考虑复发。

2. 如何理解复发脑胶质瘤与原发肿瘤位置关系以及转移、播散途径？

脑胶质瘤的复发可以是原位复发，也可以是远处复发、脊髓播散，其中以原位复发最为多见。约80%脑胶质瘤复发病灶在其原发灶周围2cm以内，因此理论上手术切除强化灶周围2cm范围才可能达到最大限度减少肿瘤负荷，但即便如此，脑胶质瘤复发率仍居高不下。要理解复发脑胶质瘤与原发肿瘤位置关系，首先应了解肿瘤的转移途径。目前认为脑胶质瘤转移途径有4种：①沿白质纤维束浸润迁移播散是脑胶质瘤最主要的转移形式。随着颅脑磁共振技术的发展，对白质纤维束研究的逐渐增加，多模态的应用都充分论证了脑胶质瘤易出现沿白质纤维走行转移的特点。临床也常见脑胶质瘤沿胼胝体，内囊等结构进行播散转移。②脑脊液播散：脑脊液播散多为机会性转移，多为由肿瘤组织内逸出的肿瘤细胞进入脑脊液，沿脑脊液循环途径播散至脑及脊髓。Roland Roelz等回顾性分析239例新诊断的高级别脑胶质瘤（high grade glioma，HGG）并进行了至少6个月的MRI及临床随访，其中软脑膜播散发生27例（11%）。发现软脑膜播散与手术中脑室开放具有很强的相关性（HR：8.1）。137例（57%）病人术中脑室开放之后MRI随访发现25例（18%）病人出现软脑膜播散。另外102例术中未开放脑室病人中只有2例（2%）出现软脑膜播散。软脑膜播散诊断后病人中位生存期（239天），较没有软脑膜播散的病人相比明显缩短（626天）。因此术中脑室开放是之后发生软脑膜播散的关键风险因素。正常人体内在免疫机制完备的条件下，免疫细胞可吞噬并杀灭逸出的肿瘤细胞，但在免疫力低下时肿瘤细胞出现免疫逃避，在血供丰富区域增殖生长或定植于脑及脊髓的蛛网膜下腔增殖。③沿脑膜及血管间隙播散：胶质细胞几乎没有血行转移，但却可以沿脑膜及血管间隙播散转移。有研究表明肿瘤细胞会在肿瘤周围的微血管旁定植，这不仅仅是由于血管旁的血供丰富，这些微血管会释放趋化因子诱导肿瘤细胞的定植，从而出现肿瘤沿脑膜及血管间隙的转移。④沿手术路径播散：肿瘤切除过程中微小的肿瘤组织颗粒，黏附于手术路径中的正常组织间隙，同时由于手术对周边组织损伤，造成手术路径旁组织的水肿，组织间隙疏松，逸出的肿瘤细胞沿着疏松水肿的组织间隙游走并定植于相应的微血管旁，出现肿瘤沿手术路径播散的情况。

因此复发脑胶质瘤可以同原发肿瘤位置重叠，也可位于肿瘤周围，同时也可以位于与原发肿瘤位置较远的中枢神经系统，脊髓甚至脑外。

3. 病人脑胶质瘤复发与放射性脑损伤如何鉴别诊断？

高级别脑胶质瘤术后进行同步放射治疗、化学治疗，而放射治疗后组织出现水肿，坏死等改变，容易同复发肿瘤混淆。如何对二者进行鉴别？首先从临床表现上，部分放射性坏死病人不会出现原有临床症状的复发或加重，也少有新发占位表现。但多数放射性坏死由于水肿占位效应会产生和肿瘤复发类似的症状表现，此时应该从影像学上进行鉴别，磁共振是观察脑肿瘤的首选检查，增强MRI联合PET-CT及功能MRI等检查对脑胶质瘤复发的诊断价值较高。放射性坏死出现于放射野内，若病灶出现于放射野之外，则认为是复发。增强扫描提示病灶多发或侵及室管膜、胼胝体时多为复发肿瘤。若仅为原位病灶的增大，则需结合多模态MRI检查，PWI是量化肿瘤血管形成程度重要的无创评价方法，绝大多数复发肿瘤呈现高灌注的PWI。MRS中最具价值的为Cho/NAA，当其比值＞1.8时，诊断脑胶质瘤复发敏感性较高。PWI中复发肿瘤的rCBV较放射性坏死明显增加，有助于鉴别，但病人在使用贝伐单抗后，会影响rCBV、rCBF的改变。PET-CT高代谢也是区别复发肿瘤和放射性脑损伤的有效措施。除MRI外，CT灌注成像中复发肿瘤的脑血容量（CBV）、脑血流量（CBF）和表面通透性（PS）较放射性坏死明显增高。

当临床表现及影像学无显著差异时，可以采用穿刺病理检查，明确组织病理，此为鉴别的金标准。但当病人基础状况差，无法进行活检手术时，可以试行脱水、高压氧等内科治疗，观察2~3个月，若病变明显消退，则为放射性坏死，若病变无明显缩小，甚至逐渐增大，则为肿瘤复发。

4. 复发脑胶质瘤再次手术是否需要再次分子病理检测？

复发肿瘤可以是原肿瘤的再发，但多数复发后的脑胶质瘤恶性程度增加，侵袭力更强，其组织学分化的恶性特征也更加明显，其病理级别可高于初发肿瘤，成为加速病人死亡的主要危险因素。同时复发脑胶质瘤再次手术后有时可再次进行化学治疗或放射治疗联合化学治疗，而不同性质，不同级别的脑胶质瘤，其放射治疗、化学治疗方案可能不同，不同分子表型的治疗药物亦有差异，如复发后GBM的MGMT启动子区甲基化状态，EGFRⅧ突变状态均可能与初治GBM不同。因此明确复发脑胶质瘤的病理分级和分子表型对指导术后放射治疗，化学治疗，靶向治疗，免疫治疗及其他辅助治疗有极其重要的意义。

5. 复发脑胶质瘤治疗方式如何选择？

绝大多数复发脑胶质瘤级别及恶性程度可较初发肿瘤高，治疗更加困难，预后差。当复发肿瘤有明显占位效应，临床表现出现神经功能缺失，频发癫痫及颅内压增高表现时，应及时进行手术切除肿瘤组织，解除占位效应，降低肿瘤负荷。同时手术可明确复发脑胶质瘤的病理级别及分子表型，对术后放射治疗、化学治疗及其他辅助治疗有极大的指导意义。但对于基础状态差，无法耐受开颅手术者，可行立体定向活检术，行病理学检查，指导后续治疗。

放射治疗是高级别脑胶质瘤术后推荐的后续治疗。对于已经进行过放射治疗的复发脑胶质瘤，再次放射治疗会对正常脑组织产生更大的伤害，是否再放射治疗，要综合考虑两次放射治疗的间隔时间、前一次放射治疗的范围和剂量及是否有放射性水肿和坏死等因素。立体定向放射治疗可为病人提供精确的放射治疗剂量和急剧下降的放射治疗梯度，尽可能提高中心治疗剂量并减少正常脑组织损伤，可适用于少数病人。

全身治疗包括化学治疗、靶向治疗及免疫治疗。替莫唑胺作为初发脑胶质瘤的一线用药，目前也有大量证据支持其应用于复发脑胶质瘤的治疗，如替莫唑胺联合用药、替莫唑胺剂量密集方案等。贝伐珠单抗单药治疗较为安全，不良反应相对可控，可以延长PFS，减轻脑水肿、改善神经系统功能以及减少糖皮质激素依赖；具有某些生物及影像标志物特征的复发GBM病人，可以通过基于贝伐单抗的治疗在总生存期上获益；但整体而言，GBM病人亦可对贝伐珠单抗产生耐药且对病人的总生存率改善有限，因此在临床上应用范围有限。免疫治疗则是近些年来新兴的治疗手段，大量研究表明肿瘤细胞可能通过过表达免疫配体，增强宿主免疫功能以达到杀伤肿瘤的作用。已有报道关于伊匹单抗联合贝伐单抗的良好疗效（4级证据）。目前免疫治疗仍在研究阶段，前景可期。

电场治疗是利用低强度中频交流电场，干扰肿瘤细胞的有丝分裂（纺锤体的形成），从而达到抑制肿瘤细胞分裂增殖的作用。电场治疗在2011年被FDA允许应用于复发脑胶质瘤的治疗，作为治疗手段之一被纳入《脑胶质瘤诊疗规范》（2018年版）。但电场治疗价格昂贵，这一点可能会限制其临床应用。

6. 复发脑胶质瘤再放射治疗方式如何选择？

根据WHO分级，对不同分级的脑胶质瘤复发也采取相对不同的治疗方案。

（1）复发WHO Ⅲ、Ⅳ级脑胶质瘤

1）复发WHO Ⅲ、Ⅳ级高级别脑胶质瘤的再程放射治疗，对部分经过选择的较小的复发肿瘤，可采用立体定向放射外科（stereotactic radiosurgery，SRS）及立体定向放射治疗（stereotactic radiotherapy，SRT）作为再程放射治疗手段。RTOG90-05证实，SRS并发症发生率尚可接受，最大的耐受剂量取决于靶区大小。Pinzi等的报告中，接受单次SRS和多次SRT病人的PTV分别为$2cm^3$（$0.14\sim83.00cm^3$）和$10cm^3$（$0.63\sim120.00cm^3$）。常规分割再程放射治疗的研究报告很少。海德堡大学共172例复发脑胶质瘤接受再程放射治疗，中位放射治疗总量36Gy（$15\sim62Gy$，2Gy/次），胶质母细胞瘤和间变性脑胶质瘤复发后中位生存时间分别为8个月和12个月，只有1例出现了放射性脑坏死。由于缺乏相应的随机对照研究结果，复发脑胶质瘤再程放射治疗时要考虑初次放射治疗的剂量、与初次放射治疗间隔时间、复发肿瘤的部位与体积等诸多因素，选择合适的病人进行再程放射治疗；确定复发脑胶质瘤再程放射治疗靶区体积和照射剂量时，要充分平衡预期疗效与毒副作用；复发脑胶质瘤再程放射治疗靶区体积较大的，可选择常规分割放射治疗（4级证据）；局部小靶区再程放射治疗，多选择SRT或者SRS（4、5级证据）。

2）复发WHO Ⅲ、Ⅳ级脑胶质瘤放射治疗联合化学治疗或靶向治疗：复发脑胶质瘤病人治疗目前尚无公认有效化学治疗或靶向治疗方案。可推荐方案包括：替莫唑胺剂量密集方案（7天给药/7天停药，每天$100\sim150mg/m^2$；21天给药/7天停药，每天$75\sim100mg/m^2$）（4级证据）；放射治疗联合替莫唑胺方案（4级证据）；放射治疗联合贝伐单抗联合方案（4级证据）：伊立替康+贝伐单抗；替莫唑胺+贝伐单抗（4级证据）。

（2）复发WHO Ⅱ级脑胶质瘤：需要采取立体定向活检或二次手术明确病理；无法获得病理诊断的病例需结合临床、症状和影像学表现，也可以结合以上标准进行判断；同时需借助分子生物学标记物（1p/19q联合缺失、MGMT启动子甲基化和IDH1/2突变）判断预后。

可手术者，首选再次手术治疗，根据术后不同病理类型进入治疗流程；既往未行术后放射治疗、化学治疗，可按照高危低级别脑胶质瘤原则治疗方案处理；既往仅行术后单纯放射治疗，可以选择化学治疗为主的治疗方案；既往行术后放射治疗、化学治疗，安全前提下行再程放射治疗、化学治疗或推荐进入临床试验。

7. 复发脑胶质瘤如何选择适宜的化学治疗和靶向治疗方案？

尚无针对标准治疗后复发脑胶质瘤的标准化学治疗方案。如为高级别复发脑胶质瘤，强烈建议加入临床试验。如果无合适的临床试验，可采用以下方案：

（1）低级别脑胶质瘤复发后的可选方案：①放射治疗加辅助PCV治疗；②放射治疗加TMZ辅助治疗；③同步放射治疗、化学治疗加TMZ辅助治疗；④对于以往未使用过TMZ的病人还可使用TMZ；⑤洛莫司汀或卡莫司汀单药治疗；⑥PCV联合方案治疗；⑦以卡铂或者顺铂为基础的化学治疗方案。

（2）间变性脑胶质瘤复发后的可选方案：①TMZ；②洛莫司汀或卡莫司汀单药治疗；③PCV联合方案治疗；④贝伐单抗；⑤贝伐单抗加化学治疗（伊利替康，卡莫司汀/洛莫司汀，TMZ，卡铂）；⑥伊利替康；⑦环磷酰胺；⑧以卡铂或顺铂为基础的化学治疗方案；⑨依托泊苷。

（3）GBM复发后的可选方案：①贝伐单抗；②贝伐单抗加化学治疗（伊利替康，卡莫司汀/洛莫司汀，TMZ，卡铂）；③TMZ；④洛莫司汀或卡莫司汀单药治疗；⑤PCV联合方案治疗；⑥环磷酰胺；⑦以卡铂或顺铂为基础的化学治疗方案。

8. 肿瘤电场治疗是否适合复发脑胶质瘤治疗？

2007年报道了肿瘤电场治疗（TTF）治疗复发GBM的EF-7临床试验结果。该试验入组10例复发GBM病人，在治疗期间，TTF是唯一的抗肿瘤疗法。病人接受TTF治疗后，相对于历史对照组，PFS达到6个月（50%），OS>62周。另外，Rulseh等学者报道的一项试验表明，TTF可有效抑制GBM病人的肿瘤生长。该试验选取20例GBM病人为研究对象（其中复发GBM病人占50%，初诊的占50%），所有病人接受频率为200Hz（GBM的最适电场频率）的TTF治疗，初诊GBM病人同时给予TMZ治疗，4周为一个疗程，给予多疗程治疗，结果发现20%（4/20）的GBM病人在7年的随访中仍然存活且影像学检查提示无明显进展。尽管该研究样本量较少，但为研究TTF治疗GBM带来了更多希望。

值得说明的是，在整个治疗过程中，出现与治疗相关的不良反应仅为电极片接触区的轻到中度的接触性皮炎，很容易通过局部治疗控制，如局部激素治疗和局部抗生素治疗。

STUPP等针对复发GBM病人做了一项Ⅲ期随机临床试验。该试验入选标准在两组较为均衡，中位年龄为54岁，Karnofsky功能状态评分（KPS）为80分，19%的病人已接受BEV治疗，90%的病人为二次复发或多次复发。最终筛选出237例复发GBM病人入组，将病人随机分配到TTF单独治疗组（$n=120$）或化学治疗组（$n=117$）。化学治疗组病人接受积极的化学治疗，使用单一化学治疗制剂或联合BEV（31%）、伊立替康（31%）、亚硝基脲类药物（25%）、卡培他滨（13%）、TMZ（11%）、其他药物（5%）。TTF治疗组治疗时间为4.4个月，化学治疗组治疗时间为2.3个月。TTF治疗组的OS值为6.6个月，而化学治疗组的OS值为6.0个月（HR＝0.86；95% CI为0.66～1.12；$P=0.27$）。TTF治疗组的6个月PFS是21.4%，而化学治疗组为15.1%（HR＝0.81；95% CI为0.60～1.09；$P=0.13$）。TTF治疗组的总有效率为14.0%，而化学治疗组为9.6%（$P=0.19$）。对比分析发现，TTF治疗组的安全性较化学治疗组高，TTF治疗组的严重并发症发生率为6.0%，而化学治疗组为16%（$P=0.22$）。

以上研究表明，对于复发GBM，TTF单独治疗可取得与化学治疗一样的治疗效果，TTF治疗后病人的生存质量等于或优于积极的化学治疗。从而证明TTF作为一种新的治疗方法安全、可靠、效果可观。因此TTF于2011年4月被FDA批准用于治疗化学治疗和放射治疗后复发或进展的成人GBM。

9. 继发高级别脑胶质瘤预后及治疗选择是什么？

继发高级别脑胶质瘤是指原发占位性病变的病理结果已经证实为低级别胶质细胞瘤（low grade glioma，LGG，WHO Ⅰ～Ⅱ级），在复发时，病理呈现出高级别（high grade glioma，HGG，WHO Ⅲ～Ⅳ级）。既往针对西方人群研究发现GBM的年发病率约为3/10万～4/10万，其中95%为原发GBM，继发GBM仅占5%。然而当异柠檬酸脱氢酶1（IDH1/2）突变被用于诊断之后，研究者发现继发GBM在人群中的数量可能被低估了。Nobusawa S等报道8.8%的GBM病人都表现出IDH 1/2的突变。此外，TP53突变在原发GBM中较少见而在继发GBM中常见；EGFR过表达在原发GBM中多见而继发GBM中少见。与此同时，具有IDH1/2突变与TP53突变的脑胶质瘤多伴随有ATRX缺失突变，并且这种事件与1p/19q共缺失事件互斥，因此可以将具有IDH 1/2突变，TP53突变及ATRX突变的脑胶质瘤定义为具有星形细胞来源的继发GBM。以上的分子标志物提示，继发HGG的预后往往较差。与原发高级别脑胶质瘤相似，治疗仍首选手术切除。化学治疗方案可以采用：①贝伐单抗；②贝伐单抗加化学治疗（伊利替康，卡莫司汀/洛莫司汀，TMZ，卡铂）；③TMZ；④洛莫司汀或卡莫司汀单药治疗；⑤PCV联合方案治疗；⑥环磷酰胺；⑦以卡铂或顺铂为基础的化学治疗方案。可根据不同的分子标志物，试用不同的靶向药物治疗。另外，对于伴有ZM融合基因阳性的继发胶质母细胞瘤病人，可入组参与博瑞替尼临床试验治疗。

10. 如何评价立体定向活检手术、立体定向放射治疗在复发脑胶质瘤中的作用？

（1）**立体定向活检手术：**绝大部分脑胶质瘤会复发，而且多数之前都经过手术、放射治疗、化学治疗等综合治疗。考虑复发时就会面对假性进展、放射性坏死、复发的鉴别问题。虽然影像学进展迅速，PET/CT，磁共振灌注、波谱分析等都可提供很大帮助，但病理学诊断仍然是金标准。而立体定向活检术是通过穿刺获得病理学诊断的微创手术，在复发脑胶质瘤的诊断中越来越受到重视。对于多数病人而言，该方法能够鉴别是肿瘤复发，还是假性进展、放射性坏死；也可以给出复发肿瘤的级别，甚至肿瘤的基因诊断，可使部分复发病人进入一些基于基因诊断的复发脑胶质瘤的临床试验，获得治疗机会。由于立体定向活检术是微创手术，取得的病理组织有限，同时肿瘤存在异质性，可能导致肿瘤级别定性出现误差。但可通过结合PET/CT、磁共振波谱分析等多模态技术、多靶点活检技术加以完善。立体定向活检技术在复发脑胶质瘤中的应用会越来越普及。

（2）**立体定向放射治疗：**细胞周期分为DNA合成前期（G1期）、DNA合成期（S期）、DNA合成后期（G2）、细胞分裂期（M）。处于G2和M期的肿瘤细胞对放射治疗更敏感，而处于G1和S期的肿瘤细胞可能对放射治疗抵抗。立体定向放射治疗因为是单次放射治疗，G1期和S期的肿瘤细胞有可能逃逸。另外当肿瘤直径超过3cm，立体定向放射治疗的治疗剂量会导致肿瘤周边正常脑组织的放射性损伤。所以立体定向放射治疗不适合脑胶质瘤的初次放射治疗。而对于不能再行外放射治疗的复发脑胶质瘤，尤其是位于脑深部不适合手术，且直径<3cm的脑胶质瘤，立体定向放射治疗也是一种选择。另外针对复发脑胶质瘤，立体定向放射治疗也可通过分割分次放射治疗，联合替莫唑胺、贝伐单抗等药物提高疗效。

李守巍（首都医科大学三博脑科医院）

第十章
老年脑胶质瘤诊疗解读

第一节　诊疗规范专家解读

年龄是肿瘤发生的最重要的危险因素。根据美国国立研究所的调查数据显示，在全美超过50%的肿瘤死亡率及超过70%的肿瘤相关死亡率发生在老年病人，60～79岁美国人的首要死因为恶性肿瘤。预计至2030年，全美有几乎70%的恶性肿瘤新病例将发生在老年病人。而在我国有超过50%的肿瘤病人和80%肿瘤相关死亡率发生在老年人群，且超过65岁人群肿瘤发病率是小于65岁人群发病率的10倍，死亡率也高至16倍。因此对老年肿瘤的研究是一个热门同时也非常具有临床意义的课题。

国际上对老年的定义没有统一的标准，世界卫生组织（WHO）定义60～74岁为低龄老人，即≥60岁可定义为老年人；而NCCN定义65～75岁为低龄老人，即≥65岁定义为老年人；而从生物学的角度来看，≥70岁的人群其生理、病理和代谢情况的变化及对治疗所产生的副作用较成年人更为明显。因为老年病人的器官功能退变，生理适应能力减弱，机体的免疫功能下降等会削弱其对治疗的耐受性与敏感性，使得老年肿瘤病人在接受治疗时发生不良反应和并发症的危险性增加。目前对老年肿瘤病人，重点在于早发现、早诊断、早治疗，延长病人的寿命和提高生活质量。如果在治疗前对老年肿瘤病人进行恰当的评估，能够更好地了解治疗措施的合理性和可行性，提升医疗质量。

就老年肿瘤学所涉及的原发神经系统肿瘤疾病谱而言，老年胶质母细胞瘤（glioblastoma，GBM）占据了主导地位。就整体人群而言，GBM发病率会随着年龄的增长而增加，大于65岁的病人发病率为年轻人群的2.63倍；此外，在针对3 298名GBM病人的流行病学调查中发现，病人年龄每增加10岁，生存率均会显著下降，且治疗效果也会逐渐变差。目前我国已进入老龄化社会，与成人GBM病人相比，老年GBM病人预后情况更差，理应被更加关注，但近20年间针对老年脑胶质瘤病人治疗的国际多中心Ⅱ/Ⅲ期临床试验仍仅仅10余个，显然不能满足老龄化社会对老年GBM病人医疗管理及人文照护的要求；另外有关老年GBM的临床诊疗指南性的文献很少，对老年GBM病人的诊疗规范性缺乏指引。

1. 老年脑胶质瘤分子遗传学

在老年GBM的分子遗传学方面，其特点主要有：①基因组不稳定，与＜45岁GBM病人相比，＞70岁GBM病人ATRX、BRAF、IDH、TP53突变率明显下降，而PTEN基因突变比率明显增加；②表观遗传学改变，多个研究表明衰老相关的表观遗传学标签与GBM病人生存相关；③分子亚型：根据遗传学及表观遗传学资料/特点进行归纳统计分类后，发现＞50岁的GBM病人多属于以下两个GBM的分子亚型：RTK Ⅱ型（遗传学特点为EGFR扩增，CDKN2A/B缺失，PTEN突变，TERT启动子突变，7号染色体获得，10号染色体缺失）和间质型（遗传学特点为TERT启动子突变，7号染色体获得，10号染色体缺失）；④与预后相关的分子标记物：TP53的突变率与病人的年龄显著相关，并且在＞70岁的老年GBM病人中，TP53突变预示着不良的预后；EGFR的扩增也与年龄相关，在老年GBM病人中，高表达EGFR者提示相对较好的预后。

2. 老年脑胶质瘤的术前综合评估

考虑到老年病人的基础情况较为复杂，对手术耐受欠佳，因此在确定是否可行手术治疗时，应有针对性地对该部分病人进行术前评估，以确保更好地对老年病人进行个体化治疗。对老年肿瘤病人进行老年综合评估（comprehensive geriatric assessment，CGA）能够帮助引导临床医师制订合理的个体化治疗方案，有助于在治疗过程中采取特定的治疗措施，防止器官和功能损伤的发生，并能更好地处理治疗过程中出现的并发症。目前临床上有多种老年综合评估工具，如CGA工具、多维度老年评估量表（multidimensional geriatric assessment，MGA）、高级成人肿瘤评估项目（senior adult oncology program，SAOP）、老年肿瘤病人的多学科评估工具（multidisciplinary assessment of cancer in the elderly，MACE）等，NCCN指南推荐使用CGA对老年肿瘤病人的健康状况进行评估，CGA是指对老年个体进行全面的医疗评估、躯体功能评估、认知和心理功能评估等，从而最大限度地提高或者维持老年人生活质量的一种评估体系。与传统内科评估不同，CGA更加注意老年问题、老年综合征的筛查以及多重用药的管理，其在临床中最显著的作用之一是在老年肿瘤防治中的应用。

另外目前也有指南推荐采用KPS评分（Karnofsky score）对老年病人群体进行治疗前的评价及分层，但是总体的评估方案仍较粗糙，而且现有的评估手段仍然不够全面，故研究者及临床一线学者应该尝试去创建更多更加精确的老年肿瘤评估方案。

在老年脑胶质瘤病人中，术前评估项目可包括各系统一般状况、认知能力、合并症、虚弱指数、日常生活能力、生活质量、营养状态、实验室检查指标等多个方面。考虑到CGA耗时较长，因此老年病人可先接受老年评估筛查，若筛查发现存在明确的预后相关危险因素时，再进一步完成全面的评估检查。

（1）**老年病人的评估前筛查：**对肿瘤病人的筛查，需要秉承"早发现、早诊断、早治疗"的原则。因此对于有足够生存期的恶性肿瘤病人，应该进行老年的肿瘤学评估。2018年美国临床肿瘤学会，在对于老年肿瘤病人化学治疗前的指南中指出，化学治疗前进行"老年评估"能够预测病人化学治疗后毒性反应发生情况，同时亦可对治疗后病人的死亡率进行预测。该指南指出，可从功能状态、跌倒、合发症、认知能力、抑郁状态及营养状态等方面进行评估，该评估主要通过量表的方式进行。除上述单项筛查项目外，其他较为常用的综合筛查工具，还有老年评估8项（geriatric-8，G8）问卷，目前有研究显示，G8问卷对老年癌症病人的1年生存率具有独立预测能力，且具有良好的敏感度。除G8问卷外，针对老年癌症病人治疗前的综合筛查工具，还包括心血管健康调查（the cardiovascular health study，CHS），NCCN抑郁测量表，Lachs筛查试验，计时行走测试（timed up and go，TUG），老年人脆弱调查表（vulnerable elders survey-13，VES-13），实验室筛查等。

（2）**老年病人治疗合并症情况：**合并症不仅会在肿瘤治疗中干扰病人的功能状况，同时也会增加肿瘤治疗的风险，影响治疗效果和预后。由于老年病人基础疾病较多，对手术、放射治疗、化学治疗等治疗方案的耐受性，较一般成年病人差，因此术前针对合并症情况建立总体评价标准显得尤为重要。既往曾进行的多项研究显示，病人的合并症状态评分，对病人的生存期可产生显著的影响，并可作为病人预后状态的独立预测因子，进一步验证了该项评估内容的必要性。

（3）**老年病人的认知评估：**老年肿瘤病人常伴有认知功能障碍，表现为记忆力、定向力、理解力和逻辑思维的能力下降以及谵妄和痴呆等老年常见病。认知评估作为术前评估的重要环节，与老年病人的长期预后有关，研究显示合并认知障碍的老年肿瘤病人一般情况较差，死亡率较高。在老年脑胶质瘤病人中，认知受损可以作为独立因素预测手术预后，在经放射治疗治疗的人群中亦有类似结果。对于认知功能的评估，目前主要采用的方式为量表评估，主要包括简易智力状态检查量表（mini-mental state examination，MMSE）及蒙特利尔认知评估量表（Montreal cognitive assessment，MoCA）。

（4）老年病人的虚弱状态评估： 在CGA体系中，对老年病人虚弱状态进行评估是不可或缺的环节。Cloney等针对老年GBM病人的回顾性研究发现，虚弱评分高的病人接受病灶切除手术的可能性更小，住院时间更长，并发症发生的危险性更大，且生存期更短。此外，既往其他的一系列研究报道发现，在进行评估后，相当一部分神经肿瘤学家会根据病人的虚弱状态和认知功能评估结果，对诊疗决策进行调整，进一步说明了进行治疗前对老年脑胶质瘤病人进行全面评估，尤其是虚弱指数评估的必要性。

（5）老年病人的生活质量评估： 近年来，生活质量正逐渐成为评价病人预后的一项标准，并受到越来越多临床医师的关注。有研究表明，虽然该指标尚不能作为老年脑胶质瘤病人生存期的独立预测因素，但对病人的预后也能起到一定的预测作用。在一项纳入了237例复发高级别脑胶质瘤的前瞻性研究中，探究了生活质量对病人预后的影响，结果发现生活质量问卷-30（quality of life questionnaire-core30，QLQ-C30）评估得分较低的脑胶质瘤病人，在治疗后易出现语言障碍、思维混乱、运动功能受限等问题。目前针对多种癌种的癌症病人，临床常用的生活质量评估量表为QLQ-C30，对于脑肿瘤病人，推荐可同时联用该量表体系中针对脑肿瘤病人的分量表——脑肿瘤病人生活质量问卷（quality of life questionnaire-brain cancer 20，QLQ-BN20）。

（6）老年病人的营养状态评估： 营养不良状态是老年癌症病人生存期缩短的危险因素，对治疗的耐受性也会受到影响。这部分老年人营养状况欠佳的状态通常不易察觉，从而增加了病人非传染性慢性疾病甚至死亡的风险。综上营养状况与肿瘤病人的预后密切相关，因而对营养状况的评估非常重要。

老年脑胶质瘤病人亦应进行治疗前营养状态评估，以更加全面地了解病人对各项治疗手段的耐受情况。推荐使用目前国际上应用最为广泛的简明营养状态量表（mini-nutritional assessment，MNA）或该量表的简化版（short-form MNA）。该量表内容主要包括摄食情况、生活习惯、身体素质以及主观评定4个部分。

（7）老年病人内科合并症相关情况评估

1）心血管系统：根据欧洲心血管病协会和美国心脏病学会/美国心脏协会发布的老年病人术前心脏评估指南，通过了解病人既往心脏病史、当前症状表现及对活动耐量的评估，即能够较为迅速地了解病人的心血管情况。神经系统手术属于中等心血管风险手术，其术前心血管病治疗应包括：①血压控制在稳定范围；②如病人已正在服用β受体阻滞剂和他汀类药物，应继续服用；对于合并冠状动脉粥样硬化性心脏病的病人，应至少在术前2天加用β受体阻滞剂，并在术后继续使用，从而达到控制心率及血压的目的；③合并心力衰竭的病人术前应加用血管紧张素转换酶抑制剂。

2）呼吸系统：考虑到老年脑胶质瘤病人手术绝大多数为全麻手术，且术后早期下地活动的遵嘱率较低，故术后发生呼吸系统相关并发症的可能性显著增高，从目前研究来看，术后呼吸系统并发症的危险因素包括慢性阻塞性肺疾病、一般健康状况较差、日常生活不能自理、心功能不全、肥胖/体重减轻、吸烟、谵妄、酗酒、吞咽困难等，故以上均为术前应进行评估的项目。对于具有上述危险因素的病人，推荐术前采取相应措施预防术后并发症的发生，如术前6~8周戒烟、呼吸锻炼、学习呼吸控制及咳嗽技巧等。

3）泌尿系统：对于合并肾功能不全的病人，术前需对其肌酐清除率进行计算分析，推荐使用Cockcroft-Gault公式计算。该项评估对病人术中麻醉药物剂量的使用及术后用药均有指导意义。

4）内分泌系统：在内分泌系统评估方面，主要关注指标为病人血糖水平。在术前评估时，应注意降糖药物使用情况，根据进食变化，及时调整药物，避免发生血糖过低或过高的发生，并维持水、电解质正常。

（8）老年病人的家庭社会因素评估：良好的社会、家庭支持以及经济条件可以给老年病人带来信心，提高治疗的依从性，从而达到较好的治疗护理效果，故社会支持评估对老年肿瘤病人护理有着重要的意义。采用社会支持评定量表（social support revalued scale，SSRS）对老年肿瘤病人的社会支持情况进行评估，该量表共有3个维度10个条目：客观支持、主观支持和对支持的利用度。由于量表没有针对的特定人群，仍旧缺乏特异性。医疗社会支持量表有着较成熟的理论框架支持，最初被用于测量社区慢性病病人的医疗社会支持水平，现在该量表多用于肿瘤的评估。

（9）老年病人多重用药评估：老年病人常合并多种并发症，因此需要应用不同药物进行治疗或预防，这就极易发生多重用药。药物之间的副作用不仅会产生不良反应影响病人服药的依从性，而且药物之间的相互作用会使得其中一种药物对另外的药物疗效产生影响。多重用药易导致药物中毒及不良反应，增加老年病的发病风险，影响肿瘤病人的生活质量。因此对老年肿瘤病人的用药史进行评估，是CGA中必不可少的一部分。目前针对老年多重用药的评估工具整体偏少，且大部分以针对西药为主，尚无针对中药或者中西医结合的多重用药的评价。

（10）陪伴照顾者的作用：老年肿瘤病人治疗管理流程中一个十分关键的因素——照护者（caregiver）亦不可忽视，其作用包括：短时间内帮助将病人运送至医疗机构，提供日常护理及处理紧急情况，观察病人疗效并及时发现并发症，加强家属和医务人员之间的沟通，调解各种误解、冲突，提供情感支持和慰藉。

当老年癌症病人已经无法独立完成基本的日常生活/活动时，其健康维护、生活质量甚至生存都可能取决于照顾者，故而治疗预后很大程度上可由照顾者的选择来预测。因此，对是否有理想的陪伴照顾者对老年脑胶质瘤病人而言也是十分重要的环节，并可能直接影响病人预后。

3. 老年脑胶质瘤病人的手术治疗

根据目前几项已发表的随机对照试验和回顾性研究，对于年龄超过65岁并且一般情况良好，可以耐受手术等有创干预的胶质母细胞瘤病人，接受病灶全切除术较切除范围小（次全切/活检）的病人有更满意的生存获益。另外《中国胶质瘤协作组指南》及《脑胶质瘤诊疗规范》（2018年版）指出：对于成年胶质母细胞瘤病人安全的最大范围切除能显著提高病人的预后，对于老年脑胶质瘤病人同样适用，但是考虑到老年人手术风险和存在的合并症，对安全切除的定义也更加困难与复杂。对于病灶切除和活检手术的比较，指南中并没有明确地说明。考虑到≥70岁的老年病人手术耐受能力有所下降，且该年龄段脑胶质瘤病人行切除术后的并发症概率高达20%，因此立体定向活检术也是一种比较好的选择。

在一项纳入了230名老年脑胶质瘤病人的回顾性研究中，有229人接受立体定向活检，其中有222人通过立体定向活检获得了肿瘤的组织病理学诊断，之后有171人接受了后续辅助治疗。本回顾性研究说明，与单纯活检类似，立体定向活检是一种安全、可靠的手术及其他辅助治疗前评估与检查的方法。但是在术后并发症方面，例如术后出血，接受活检手术的病人其术后脑出血的风险比接受病灶切除手术的病人发生率要高，其差别有统计学意义。总体来讲随着年龄增大，老年脑胶质瘤病人的预后逐渐变差，虽然手术有诸多风险，但是无论是从预后的角度或是从术后出现并发症的角度，手术切除目前来讲都是一种较好的选择。

目前的几项临床试验均显示在经过谨慎评估筛选的老年GBM病例中，行手术病灶切除可以使老年GBM病人得到生存获益，有研究分析了老年GBM病人（＞65岁）的手术方式对生存期的影响，结果发现进行手术切除病灶的病人，其中位生存期为进行活检手术病人的2.757倍；另有一项综合了34项临床研究的meta分析比较了手术全切除病灶、部分切除病灶和活检的老年高级别脑胶质瘤病人的生存期和术后功能恢复，结果显示，无论是总生存期（OS）或是无进展生存期（PFS），进行病灶全切除的病人都获得了明显的获益，并且全切除更有利于病人术后功能的恢复。虽然存在手术风险，但目前普遍认为，进行CGA后，评估较好的病人进行手术切除还是具有良好的安全性和临床获益的。因此对于功能评估较好的老年胶质母细胞瘤病人，推荐行手术治疗，而术前功能较差的病人不推荐手术治疗。

4. 老年脑胶质瘤病人的放射治疗

放射治疗是成年胶质母细胞瘤的标准治疗组成部分之一，但是老年病人能否耐受放射治疗的毒副作用且能延长病人生存成为临床医师需要考虑的重要问题。一项法国的随机研究（ANOCEF）纳入了85名KPS评分在70分以上的70岁以上的高级别脑胶质瘤病人。病人分成两组，一组接受放射治疗，另一组仅接受支持对症治疗。支持治疗组和放射治疗组的中位生存期分别为4.2个月和7.3个月，具有显著性差异。该项研究证明了老年病人接受放射治疗具有较好的耐受性和有效性。另一项加拿大的临床试验比较了低分割放射治疗和标准放射治疗，结果发现总生存期并没有明显差距（5.6个月和5.1个月）。

目前放射治疗专家试图采用短程低分割疗法以减少病人的放射治疗时间。Roa等研究60岁以上的老年病人，KPS在50分以上，采用3周总共40Gy的低分割放射治疗与标准的60Gy放射治疗比较，两组的生存没有显著差距。因此，对于一般状况尚可的老年病人来说，短疗程低分割的放射治疗也是一个可行而方便的选择。目前，对于KPS低于50分，具有多项不良预后指标的病人采用术后放射治疗并不能使病人获得明显的生存获益，因此对于这类病人的放射治疗选择应该慎重。

5. 老年脑胶质瘤病人的化学治疗及其他辅助治疗

随着STUPP方案证明了替莫唑胺（temozolomide，TMZ）的抗肿瘤作用，TMZ在胶质母细胞瘤的低毒有效的特点被人们所接受，研究者们也开始关注其在老年病人中的作用。ANOCEF研究组进行了一项Ⅱ期临床试验纳入KPS低于70分的70岁以上老年病人，分成两组，一组应用替莫唑胺（TMZ）150～200mg/M²，5/28方案，另一组仅用支持治疗。TMZ治疗组，相比较支持治疗组的3～4个月，其生存期达到了6.3个月，而且1/3的病人KPS提高了至少10分。该研究还发现MGMT启动子甲基化的病人生存期明显长于未甲基化病人（7.8个月和4.8个月，$P=0.03$），药物的毒副反应发生率与stupp研究中成年病人（不超过70岁）相近。

德国神经肿瘤研究学组NOA-8临床试验对常规多分割放射治疗和增强药物密度方案单独化学治疗进行比较，结果显示单独化学治疗效果不低于放射治疗效果，且还体现出了MGMT甲基化病人（O6-methylguanine-DNA methyltransferese，MGMT）进行化学治疗后有明显生存受益。北欧脑肿瘤研究组临床试验结果，也显示与标准放射治疗组方案相比，TMZ化学治疗组生存获益显著（8.3个月和6个月），且在年龄大于70岁人群的总生存期方面，TMZ化学治疗组及低分割放射治疗组明显优于标准放射治疗组。2012年意大利的一项联合了手术、低分割放射治疗以及TMZ化学治疗的研究发现MGMT甲基化组老年胶质母细胞瘤病人的中位生存期达到了15.8个月。MGMT甲基化状态成为治疗选择的重要指标。2017年发表的全球多中心Ⅲ期临床试验结果，对于≥65岁的老年胶质母细胞瘤病人，在短程放射治疗［40.05GY/（15f·3周）］基础上联合TMZ化学治疗［TMZ同步放射治疗、化学治疗期间用药方案：75mg/（M^2·天）×21天；TMZ 5/28辅助化学治疗期间用：150~200mg/（M^2·天），×5天/疗程，用药12程或直到疾病进展为止］，结果显示老年GBM病人进行短程放射治疗联合替莫唑胺化学治疗者总生存期明显长于单独短程放射治疗者。其中MGMT启动子甲基化的病人获益更多，并有研究表明低分割放射治疗联合TMZ化学治疗具有可耐受的毒性。

因为TMZ的毒性较低，所以经常取代放射治疗成为KSP评分较低的病人的替代治疗。除了TMZ之外，还有很多细胞毒药物曾被用于胶质母细胞瘤的治疗，例如亚硝基脲类药物曾获得一些可喜的疗效，但是对于老年病人该类药物作用有限且有1/3的病人出现严重的血液学毒性。

目前，最新的NCCN指南建议对70岁以上的新诊断的GBM病人可采用术后单独低分割放射治疗（在2~3周内完成治疗）或是联合TMZ治疗，且若是没有特定禁忌证的存在，不建议放弃TMZ，尤其是在MGMT甲基化存在的情况下。

在靶向治疗方面，贝伐单抗治疗复发老年胶质母细胞瘤以及联合替莫唑胺治疗KPS评分低的初治GBM得到关注。近年完成两项贝伐单抗针对初治胶质母细胞瘤Ⅲ期临床试验（Avaglio，RTOG0825）均未使GBM病人总生存获益。但对于老年胶质母细胞瘤这类特殊人群，法国一项多中心Ⅱ期临床试验发现联合应用TMZ和贝伐单抗在KPS评分较低的老年GBM病人中也得到了令人满意的治疗效果，同时老年病人对该疗法的耐受性也较好。

6. 老年脑胶质瘤的电场治疗

肿瘤电场治疗（tumor treating fields，TTF）即为肿瘤的电场疗法，是利用低频、中强度、可变的交变电场，通过非侵袭的手段对机体局部肿瘤细胞的有丝分裂进行干扰，抑制肿瘤存活从而达到抗癌的目的。有资料显示TTF可以有效延长GBM病人的生存期，因此美国FDA也批准其用于新诊断或复发的GBM病人。

STUPP等研究者在2017年发表了TTF在新发GBM的临床试验结果，该临床试验共纳入695名GBM病人，由"意向性治疗原则"随机分为两组，一组接受TTF和TMZ维持治疗另一组接受替莫唑胺标准治疗。该研究发现接受TTF的治疗组总生存期及肿瘤无进展生存期要远高于对照组。对超过65岁的老年GBM病人亚组分析显示老年病人同样可以从TTF治疗中获益［hazard ratio（HR）0.51，95%CI：0.33～0.71］。

7. 老年脑胶质瘤治疗方案的选择与优先性

针对一些一般状况较好的老年高级别胶质母细胞瘤病人，有些学者采用放射治疗、化学治疗联合治疗的模式。一些回顾性研究和Meta分析表明放射治疗、化学治疗联合治疗能使老年病人生存受益，尤其对于那些没有合并症以及具有良好预后因素（广泛切除或者KPS评分高）的病人将受益最多，但是研究中也提到高达一半左右的病人出现治疗相关的神经系统毒副反应。NCIC和EORTC两个完成的Ⅲ期随机临床试验比较65岁以上老年GBM病人接受短程低分割放射治疗（40Gy，15分割）±同步及辅助替莫唑胺治疗也证明了联合治疗的巨大优势，且有MGMT甲基化的病人受益更大。

针对老年GBM病人的治疗手段应该贯彻老年肿瘤学的治疗原则，继续朝着高疗效，低毒性，低费用的方向努力，找到针对预后有预测作用的分子标志物也是刻不容缓的。此外，由于老年GBM病人的预后差，该类病人的治疗还应包括和缓医疗及生命终点阶段的治疗。

8. 证据总结和推荐

总的来说老年GBM病人的治疗方案仍没有统一的标准。解读本规范给出的推荐意见如下：

（1）推荐老年脑胶质瘤治疗前行老年综合评估，根据评估结果选择适当治疗。

（2）对于综合评估较好的老年病人，推荐进行肿瘤全切除。

（3）老年脑胶质瘤KPS<60分，MGMT甲基化病人建议单用TMZ化学治疗；MGMT甲基化阴性病人建议放射治疗或者缓和医疗。

（4）KPS>60分以上病人（MGMT启动子区甲基化阳性或阴性或中间型），建议参加临床试验；亦可以短程同步放射治疗、化学治疗加辅助替莫唑胺化学治疗加肿瘤电场治疗；或同步放射治疗、化学治疗加辅助替莫唑胺化学治疗联合肿瘤电场治疗；或同步放射治疗、化学治疗加辅助替莫唑胺化学治疗；或大分割放射治疗；对于MGMT启动子区甲基化阳性者亦可单用TMZ治疗。

（5）建议综合评估较差的病人接受缓和医疗。

马文斌（北京协和医院）

赵炳昊（北京协和医院）

参考文献

[1]　OSTROM Q T, CIOFFI G, GITTLEMAN H, et al. CBTRUS Statistical Report: Primary Brain and Other Central Nervous System Tumors Diagnosed in the United States in 2012-2016[J]. Neuro Oncol, 2019, 21(Suppl 5): v1-v100.

[2]　LOPEZ-OTIN C, BLASCOO M A, PARTRIDGE L, et al. The hallmarks of aging [J]. Cell, 2013, 153(6): 1194-1217.

[3]　COLLADO M, BLASCO M A, SERRANO M. Cellular senescence in cancer and aging [J]. Cell, 2007, 130(2): 223-233.

[4]　CORTEZ D. Replication-Coupled DNA Repair [J]. Mol Cell, 2019, 74(5): 866-876.

[5]　WICK A, KESSLER T, ELIA A E H, et al. Glioblastoma in elderly patients: solid conclusions built on shifting sand?[J]. Neuro Oncol, 2018, 20(2): 174-183.

[6]　LORIMER C F, SARAN F, CHALMERS A J, et al. Glioblastoma in the elderly - How do we choose who to treat?[J]. J Geriatr Oncol, 2016, 7(6): 453-456.

[7]　KEIME-GUIBERT F, CHINOT O, TAILLANDIER L, et al. Radiotherapy for glioblastoma in the elderly [J]. N Engl J Med, 2007, 356(15): 1527-1535.

[8]　VUORINEN V, HINKKA S, FRKKIL M, et al. Debulking or biopsy of malignant glioma in elderly people – a randomised study [J]. Acta Neurochirurgica, 2003, 145(1): 5-10.

[9]　KORC-GRODZICKI B, DOWNEY R J, SHAHROKNI A, et al. Surgical considerations in older adults with cancer [J]. J Clin Oncol, 2014, 32(24): 2647-2653.

[10]　KELLERMANN S G, HAMISCH C A, RUEß D, et al. Stereotactic biopsy in elderly patients: risk assessment and impact on treatment decision [J]. J Neurooncol, 2017, 134(2): 303-307.

[11]　ALEXANDROV L B, NIK-ZAINAL S, WEDGE D C, et al. Signatures of mutational processes in human cancer [J]. Nature, 2013, 500(7463): 415-421.

[12]　ROA W, BRASHER P M, BAUMAN G, et al. Abbreviated course of radiation therapy in older patients with glioblastoma multiforme: a prospective randomized clinical trial [J]. J Clin Oncol, 2004, 22(9): 1583-1588.

[13]　WICK W, PLATTEN M, MEISNER C, et al. Temozolomide chemotherapy alone versus radiotherapy alone for malignant astrocytoma in the elderly: the NOA-08 randomised, phase 3 trial [J]. Lancet Oncol, 2012, 13(7): 707-715.

[14]　MALMSTROM A, GRONBERG B H, MAROS C, et al. Temozolomide versus standard 6-week radiotherapy versus hypofractionated radiotherapy in patients older than 60 years with glioblastoma: the Nordic randomised, phase 3 trial [J]. Lancet Oncol, 2012, 13(9): 916-926.

[15]　STUPP R, HEGI M E, MASON W P, et al. Effects of radiotherapy with concomitant and adjuvant temozolomide versus radiotherapy alone on survival in glioblastoma in a randomised phase III study: 5-year analysis of the EORTC-NCIC trial [J]. Lancet Oncol, 2009, 10(5): 459-466.

[16]　STUPP R, TAILLIBERT S, KANNER A, et al. Effect of Tumor-Treating Fields Plus Maintenance Temozolomide vs. Maintenance Temozolomide Alone on Survival in Patients With Glioblastoma: A Randomized Clinical Trial [J]. JAMA, 2017, 318(23): 2306-2316.

第二节　诊疗规范实践中的常见问题

1. 如何定义老年病人?

　　传统的对老年人的定义仅给出了简单的生理年龄标准，忽视了老年人的心理年龄和社会年龄等其他方面，越来越无法反映社会经济健康水平变化的真实情况，并在一定程度上扭曲了人们对老龄化的理解以及相应的应对策略。重新定义老龄与老年，将使我们对目前的老龄化社会有更深刻的认识，改革未来对于常态化老龄社会的公共卫生政策。人们对老龄问题的关注与日俱增，但我们目前对老龄的认识仍有不同，老年人的定义就是其中之一。目前全球主流的标准是把60岁或者65岁以上的人口称为老年人口，这一标准最初源于联合国，但是联合国的规定有其时代背景，很大程度上反映了当时的预期寿命和养老保障的考虑。该标准十几年间没有发生明显改变，各国在制定卫生公共政策时大多都参照这一概念。

　　国际上的指南和美国的相关指南对老年的定义没有统一的标准，世界卫生组织（WHO）定义60～74岁为低龄老人，即≥60岁可定义为老年人；而NCCN定义65～75岁为低龄老人，即≥65岁定义为老年人；而从生物学的角度来看，≥70岁的人群其生理、病理和代谢情况的变化及对治疗所产生的副反应较成年人更为明显。

　　近年来国际学术界开始重新定义老年与老年化的前瞻性研究，以Scherbor和Sanderson为代表的人口学者按照"期望寿命"15年理论来倒推老年的标准，他们把15年及以下的余寿阶段当做老年期，首先这有利于实现老年定义的动态变化，其次这对卫生公共政策的制定以及老年福利和保险的政策倾向都至关重要，能够帮助国家节约卫生支出的成本。中国的学者也在总结之前定义的基础上，提出从"年轻状态"到"健康状态"再到"自理状态"的老年体系，无论从任何层面定义老年，都不可能不考虑生理性衰老，与此同时老年不仅局限于生理层面也存在于心理层面。虽然心理老化与生产生活的关联性要更弱一些，而且既往定义的老年也从未以心理老化节点为依据，但随着我们进入老龄化社会，理应将心理因素考虑进去。

2. 老年脑胶质瘤病人的发病率及疾病特点与年轻人有哪些不同?

　　根据美国国立研究院的调查数据显示，在全美超过50%的肿瘤死亡率及超过

70%的肿瘤相关死亡率发生在老年病人，预计至2030年，全美有几乎70%的恶性肿瘤新病例将发生在老年病人。就整体人群，胶质母细胞瘤的发病率会随着年龄的增长而增加，大于65岁的病人发病率为年轻人群的2.63倍；此外，在针对3 298名胶质母细胞瘤病人的流行病学调查中发现，病人年龄每增加10岁，生存率均会显著下降，且治疗效果也会逐渐变差。欧洲等国家的流行病调查数据提示，低级别脑胶质瘤主要发生在青壮年，而高级别脑胶质瘤主要发生在老年人。美国的流行病学资料显示大约一半的胶质母细胞瘤发生在老年人，他们认为老年人的脑胶质瘤几乎都是高级别的，也就是高度恶性的，而发生低级别脑胶质瘤的可能性很低。老年脑胶质瘤在75岁以上人群中的发病会达到峰值，并且大于70岁的老年胶质母细胞瘤病人的中位生存期明显低于较低年龄组。

老年人的器官退变、生理适应力减弱，机体的免疫功能下降会削弱治疗的效果。虽然老年肿瘤与年轻人差别不大，但是也有其临床特点：①发展相对缓慢；②老年人恶性肿瘤的器官转移机会比比年轻人少；③临床症状不典型；④不典型癌症/隐匿性癌症比例升高；⑤重复癌增多；⑥骨转移瘤及感染率高，死于并发症多；⑦合并症与并发症较多，甚至同一器官也有不同性质的疾病，因此临床症状复杂。当肿瘤病情加重，常累及多个器官；⑧老年肿瘤经常发生营养不良现象。同时，恶性脑胶质瘤的发生随着年龄增长而增加，一般胶质母细胞瘤病人年龄超过65岁，因此老年人已经成为了胶质母细胞瘤最多的人群，随着年龄增长胶质母细胞瘤的预后也更差，有各种证据证实年龄是胶质母细胞瘤的独立危险因素。老年胶质母细胞瘤的主要临床表现为痴呆、记忆丧失和人格改变等，而这些非典型改变往往延误了病人病情的判断。老年病人的癫痫发病率较低，部分原因是老年脑胶质瘤病人大部分为胶质母细胞瘤，而癫痫更多见于WHO Ⅱ～Ⅲ级的脑胶质瘤。

3. 老年病人的治疗方案如何选择？

关于老年胶质母细胞瘤的治疗到目前尚未达成共识，究其原因是不同病人的一般情况和合并症千差万别，不同的医师对老年病人的治疗观念存在差别，同时缺乏高级别循证医学证据的支持。老年胶质母细胞瘤的治疗方案包括手术、放射治疗、化学治疗、免疫治疗等。

（1）手术：脑胶质瘤诊疗规范（2018年版）提出：在充分评估并选择老年病人后，对老年胶质母细胞瘤最大限度地全切可以显著改善病人预后。一项小规模的随机试验表明，接受全切或近全切较接受单纯活检病人的中位生存期可延长3个月；Ewelt等发现全切、部分切除、活检的中位生存期分别是13.9个月、7个月、2.2个月。但是如果老年病人合并下列情况时：①KPS＜80分；②慢性阻塞性肺疾病；

③运动功能减弱；④语言功能障碍；⑤认知障碍；⑥肿瘤巨大等，进行手术全切不一定能带来更大获益，需权衡手术和活检术的利弊。

（2）放射治疗： 放射治疗是成年胶质母细胞瘤的标准治疗组成部分之一，但是需要考虑其副作用。一项在KPS＞70分的老年胶质母细胞瘤病人开展的临床研究（ANOCEF）对比放射治疗和对症支持治疗，结果发现放射治疗组和对症支持组的中位生存期分别为7.3个月和4.2个月，具有显著性差异。该研究证实老年病人接受放射治疗有较好的耐受性和有效性。一项对比了短程分割放射治疗和标准放射治疗的临床试验结果提示，两者在病人的总生存期上并没有明显差异。最近的几个有关老年胶质母细胞瘤的Ⅲ期临床试验也证实了短期分割放射治疗的有效性。因此对于一般情况尚可的老年病人，短疗程分割放射治疗也是一个可行而方便的选择；对于KPS＜50分，具有多项预后不良指标的病人，采取术后放射治疗并不能使病人有明显的生存获益，因此对于此类病人选择放射治疗应该慎重。

（3）化学治疗： 替莫唑胺（temozolomide，TMZ）是脑胶质瘤常见的化学治疗药。一项针对老年胶质母细胞瘤病人的临床试验，对比了TMZ标准治疗方案和支持治疗方案，虽然TMZ组的化学治疗只持续了2个周期，但是其生存时间达到了6.3个月，而1/3的该组病人KPS评分提高了至少10分。该研究的亚组分析也提示有MGMT启动子甲基化的病人生存期明显长于未甲基化病人（7.8个月和4.8个月，$P=0.03$）。

在2017年发表的全球多中心Ⅲ期临床试验的结果提示，对于超过65岁的老年胶质母细胞瘤病人采用以短程分割放射治疗为基础联合TMZ化学治疗的方案可以较单独短程放射治疗更能提升病人的生存时间。其中MGMT启动子甲基化的病人获益更多，也有研究表明短程分割放射治疗联合TMZ化学治疗具有可耐受的毒性。

以洛莫司汀为代表的细胞毒药物在老年胶质母细胞瘤中也曾有较好的疗效，但是因为其有较大的副反应，故现在临床运用较少。

（4）靶向治疗： 在靶向治疗方面，法国一项多中心Ⅱ期临床试验发现联合应用TMZ和贝伐单抗，在KPS评分较低的老年GBM病人中也得到了令人满意的治疗效果，同时老年病人对该疗法的耐受性也较好。

总体来说对老年GBM病人的治疗方案仍不统一。对于一般情况良好，没有合并症，KPS＞80分的病人，可以考虑行肿瘤大体全切除（general total resection，GTR）加同步放射治疗、化学治疗加辅助化学治疗（STUPP方案），如果病人一般状况稍差，或者有较多合并症，可以选择单纯活检，然后放射治疗或化学治疗，建议检测MGMT启动子甲基化，如果有甲基化则选择TMZ化学治疗，如果没有甲基化则选择放射治疗，而放射治疗方案可以选择短程低分割方案，具有同等疗效，减少病人的来回奔波，提高病人的生活质量和依从性。如果病人一般状况较差，KPS<60分，则推荐进行短程放射治疗。

（5）肿瘤电场治疗（TTF），详见问题6。

4. 老年病人是否需要行分子病理检测以及对治疗的意义？

胶质母细胞瘤是中枢神经系统最为常见的恶性肿瘤，约占所有颅内肿瘤的12%~15%。相比较于年轻病人，老年胶质母细胞瘤还具备自身的分子病理特征，与年轻病人相似，在老年病人中MGMT启动子甲基化预后也相对良好，而且发表的NOA-08与Nordic两个Ⅲ期临床试验研究，均证实MGMT启动子甲基化能预测老年病人对替莫唑胺的反应。IDH1突变常见于继发性胶质母细胞瘤和低级别脑胶质瘤，其随着年龄增长而发生率降低，IDH1突变的胶质母细胞瘤病人预后较好，但遗憾的是老年病人中发生率低于2%。除此之外，TP53的分子病理改变与老年病人的预后较差相关，而相反EGFR扩增却是老年胶质母细胞瘤病人较好预后的指标。以上两种分子改变在老年病人和年轻病人中的预后作用恰好相反。另外GBM整合诊断分析，多数老年GBM属RTK Ⅱ型和间质型，此分子遗传学改变均提示老年病人分子病理特点与相对年轻的病人具有明显的不同，也意味着老年病人有着不同于年轻病人的分子通路的改变，因此在诊断和治疗中应该给予充分的重视。

对于分子病理检测，一方面可以让我们对老年肿瘤的来源和老年胶质母细胞瘤的分型有更多的认识，反馈更多病人的信息，并对病人的预后有着初步的判断，协助选择更加适合病人的治疗策略；另一方面对于上述肿瘤分子及靶点的探索可以让研究者对肿瘤微环境有更深的认识，在将来开发出更多的靶向治疗药物，造福更多的老年脑肿瘤病人。

5. 老年病人能耐受手术治疗吗？

老年病人因合并较多的基础疾病且机体整体功能较年轻人差，在治疗过程中往往有更多并发症，故在选择治疗，尤其是手术治疗时需要更加谨慎。在面对老年肿瘤病人时，肿瘤学家有时也会感到困难，因为许多高龄病人在过去是不会接受手术的。目前对老年病人手术评估的证据大都来自临床试验，但因大部分试验都会把高龄受试者排除在试验之外，所以这方面的证据仍然匮乏。

成功并且有效的手术需要给病人带来适当的生存获益并保证生活的质量，对老年人开展手术前需要对病人进行综合评估，例如对老年人虚弱状态的评估、运动功能以及认知功能的评估、营养状态、合并症、多重用药等以及社会家庭因素等。术者在对老年肿瘤病人充分评估之后还需要考虑术后的老年人恢复情况，包括一旦施行手术，病人是否会有长时间的谵妄状态、长期卧床、运动功能下降等。所以一切都要在施行手术前做好规划，制定最适合病人的个体化策略。

实际上病人的年龄并非影响治疗决策的唯一因素。在对老年病人的术前进行了充分的功能、预后、老年综合征评估和治疗风险分级后，如果老年肿瘤病人在上述方面与较年轻肿瘤病人差别不大，那么老年病人是可以耐受手术的，手术应该是最佳的选择，并且不能只因为病人高龄而放弃手术的决策。当病人合并有较多的基础病和较差的心肺功能储备时，对手术的选择应该慎重。

6. 肿瘤电场治疗是否适合老年脑胶质瘤治疗？

肿瘤电场治疗（TTF）通过一个便携式无创医疗器械实施，供病人持续使用。有体内及体外研究显示，TTF通过抑制细胞有丝分裂（细胞分裂和复制的过程），延缓和逆转生长、促使癌细胞死亡。目前的研究显示电场治疗安全且有效，推荐用于新发的胶质母细胞瘤病人（1级证据）和复发的高级别脑胶质瘤病人（2级证据）。

STUPP等人于2017年在JAMA发表的有关TTF在新发胶质母细胞瘤中疗效的临床试验，纳入了695名胶质母细胞瘤病人，其中通过"意向性治疗分析"有466名病人接受TTF和替莫唑胺维持治疗，有229名病人接受替莫唑胺标准治疗。两组的平均年龄分别是56岁和57岁，年龄超过65岁的人群分别占89%和45%。该研究发现，TTF组的肿瘤无进展生存期要优于替莫唑胺标准治疗组（HR 0.63，95% CI：0.52～0.76）；总生存期同样要优于标准治疗组。在针对年龄的有关总生存期的亚组分析中，研究者同样发现年龄超过65岁的老年胶质母细胞瘤病人也可以从TTF治疗中获益（HR 0.51，95% CI：0.33～0.71）。副作用非常轻微，大都是皮肤的一些过敏、炎症反应。综合以上试验结果，我们有理由相信TTF治疗措施在老年胶质母细胞瘤病人中也有巨大的治疗价值和潜力，但是目前的证据数量还是较少，要想真正被写入指南还需要更多的高质量循证医学证据。

7. 对于老年病人不进行放射治疗、化学治疗等抗肿瘤治疗就等于"放弃"吗？

目前新诊断脑胶质瘤的标准治疗方案是著名的STUPP方案，即最大限度的手术切除加6个疗程的替莫唑胺辅助放射治疗、化学治疗。老年病人本就合并有较多的基础疾病，身体各项功能较年轻人差，因此会有相当一部分老龄病人无法耐受手术；同样放射治疗、化学治疗亦有潜在的副作用，在这种情况下医师可能会终止或调整老年病人的放射治疗、化学治疗方案，换为有更好耐受性的药物或者结合病人及家属意愿进行缓和治疗。

　　脑胶质瘤尤其是胶质母细胞瘤的预后非常之差，新诊断的胶质母细胞瘤在使用了STUPP标准治疗方案后中位生存期也只有14.6～16个月。手术、放射治疗、化学治疗虽然都是癌症治疗的常规手段，但是并非所有癌症都适用，年龄越大，手术的风险就越高，而放射治疗、化学治疗也受到年龄和体质的限制。美国肿瘤协会在2001年就发布：对于60岁以上的老年肿瘤病人，不提倡长期放射治疗、化学治疗。因为病人年龄越大，自身免疫力越低，越难以承受放射治疗、化学治疗对免疫细胞的杀伤。

　　因此对于治疗前评估状态较差或者无法耐受现有抗肿瘤治疗方法的老年病人，除了上述积极的抗肿瘤治疗手段外，缓和医疗也可以帮助病人在一定程度上缓解痛苦，提高生活质量，给予临终生命应具有的尊严。综上对于老年病人不进行放射治疗、化学治疗，并不一定等于"放弃"，而是给予病人最适合、最有利、最有尊严的治疗，让病人在有限的生命中体面地生活。

王裕（北京协和医院）

第十一章
儿童脑胶质瘤诊疗解读

第一节　诊疗规范专家解读

1. 儿童低级别脑胶质瘤

（1）**临床表现：** 低级别脑胶质瘤的临床症状主要取决于肿瘤的位置和是否有颅内压升高。从眼球震颤到视野缺陷和失明等视觉缺陷在视神经通路肿瘤中很常见，而幕上肿瘤则会出现癫痫和运动障碍。影像学是小儿脑肿瘤诊断的基础。CT仍然是世界上最广泛使用的成像方式，对诊断和评估脑肿瘤至关重要，扫描应包括前后对比视图。多平面CT重建对评估某些肿瘤尤其有用。CT缺乏MRI的分辨率，可能无法提供必要的细节来确定LGG与其他肿瘤的区别。MRI可以提供重要的额外信息，如肿瘤与视觉通路或周围血管的关系。多达10%的低级别脑胶质瘤儿童可出现脊柱转移性疾病，如果有条件应进行初步的脊柱MRI检查。对于不能切除的低级别脑胶质瘤，如诊断有疑问，应考虑活检。某些肿瘤，如视路胶质瘤和顶盖胶质瘤，仅凭影像学就可诊断。对视路胶质瘤患儿进行常规的视觉评估无论在治疗初始还是治疗过程中的监测都是非常重要的。值得注意的是，在没有任何肿瘤生长迹象的情况下，NF1患儿可能会出现视力下降，而且对这种肿瘤的治疗可能不会缓解视力下降。

（2）**一般治疗原则：** 对预后相对较好的肿瘤，治疗应以副作用最小化，最大化提高生活质量为原则。治疗方案的选择以及是否辅助治疗，以及提供何种治疗应考虑切除范围、儿童年龄、肿瘤位置和大小、NF1表达情况、内分泌功能和视力等。许多未完全切除的肿瘤，没有内分泌失调或视力下降的证据，可以随访观察。对未完全切除的后颅窝毛细胞型细胞瘤和视神经通路胶质瘤，尤其是NF1病人，应进行常规随访观察。虽然放射治疗对延长PFS有效，但其后期神经认知毒性较大，因而对于年龄较小的儿童来说，化学治疗多作为第一线治疗LGG。超过50%的LGG患儿在化学治疗后仍出现进展，因此在后期仍可能需要辅助放射治疗。

（3）**手术治疗：**低级别脑胶质瘤的手术治疗以解剖位置、影像学和组织学为指导。大多数儿童能长期存活，因此手术的原则是将风险及并发症发生率降到最低。对于某些典型的LGG的治疗原则如下：大脑半球的LGG通常可以手术治愈。术前出现的癫痫发作等症状通常在肿瘤切除后会消退。小脑肿瘤通常是可切除和可治愈的，但手术更具挑战性。不完全切除的情况下，建议随访观察。视路胶质瘤难以手术治疗，并发症多，包括下丘脑损伤、内分泌缺陷、视觉缺陷和/或神经功能障碍，因此化学治疗和/或放射治疗优先考虑，手术仅限于必要的活检。局灶性脑干肿瘤有切除的可能性，但风险很高。对于顶盖肿瘤，往往伴有脑积水，必要时可行脑脊液分流手术。脊髓肿瘤有时需要与炎症或感染相鉴别，术前MRI有助于鉴别诊断，并确定是否需要活检。

（4）**化学治疗：**在手术不能切除以及不能全部切除时，采用化学治疗作为替代治疗已经被证实是一种有效的治疗方式，其5年PFS可达40%～50%。因为LGG患儿的生存期较长，所以选择化学治疗药物时必须考虑其带来的毒副作用。在一项随机研究中，儿童肿瘤学组（COG）比较了长春新碱–卡铂每周治疗方案和TPCV联合方案（硫鸟嘌呤，丙卡巴肼，CCNU和长春新碱）对于小于10岁的非NF1患儿的治疗效果。全组（274名儿童）的5年PFS和OS分别为45%和86%。长春新碱–卡铂方案组和TPCV方案组的5年PFS分别为39%±4%和52%±5%，其差异无统计学意义，但是TPCV的毒性似乎更大。在HIT-LGG 1996年对216名使用长春新碱/卡铂的病人进行的研究中，5年的PFS为51%。但是报道高达40%的病人出现卡铂超敏反应，因此其使用受到一定的限制。广泛使用的替代方案是每周使用长春新碱的单药疗法，该疗法在发生卡铂超敏反应后、病情进展后可作为一线治疗使用。这一结果（5年PFS为42.3%）与目前的报道相似，但缺点是需要每周静脉注射其他药物，并且连续一年，对于LMIC的家庭或中心来说可能是不可行的。最近有报道称，每月一次卡铂单药疗法可替代多种药物疗法。但是，在本报告中，NF1患儿的数量（32%）较其他研究中的多，排除了年龄较小的患儿（采用单独的方案治疗），HCLGG的5年PFS（34%）较其他多药研究结果的低。其他方案包括长春新碱和卡铂（可行性研究），长春新碱和放线菌素D（3年PFS为62.5%），单药替莫唑胺（2年PFS为49%）、贝伐单抗和伊立替康（儿童脑肿瘤联合会）（6个月和2年PFS分别为85.54%和47.8%，但由于在停止联合治疗后，大部分患儿病情会进展，因此需要进行维持治疗）。根据现有的证据，长春新碱–卡铂–每周治疗方案被推荐为一线治疗方案。对于卡铂过敏和二线化学治疗，长春新碱的建议使用量为每周$6mg/m^2$。

观察和记录化学治疗毒性很重要，其结果决定是否需要修改剂量或省略某些药物或疗程。最好使用不良事件通用术语标准（common terminology criteria for adverse events，CTCAE）分级系统（https://evs.nci.nih.gov/ftp1/ctcae/ctcae_4.03_2010-06-14_quickreference_8.5×11.pdf）。在治疗过程中，因为可能产生假性进展，术后3个月的MRI与肿瘤复发相比，不易鉴别。推荐在26周后对化学治疗作出治疗评估。

（5）放射治疗： 放射治疗（RT）对于不可切除或部分切除的LGG是最有效的治疗方式，10年PFS约80%。这个结果和全部切除的结果相似。对于部分切除的LGG，与未接受术后放射治疗的儿童相比，术后RT可提高约40%患儿的PFS。然而，这种治疗并没有提高总体存活率（OS），在大部分研究中，OS大于90%。由于大多数患儿能够长期存活，所以应尽一切努力将副作用降到最低。必须考虑几个技术因素：包括使用适当的成像以描绘目标和器官，使用三维规划技术，通过适当的固定，治疗成像和剂量验证以达到精确的剂量。对于LGG，强烈建议三维适形放射治疗作为最低标准，使用基于CT的三维技术设计治疗计划。这可以使适形剂量分布在肿瘤周围，提供比二维治疗更好的正常组织保护。虽然通过精确的技术，诸如调强放射治疗（IMRT），立体定向放射技术或质子疗法等复杂精确的技术可以获得额外的适形性。三维适形放射治疗足以照射几乎所有的LGG，并且有着良好的剂量分布和可接受的副作用，在没有更先进的技术支持下，三维适形放射治疗是很好的选择，不应使用基于X射线模拟的简单二维治疗方案，因为这种技术的照射范围较广，使用平行的对向光束进行治疗，意味着大量的正常大脑接受高剂量的射线。而且这种技术不能准确描述肿瘤和器官的区域。在放射治疗计划中，CT扫描用于三维计划目标的描绘。固定装置和CT扫描的质量决定了目标和危险器官描绘的准确性。制作精良的头架很关键。对于年龄小于6岁的儿童需要镇静剂或全身麻醉以减少运动。如果肿瘤吸收造影剂（如JPA），则计划扫描应使用静脉内造影剂。如果磁共振可用，则许多三维规划系统都允许磁共振扫描和规划CT和结合，这可以使治疗区域更准确。

根据国际辐射单位和测量委员会（ICRU）报告定义，确定目标体积。如果病人曾接受过手术，则目标轮廓基于术后成像。GTV（肿瘤总体积）=CT/MRI上观察到的任何囊性和/或实体瘤。CTV（临床靶体积）=GTV周围的边缘5～10mm。该边缘考虑了肿瘤范围的不确定性可能，但应对任何解剖边界（如骨、大脑镰、小脑幕）进行调整，因为LGG肿瘤不会侵入这些解剖边界。如果仅使用CT进行描绘，那么危险区域可能不如MRI上显示的那么明显，这就需要加宽10mm边缘。PTV（规划靶体积）=CTV周围边缘5～10mm。这一边缘包括了对设置误差的补偿，并取决于固定装置的质量、放射治疗设备（如机架、治疗床和激光）的精度以及成像以进行几何验证的能力。对于没有常规成像验证的治疗中心，PTV边缘不应小于5mm，若对上述任何精度测量有不确定，则PTV边缘不应小于10mm。需要识别和描述危险器官（organ at risk，OAR），尽一切努力将关键结构限制在最低可能剂量。靠近靶区的重要结构也应分配一个与PTV相同边缘的PRV（规划风险量）。有各种各样的指南概述了对风险器官的建议剂量限制。最广泛使用的是QUANTEC指南（定量分析临床正常组织效应）。这些指南基于成年病人的毒性数据，不一定反映儿童组织的放射生物学。目前，一个由医师、物理学家和流行病学家组成的协作小组正在开发用于儿童的PENTEC（临床儿科正常组织效应）。治疗计划评估应包括符合性指数（CI），其中：符合性指数应尽可能接近1。对于CI＞1.25，如在2D规划的情况下，它意味着不可接受的高体积未受影响的相邻正常脑组织正在接受高剂量，应使用替代方案。尽管对成人的剂量/反应关系的研究有很多，但尚未在儿童身上进行此类前瞻性随机试验。小部分研究显示出不同的剂量分布，预计剂量主要受儿童年龄和肿瘤部位的影响。然而，大多数临床研究中使用的剂量范围为45~54Gy，每部分1.8Gy。在HIT LGG 96试验中，总剂量为50.4Gy和54Gy之间没有观察到差异，这在其他研究中得到了证实。因此，50.4Gy，1.8Gy/次是当前研究的建议，对于幼儿（＜5岁）推荐剂量为小于45Gy。质量的保证对于任何放射治疗都是重要的一个方面。任何接受根治性剂量脑肿瘤治疗的儿童中心都应根据国际公认的协议（IAEA）制定治疗计划系统验证计划。此外，需要对治疗进行剂量测定和几何验证。机器校准应为预期剂量的2%~3%，并进行适当的治疗和定位验证，以确保治疗剂量在规定剂量的5%以内。机构设置误差由PTV使用的相对扩展边缘来解释。头架、激光和成像的质量都对治疗有影响。

（6）WHO Ⅱ级星形细胞瘤： WHO Ⅱ级星形细胞瘤在儿童中较成人少见，但预后比成人好得多。一些试验显示儿童WHO Ⅱ级星形细胞瘤预后明显比毛细胞性星形细胞瘤差，但有些研究显示两者的预后无差异。出于计划的目的，这些肿瘤很难在CT上看到，因为它们通常不增强，并且向深部浸润生长。它们更容易在MRI（T$_2$或FLAIR序列）上被分辨出来。因此，可用的话，更好地利用这项技术进行规划。这可能需要更大的CTV（1~1.5cm）。约5%的毛细胞性星形细胞瘤可发生软脑膜播散。全颅全脊髓照射（CSI）的有力证据仍有待确定，但如果化学治疗失败，使用CSI也是有效的。

（7）儿童低级别脑胶质瘤进展与复发： 在不可完全切除/不可切除低级别脑胶质瘤（LGG）患儿中，反复复发或进展很常见。相对于单发病灶患儿而言，肿瘤累及视神经管、多灶性肿瘤、发病年龄小于1岁或早期诊断时有播散证据的患儿的进展概率往往更高。确定是否立即针对进展或复发展开治疗往往比较困难，决定实施治疗后，选择哪种治疗方式就成为了另一个问题。儿童期LGG的每项治疗决策都需要在多学科团队中进行讨论。且应遵循与前文所述相同的过程。如果肿瘤增大25%（通过每个靶病灶的2个最大垂直直径的乘积之和所得）则认为是进展或通过视力或神经症状恶化与影像学表现结合进行判断。目前，RECIST标准是最常用的影像学评估标准。将25%作为进展的标准并不适用于可能需要单独手术干预的囊性进展。应确保肿瘤变化与治疗相关，特别是放射治疗后的变化不是由坏死引起的，这可能需要对病变进行监测或活检。对于小脑星形细胞瘤等可手术切除的肿瘤，手术切除后复发率较低使手术仍然是首选的治疗方法。其他治疗方式的选择应依据与初诊时相同的指南，尽管在此之前没有使用过放射治疗也要将其考虑在内。如果患儿既往接受过放射治疗，则建议进行化学治疗。如果曾接受过化学治疗，那么应当选择与既往化学治疗方案不同的方案。推荐的方案如上所述。对于多数LGG患儿，并不推荐再次放射治疗。

　　迟发效应是肿瘤或其治疗所致。迟发效应的重要相关因素包括肿瘤部位（小脑、大脑、中脑或脑干）、治疗策略（手术并发症、化学治疗方案以及是否使用放射治疗）和复发。详尽的临床检查是早期识别复发和确定进一步检查的基石，包括神经、眼科检查和生长/青春期评估。建议每6~12个月监测一次TSH/T_4，以检出轻微的甲状腺功能减退。迟发效应最好在具备多学科团队的条件下进行管理，且可以取得儿科内分泌学家会诊（3级），但这在中低收入国家中并未普及。如果没有当地的专家，建议寻求地区帮助。但是，对于内分泌异常的高度警惕对其正确检出至关重要，简单的内分泌替代治疗可能会对日常生活产生很大影响。如有必要，可通过与区域中心或结对机构的电话会议寻求专家意见。儿童肿瘤生存指南等相关指南可能是有用的资源。

　　复查的频率部分取决于当地检查设施的完善程度，尤其是影像学检查。对于肿瘤完全切除的患儿，建议术后两年内每6个月进行一次影像检查，随后每年1次，直到术后5年。对于肿瘤未完全切除的患儿，建议术后两年内每6个月进行一次影像检查，随后每年1次，直到术后10年。对于影响视力的肿瘤，影像学检查的同时应给予标准化的眼科评估。对迟发效应的临床评估应在影像检查时同时完成。

2. 儿童高级别脑胶质瘤

　　儿童高级别脑胶质瘤（HGG）主要包括间变性星形细胞瘤（WHO Ⅲ级）和多形性胶质瘤（GBM），均为恶性、弥漫性、浸润性星形细胞瘤。弥漫性内生性脑桥胶质瘤（DIPG）的诊断通常由临床症状（迅速发展的脑干功能障碍和/或脑脊液阻塞）和影像学标准（大的、膨胀性脑干肿块占据脑桥2/3以上）相结合，均具有较强侵袭性，即使组织学为低级别表现。世界卫生组织2016年更新的标准中，已将H3K27M组蛋白突变的弥漫性中线胶质瘤划分为WHO Ⅳ级。大多数IDH-1野生型WHO Ⅲ级星形细胞瘤预后较差，与GBM相似。分子研究表明，儿童HGG的生物学基础是与成人不同的。体细胞组蛋白突变是儿童和年轻人HGG的一个标志，即H3.3和H3.1编码基因中的K27M和G34R/V突变。随后，许多报道研究了这些突变对表观基因组的影响，以及与其他分子、病理或临床特征的关联，说明其在脑胶质瘤形成中具有关键作用。小儿弥漫性中线胶质瘤多发生于脑干（DIPG占90%）、丘脑（约50%）和脊髓（约60%）。此类肿瘤大多在组蛋白3编码基因第27位（K27M）处存在突变，约3/4为H3F3A突变，约1/4为HIST1H3B/C突变。K27M突变组蛋白3通过其催化亚基EZH2的螯合抑制Polycomb Complex 2（PRC2）活性，导致H3 K27三甲基化（H3 K27me3）的整体降低。新的研究表明H3K27M突变肿瘤中存在生物多样性，例如H3.3突变普遍存在于中线部位肿瘤中（丘脑部位的肿瘤中往往与FGFR1和/或NF1突变同时发生），多发生于7～10岁的儿童，预后非常差。相比之下，H3.1突变主要局限于DIPG，发病较早（4～6岁），具有明显的临床病理和影像学特征，预后稍好，常与ACVR1突变同时发生。1/3的儿童大脑半球HGG有H3F3A的34位点突变。尽管H3.3 G34突变的意义尚不完全明了，但是伴发ATRX突变和亚端粒低甲基化，可能表明端粒酶和非依赖性端粒酶维持机制（比如：端粒酶的选择性延长）在这类肿瘤中的作用。其他分子特征包括高比例的TP53突变（＞85%），MGMT启动子甲基化在儿童HGG中少见。G34突变的肿瘤也有不同的组织学表现，有些表现出更原始的形态。然而，它们在大脑半球局限的位置，在青春期或年轻的成年期（10～25岁）典型的临床表现，与其他HGG相比，其生存期稍长。只有一部分较年长的青少年中，只有少数HGG检测到了IDH1/2基因的热点突变，这部分也是成人脑胶质瘤中较低年龄的病人。其余的H3/IDH野生型儿童HGG的异质性部分（约50%），出现在了更多的亚组中。例如，MYC扩增，通常与ID2共同扩增，这可能是导致DIPG和幕上肿瘤的发生，这些肿瘤具有多变的脑胶质瘤或者原始神经外胚层肿瘤的形态。其他亚型则是富含酪氨酸激酶基因的扩增或者突变，比如PDGFRA或者EGFR。初步的证据表明这些亚群的预后可能存在差异。最近发现的一些改变包括含有MET融合，以及在婴幼儿HGG中富含NTRK1-3基因，这和这一年龄段出现的LGG的生物学有重叠部分。

大约有5%～10%的儿童HGG有BRAF V600E突变。这些肿瘤主要是皮质的，与多形性黄色星形细胞瘤（PXA）具有相同的组织学和表观遗传学特征，常伴有

CDKN2A/B的纯合缺失。这些患儿的临床结果预后稍好，可能也是一些HGG患儿临床预后稍好的原因。更重要的是，有了针对这些分子通路的靶向治疗的临床试验正在开展（NCT01677741和NCT01748149）。值得注意的是，BRAF V600E突变也常见于上皮样GBM，其组织学特征与PXA相似，但预后通常较差。这两种肿瘤之间的联系在临床和生物学上（例如，上皮样GBM是否可能代表PXA的恶性转化）是值得进一步研究的。少数儿童HGG被认为是癌症易感综合征的结果，一些GMBs出现错配修复失败（由错配修复基因PMS2，MLH1，MSH2和MSH6的纯和突变引起）的患儿中，并且表现出很大的突变负担。最近的报告显示，对这种肿瘤的免疫检测点抑制反应，可能通过呈现高负荷的T细胞活化新抗原，与错配修复缺陷有关的GBM和其他具有获得性高突变表型的HGG30。

　　由于现存治疗措施效果有限，急需在新的方向取得突破。治疗大脑中线弥漫性脑胶质瘤的标准治疗方法是放射治疗，此方法可以短期内提高生活质量，但仅少数病人可以延长生存期，多数病人确诊后生存期仅1年。对于幕上/大脑半球高级别脑胶质瘤，治疗方法多数为放射治疗（需病人年龄大于4岁）或联合/辅助化学治疗后尽可能大范围地手术切除。对于替莫唑胺有效的成年病人，替莫唑胺治疗相对其他化学治疗方案毒性低，使得包含替莫唑胺在内的放射治疗、化学治疗被公认为治疗的支柱。但是目前仍缺乏治疗有效性的证据。未来的临床试验需要进一步认识到这些肿瘤的多样性以探索全方位的治疗方法，这需要预先对肿瘤组织（包括DIPGs）进行分子表征分析。当在安全、规范的环境下进行时，DIPGs的立体定向活检作为分子信息研究的一部分，可以用以识别可控的改变。此外，仍需进一步取得的复发后的肿瘤材料（或通过尸检），因为它可以提供有关疾病进展的重要信息。尽管关键性驱动因素可能在空间和时间上都是稳定的，但在亚种群中的适度调整也可能发挥重要作用。与MEK抑制剂治疗LGG相比，HGG的异质性导致对于大部分病人而言，任何单一药物都不会达到很好的效果。因此，分子信息试验将需要全球范围内联合展开，以进行充分有力的研究。国际DIPG登记等举措将有助于完善这些肿瘤的特征信息，以便试验规划。从工作台到床边转化的个案也表明研究获得抗病性机制将是另一个挑战。扩大病人相关临床前模型的范畴将有助于验证HGG的表观遗传修饰疗法，其中一些正在进入临床试验。尽管药物通过血−脑屏障（尤其是DIPGs）等障碍仍有待克服，但最近在这些肿瘤深入了解方面取得的进展意味着研究界的热情比以往任何时候都高。

马杰（上海交通大学医学院附属新华医院）

参考文献

[1] ARNAUTOVIC A, BILLUPS C, BRONISCER A, et al. Delayed diagnosis of childhood low-grade glioma: causes, consequences, and potential solutions [J]. Childs Nerv Syst, 2015, 31(7): 1067-1077.

[2] AVERY R A, BOUFFET E, PACKER R J, et al. A. Feasibility and comparison of visual acuity testing methods in children with neurofibromatosis type 1 and/or optic pathway gliomas [J]. Invest Ophthalmol Vis Sci, 2013, 54(2): 1034-1038.

[3] ZEID J L, CHARROW J, SANDU M, et al. Orbital optic nerve gliomas in children with neurofibromatosis type 1 [J]. J AAPOS, 2006, 10(6): 534-539.

[4] ROSENSTOCK J G, PACKER R J, BILANIUK L, et al. Chiasmatic optic glioma treated with chemotherapy. A preliminary report [J]. J Neurosurg, 1985, 63(6): 862-866.

[5] MULLER K, GNEKOW A, FALKENSTEIN F, et al. Radiotherapy in pediatric pilocytic astrocytomas. A subgroup analysis within the prospective multicenter study HIT-LGG 1996 by the German Society of Pediatric Oncology and Hematology (GPOH) [J]. Strahlenther Onkol, 2013, 189(8): 647-655.

[6] ATER J L, ZHOU T, HOLMES E, et al. Randomized study of two chemotherapy regimens for treatment of low-grade glioma in young children: a report from the Children's Oncology Group [J]. J Clin Oncol, 2012, 30(21): 2641-2647.

[7] GNEKOW A K, FALKENSTEIN F, HORNSTEIN S V, et al. Long-term follow-up of the multicenter, multidisciplinary treatment study HIT-LGG-1996 for low-grade glioma in children and adolescents of the German Speaking Society of Pediatric Oncology and Hematology [J]. Neuro Oncol, 2012, 14(10): 1265-1284.

[8] DODGSHUN A J, HANSFORD J R, COLE T, et al. Carboplatin Hypersensitivity Reactions in Pediatric Low Grade Glioma Are Protocol Specific and Desensitization Shows Poor Efficacy [J]. Pediatr Blood Cancer, 2016, 63(1): 17-20.

[9] DODGSHUN A J, MAIXNER W J, HEATH J A, et al. Single agent carboplatin for pediatric low-grade glioma: A retrospective analysis shows equivalent efficacy to multiagent chemotherapy [J]. Int J Cancer, 2016, 138(2): 481-488.

[10] BOUFFET E, JAKACKI R, GOLDMAN S, et al. Phase II study of weekly vinblastine in recurrent or refractory pediatric low-grade glioma [J]. J Clin Oncol, 2012, 30(12): 1358-1363.

[11] HWANG E I, JAKACKI R I, FISHER M J, et al. Long-term efficacy and toxicity of bevacizumab-based therapy in children with recurrent low-grade gliomas [J]. Pediatr Blood Cancer, 2013, 60(5): 776-782.

[12] SARAN F H, BAUMERT B G, KHOO V S, et al. Stereotactically guided conformal radiotherapy for progressive low-grade gliomas of childhood [J]. Int J Radiat Oncol Biol Phys, 2002, 53(1): 43-51.

[13] ERKAL H S, SERIN M, CAKMAK A. Management of optic pathway and chiasmatic-hypothalamic gliomas in children with radiation therapy [J]. Radiother Oncol, 1997, 45(1): 11-15.

[14] MARCUS K J, GOUMNEROVA L, BILLETT A L, et al. Stereotactic radiotherapy for localized low-grade gliomas in children: final results of a prospective trial [J]. Int J Radiat Oncol Biol Phys,

2005, 61(2): 374-379.

[15] YOULAND R S, KHWAJA S S, SCHOMAS D A, et al. Prognostic factors and survival patterns in pediatric low-grade gliomas over 4 decades [J]. J Pediatr Hematol Oncol, 2013, 35(3): 197-205.

[16] PAULINO A C, MAZLOOM A, TERASHIMA K, et al. Intensity-modulated radiotherapy (IMRT) in pediatric low-grade glioma [J]. Cancer, 2013, 119(14): 2654-2659.

[17] WEINTRAUB D, YEN C-P, XU Z, et al. Gamma knife surgery of pediatric gliomas [J]. J Neurosurg Pediatr, 2012, 10(6): 471-477.

[18] HUG E B, MUENTER M W, ARCHAMBEAU J O, et al. Conformal proton radiation therapy for pediatric low-grade astrocytomas [J]. Strahlenther Onkol, 2002, 178(1): 10-17.

[19] STOKLAND T, LIU J-F, IRONSIDE J W, et al. A multivariate analysis of factors determining tumor progression in childhood low-grade glioma: a population-based cohort study (CCLG CNS9702) [J]. Neuro Oncol, 2010, 12(12): 1257-1268.

[20] MAZLOOM A, HODGES J C, TEH B S, et al. Outcome of patients with pilocytic astrocytoma and leptomeningeal dissemination [J]. Int J Radiat Oncol Biol Phys, 2012, 84(2): 350-354.

[21] UDAKA Y T, YEH-NAYRE L A, AMENE C S, et al. Recurrent pediatric central nervous system low-grade gliomas: the role of surveillance neuroimaging in asymptomatic children [J]. J Neurosurg Pediatr, 2013, 11(2): 119-126.

[22] BRONISCER A, CHAMDINE O, HWANG S, et al. Gliomatosis cerebri in children shares molecular characteristics with other pediatric gliomas [J]. Acta Neuropathol, 2016, 131(2): 299-307.

[23] ROGERS T W, TOOR G, DRUMMOND K, et al. The 2016 revision of the WHO Classification of Central Nervous System Tumours: retrospective application to a cohort of diffuse gliomas [J]. J Neurooncol, 2018, 137(1): 181-189.

[24] BUCZKOWICZ P, BARTELS U, BOUFFET E, et al. Histopathological spectrum of paediatric diffuse intrinsic pontine glioma: diagnostic and therapeutic implications [J]. Acta Neuropathol, 2014, 128(4): 573-581.

[25] CECCARELLI M, BARTHEL F P, MALTA T M, et al. Molecular Profiling Reveals Biologically Discrete Subsets and Pathways of Progression in Diffuse Glioma [J]. Cell, 2016, 164(3): 550-563.

[26] PAUGH B S, BRONISCER A B, QU C, et al. Genome-wide analyses identify recurrent amplifications of receptor tyrosine kinases and cell-cycle regulatory genes in diffuse intrinsic pontine glioma [J]. J Clin Oncol, 2011, 29(30): 3999-4006.

[27] PUGET S, PHILIPPE C, BAX D A, et al. Mesenchymal transition and PDGFRA amplification/mutation are key distinct oncogenic events in pediatric diffuse intrinsic pontine gliomas [J]. PLoS One, 2012, 7(2): e30313.

[28] SCHWARTZENTRUBER J, KORSHUNOV A, LIU X-Y, et al. Driver mutations in histone H3. 3 and chromatin remodelling genes in paediatric glioblastoma [J]. Nature, 2012, 482(7384): 226-231.

[29] STURM D, WITT H, HOVESTADT V, et al. Hotspot mutations in H3F3A and IDH1 define distinct epigenetic and biological subgroups of glioblastoma [J]. Cancer Cell, 2012, 22(4): 425-437.

[30] WU G, DIAZ A K, PAUGH B S, et al. The genomic landscape of diffuse intrinsic pontine glioma and pediatric non-brainstem high-grade glioma [J]. Nat Genet, 2014, 46(5): 444-450.

[31] BENDER S, TANG Y, LINDROTH A M, et al. Reduced H3K27me3 and DNA hypomethylation are major drivers of gene expression in K27M mutant pediatric high-grade gliomas [J]. Cancer Cell, 2013, 24(5): 660-672.

第二节　诊疗规范实践中的常见问题

1. 儿童脑胶质瘤常见哪些类型，发生率多少，预后怎样？

儿童中枢神经系统肿瘤是儿童最常见的实体肿瘤，儿童脑胶质瘤目前约占儿童中枢神经系统肿瘤的一半，根据组织学分型可分为低级别脑胶质瘤和高级别脑胶质瘤。

低级别脑胶质瘤，占儿童中枢神经系统肿瘤的30%以上，通过规范治疗，5年无进展生存率可以达到60%～85%。根据2016年版《WHO中枢神经系统肿瘤分类》，包括最常见的毛细胞性星形细胞瘤（pilocytic astrocytoma，PA，WHO Ⅰ级）、多形性黄色星形细胞瘤（pleomorphic xanthroastrocytoma，PXA，WHO Ⅱ级）、弥漫性星形细胞瘤（diffuse astrocytoma，DA，WHO Ⅱ级）、节细胞胶质瘤（ganglioglioma，GG，WHO Ⅰ级）、胚胎细胞发育不良型神经上皮肿瘤（dysembroplastic neuroepithelial tumor，DNET，WHO Ⅰ级）、血管中心型胶质瘤（angiocentric glioma，AG，WHO Ⅰ级）、少突胶质细胞（oligedendroglioma，OG，WHO Ⅱ级），以及很少见的并发于结节硬化综合征（tuborous sclerosis，TS）的室管膜下巨细胞性星形细胞瘤（subependymal giant cell astrocytoma，SEGA，WHO Ⅰ级）等。由于组织学及生物学特性不同，儿童低级别脑胶质瘤治疗方案不一，对于肿瘤位置表浅，如大脑凸面、小脑，往往通过手术即可完全切除，术后可定期随访观察；而对于深部中线位置的肿瘤，如丘脑、胼胝体、下丘脑、视神经、脑干位置，手术无法完全切除，术后需根据年龄辅以化学治疗及放射治疗。

高级别脑胶质瘤占儿童中枢神经系统肿瘤的8%～12%，5年生存率小于20%，在婴儿期少见，随着年龄增加发病率增加，极少数高级别脑胶质瘤由低级别脑胶质瘤恶变而来，一些遗传综合征与儿童高级别脑胶质瘤相关，包括1型神经纤维瘤病、特科特（Turcot）综合征和利-弗劳梅尼（Li-Fraumeni）综合征；常见病理类型为间变性星形细胞瘤（anaplastic astrocytoma，WHO Ⅲ级）、胶质母细胞瘤（glioblastoma，WHO Ⅳ级），保留神经功能的最大限度手术切除是儿童高级别脑胶质瘤治疗的第一步，术后化学治疗联合放射治疗的综合治疗是目前儿童高级别脑胶质瘤治疗的推荐方案；而对于3岁以下患儿的放射治疗仍未开放，其剂量及远期效果尚需评估，因此化学治疗在儿童高级别脑胶质瘤中的地位逐渐得到提高。

儿童弥漫内生性脑桥胶质瘤（diffuse intrinsic pontine gliomas，DIPG）分别占

儿童中枢神经系统肿瘤的10%和儿童脑干胶质瘤的80%，儿童弥漫内生性脑桥胶质瘤约有80%存在H3K27M突变。此类肿瘤手术无法切除，无有效化学治疗、放射治疗方案，中位无进展生存期（PFS）5～6个月，中位生存期（OS）10～11个月。

2. 儿童脑胶质瘤的主要临床症状有哪些？

儿童脑胶质瘤的临床症状依据年龄、病变部位、肿瘤性质而表现不同。

鉴于低龄儿童不能完全表达其不适症状，婴幼儿神经系统尚未成熟，婴幼儿骨缝未闭合、对颅内高压症状能部分代偿，因此临床症状易被误诊为其他系统疾病，如呕吐、重度营养不良易于误诊为消化系统疾病；视力减退、视野异常易误诊为眼科疾病等。

依据病变部位，可分为局灶性临床症状及颅内高压症状，如易激惹、头痛等；位于大脑皮质的肿瘤，往往表现为局灶性神经功能缺损，包括运动、感觉障碍及癫痫等；视路胶质瘤可引起视力、视野改变、突眼、斜视等，当累及下丘脑可引起多饮、多尿，电解质紊乱甚至生长发育迟缓、性早熟等；丘脑及基底节区肿瘤可引起头痛、偏侧肢体无力及感觉异常；小脑半球肿瘤出现临床症状时往往肿瘤巨大，表现为颅内高压症状，出现走路不稳、共济失调、眼球震颤、视盘水肿导致视力减退等症状；脑干胶质瘤可表现为嗜睡、多发性脑神经功能障碍（如动眼神经、外展神经受累导致斜视、眼球活动不协调、听力障碍、面瘫、面部感觉障碍、后组脑神经障碍）；中脑周围和小脑肿瘤进一步增大可导致中脑导水管或第四脑室受压迫，引起梗阻性脑积水，低龄儿童可因脑积水引起头围增大。椎管内肿瘤可因病变位置不同表现不同，可出现病变脊髓平面以下的感觉减退或感觉异常、运动障碍、二便障碍及脊柱发育畸形等。

依据肿瘤组织学性质，低级别脑胶质瘤的临床病程通常较长，而高级别脑胶质瘤的临床症状常表现为起病急且进展迅速。

3. 儿童脑胶质瘤影像学诊断是什么？

当怀疑儿童患有脑肿瘤时，影像学检查是必须的，通常计算机断层扫描（CT）是最便捷且经济的检查，但对于脑结构的分辨仍弱于磁共振成像（MRI），目前颅脑磁共振主要用于病变性质鉴别、脑灌注成像、术前功能区域定位、纤维束成像、术前导航、术后切除程度评估及放射治疗计划制定等。

低级别脑胶质瘤通常表现为T_1低信号、T_2高信号，边界往往较清楚，病变周边水肿轻，强化程度依病理性质有所不同，像Ⅰ级毛细胞性星形细胞瘤有一个特征性的边界清楚的囊性成分，有一个增强的壁结节，而Ⅱ级弥漫性星形细胞瘤几乎没有增强或不均匀强化。虽然低级别脑胶质瘤软脑膜播散罕见，当疑似儿童低级别脑胶质瘤播散时，需行对整个颅脊轴的神经影像学检查。

高级别脑胶质瘤通常为T_1低或等信号、T_2高信号，周边水肿明显，肿瘤内可见囊变或坏死、出血等，病灶环状强化或不均匀强化，磁共振脑灌注成像（PWI）脑血流增加，磁共振波谱分析（MRS）显示胆碱峰（choline）增高，胆碱与N-乙酰天冬氨酸（NAA）比值升高。高级别脑胶质瘤往往可沿软脑膜、脑脊液播散，诊断时除颅脑外需行脊髓影像检查。

弥漫性内生性脑桥胶质瘤（DIPG）表现为以脑桥为中心的扩张性病变，表现为T_1低或等信号，T_2高信号，不均匀强化，多体素波谱分析及磁共振灌注成像可以协助诊断。

4. 儿童视路脑胶质瘤的诊治现状是什么？

儿童视路胶质瘤（optic pathway glioma，OPG）是主要生长于视觉通路（视神经、视交叉、视束）的肿瘤，病理类型往往为低级别脑胶质瘤［毛细胞性星形细胞瘤（WHO Ⅰ级）、毛细胞黏液性星形细胞瘤（WHO Ⅱ级）、纤维性星形细胞瘤］，约占儿童期中枢神经系统肿瘤的3%～5%，性别无差异，多数在10岁以内发病，婴幼儿多表现为眼球震颤和极度消瘦，年长儿童多表现为以视力下降或无痛性眼球突出，同时可表现为视盘水肿、视野缺损、瞳孔对光反射障碍、视神经萎缩、颅内高压、脑积水等症状。

目前化学治疗已经成为各年龄段OPG的一线治疗方案，可延缓肿瘤进展，但对视功能恢复效果欠佳，同时化学治疗药物有潜在致白血病可能。

手术一般作为临床症状明显病人的治疗方式，主要目的在于明确病理性质，同时减轻神经压迫及打通脑脊液循环；鉴于目前纤维束成像技术发展，术中对于视通路的损害大大降低。

放射治疗目前仅仅作为进展性OPG且年龄大于5岁、复发或化学治疗无效肿瘤的最后治疗方案；放射治疗可能会引起内分泌紊乱、血管闭塞或出血、智力减退、肿瘤恶变、放射性眼病及神经坏死等。

约40%的视路胶质瘤与神经纤维瘤病Ⅰ型（NFⅠ）相关。鉴于目前研究发现，NFⅠ相关的OPG有自限或自愈可能，因此对此种建议暂时保守观察。随着科技发展，下一步对于儿童脑胶质瘤的基因治疗，有望通过NFⅠ相关的OPG突破。

5. 儿童脑胶质瘤的手术治疗是什么？

儿童脑胶质瘤手术具有非常大的挑战，手术治疗应个体化，并充分应用多学科技术方法争取提高手术效果，但预后往往与病人年龄、肿瘤位置、肿瘤性质及切除范围密切相关。

手术切除可以为病理诊断提供组织学依据，同时可最大限度减轻肿瘤负荷。对于位置局限，手术容易达到的低级别脑胶质瘤，像大脑半球、小脑半球、脑干背侧外生、颈髓等，通常可以完全切除。对于不能完全切除的肿瘤，仍要在保证安全的情况下尽量多切，如小脑囊性毛细胞型星形细胞瘤，切除壁结节是手术切除的关键。对于功能区肿瘤，术中可借助纤维束成像及术中导航，选择损伤最小的入路，在严密神经功能监测条件下，尽可能最大程度切除肿瘤。对于低级别脑胶质瘤术后仍需密切随访观察，有些伴有H3K27M突变的低级别脑胶质瘤，可有恶变及短期内复发可能，有的复发后早期仍有手术机会。

借助现代神经外科技术及麻醉技术的发展，尤其是神经内镜辅助、术中导航、术中超声、术中磁共振检查、术中唤醒、术中皮质或深部脑电等电生理监测手段，以及CUSA、激光刀等设备的应用，儿童高级别脑胶质瘤同样可尽量多地切除，在获得病理的同时，尽量延长无进展生存期，有临床报道＜90%和＞90%肿瘤切除，5年无进展生存期分别为17%和35%（$P=0.006$）。

目前机器人辅助下立体定向活检在弥漫性内生性脑桥胶质瘤中的应用逐步增多，也为此类肿瘤的综合性治疗提供了更多的病理学依据。

6. 儿童脑干胶质瘤治疗现状是什么？

儿童脑干肿瘤在儿童中枢神经系统肿瘤中约占15%。

据解剖位置和临床行为，将脑干肿瘤分类：①中脑（顶盖及被盖）；②脑桥［背侧外生型、局灶型和弥漫型（DIPG）］；③延、颈髓。

其中弥漫性内生性脑桥胶质瘤（diffuse intrinsic pontine gliomas，DIPG）约占脑干胶质瘤的80%，其组织病理类型约80%存在H3K27M（H3组蛋白27位赖氨酸（lysine，K）突变为甲硫氨酸（methionine，M）），总生存期（OS）为8～11个月，2年生存率＜10%。

此外脑干胶质瘤组织学多表现为非弥漫性的低级别脑胶质瘤，呈现慢性发展过程；Santhosh A.报道其经手术及术后化、放射治疗后10年无进展生存率为71%。

在这些病变中，局灶性脑干低级别脑胶质瘤生长缓慢，如顶盖胶质瘤阻塞中脑导水管会出现脑积水症状，建议给予脑室腹腔分流或三脑室底造瘘后密切影像随访观察。随着影像学及神经外科技术进步，对于非中脑顶盖胶质瘤可以手术切除，但大部分不能完全切除，对于临床症状较轻的病人手术带来的损害远大于肿瘤本身，因此对于临床症状不重的病人，保守观察也是一种方案；对于临床症状相对较重，而手术无法完全切除或仅仅行活检手术时，是否给予辅助放射治疗、化学治疗取决于肿瘤进一步生长或复发造成不可逆损伤的风险与辅助治疗的潜在毒性反应之间的权衡。

目前研究显示，放射治疗可抑制肿瘤，相应延长生存期，但放射治疗需病人配合，且需考虑病人耐受程度，放射治疗可引起神经内分泌异常和神经认知或精神功能障碍，甚至引起正常脑组织恶变甚至出血可能。

化学治疗作为辅助治疗手段，可以用于无法完全切除、仅活检或复发肿瘤的治疗，延缓肿瘤进展致病人可耐受手术，目前关于脑干胶质瘤化学治疗方案多数借助于其他脑部胶质瘤的经验，但同样效果明显。随着分子和基因遗传学研究的发展，一些相对特异的分子靶点被发现，有利于发展出新的化学治疗策略。

7. 何为儿童弥漫性中线胶质瘤?

弥漫性中线胶质瘤是发生于丘脑、脑干和脊髓等中线位置的弥漫性高级别脑胶质瘤，预后极差。弥漫性中线胶质瘤的定义包括四要素：①弥漫性（浸润性）生长的肿瘤；②中线（即丘脑、脑干、脊髓等中线位置）；③脑胶质瘤；④H3K27M突变。其中H3K27M突变，是指位于H3F3A或HIST1H3B/C基因的组蛋白27位赖氨酸（lysine，K）突变为甲硫氨酸（methionine，M）。

新增弥漫性中线胶质瘤伴H3K27M突变这一分类，该病是以2016年版《WHO中枢神经系统肿瘤分类》星形细胞分化为主并伴有H3K27M突变的浸润中线的高级别脑胶质瘤。儿童发病为主，脑干、丘脑和脊髓为最常见发病部位，其他罕见部位包括第三脑室、下丘脑、松果体和小脑等中线结构处，包括了既往的脑干胶质瘤和DIPG。

该病确诊时的中位年龄为5~11岁，其中发生于脑桥部位的肿瘤（7岁）早于发生于丘脑部位的肿瘤（11岁），发生于脊髓部位肿瘤的病人多为成年人，且该病无明显性别差异。该病的肿瘤细胞可广泛浸润邻近或远处的脑组织，侵袭性高，预后差，2年生存率低于10%。

不同发生部位的肿瘤，对应不同的临床症状：DIPG常表现出脑神经病变、锥体束征、共济失调；丘脑胶质瘤常表现出颅内压增高、偏身运动障碍、感觉障碍和步态不稳等。

2016年版《WHO中枢神经系统肿瘤分类》中不将核分裂象、血管内皮细胞增生及坏死等组织学特征作为诊断弥漫性中线胶质瘤伴H3K27M突变的必要依据，并将其归为WHO Ⅳ级，而伴有H3K27M突变的中线部位其他形态脑胶质瘤和非中线部位脑胶质瘤，不应单纯依靠基因突变就将其定义为WHO Ⅳ级，应整合临床表现、组织学形态及基因改变等信息进行综合判断，但目前相关病例报道有限，H3K27M突变在此类肿瘤中的作用尚待探讨，需收集更多的病例进行深入研究。

目前对于弥漫性中线胶质瘤伴H3K27M突变的传统治疗方式为手术切除肿瘤组织后予以放射治疗、化学治疗，但该病的预后仍很差，2年生存率低于10%。为突破治疗瓶颈，越来越多的学者开展了针对H3K27M突变导致的整体甲基化水平改变为基本原理的靶向药物研究。

8. 儿童脑胶质瘤在分子病理检测上的特点及临床意义有哪些？

随着科技的发展，对于儿童低级别脑胶质瘤（pediatric low-grade gliomas，PLGG）的分子病理学研究逐渐发现各种特征性的基因改变，与成人截然不同，成人LGG预后分层的lp19q、IDH、TP53、TRET、ATRX等主要基因改变，均不适用于PLGG；PLGG多累及促分裂原蛋白激酶（mitogen—activated protein kinase，MAPK）信号通路，多数PLGG中有BRAF基因的异常突变，包括点突变、融合突变。

（1）BRAF V600E点突变最常见，但BRAF V600E点突变是PLGG预后不良的标志。PLGG很少向高级别脑胶质瘤（high grade gliomas，HGG）进展，这点与成人不同（成人50%~60%以上最终进展为HGG），但具有BRAF V600E点突变的PLGG转化风险明显高于野生型患儿，且对术后化学治疗的反应较差，除了提示预后，针对BRAF V600E诊疗规范实践中的常见问题点突变的靶向治疗也具有重要意义。

（2）BRAF融合突变是另一种常见的突变类型，最常见的是7q34串联重复而形成KIAAl549-BRAF融合，其在毛细胞性星形细胞瘤中最常见，具有KIAAl549-BRAF融合可能提示较好预后、几乎不会发生向高级别脑胶质瘤的转化，但其预后和靶向治疗意义尚不如BRAF V600E点突变明确，有待进一步的数据积累。

（3）此外成纤维细胞生长因子受体Ⅰ（FGFR1）的点突变是除了BRAF V600E外，PLGG中第二常见点突变基因，常见于DNET及部分毛细胞性星形细胞瘤，作为成纤维生长因子受体Ⅰ（FGFRⅠ）的配体，成纤维细胞生长因子Ⅱ（FGFⅡ）在儿童低级别脑胶质瘤中过表达，FGFⅡ随着恶性程度增加而表达增加。

（4）组织学表现为WHO Ⅱ/Ⅲ级的IDH野生型/H3野生型（IDHwt/H3wt）的弥漫性脑胶质瘤主要发生于成年人，预后较差，发生在儿童和青少年的部分WHO Ⅱ级IDHwt/H3wt的弥漫性脑胶质瘤组织形态学与成人弥漫性脑胶质瘤相似，但表现出惰性的生物学行为，罕见恶性进展，总体生存时间长，84%的IDHwt/H3wt儿童弥漫性脑胶质瘤可检测到以下这六类遗传改变［MYB改变、MYBL1改变、FGFR1 TKD重复、FRFR1突变、BRAF-V600E突变（需排除CDKN2A/B纯合性缺失）］。

相信通过更多基因检测信息的积累，有望能寻找更好的靶向治疗药物，更好地对患儿进行风险分层，提高患儿的生存率。

9. 对于不可完全切除/不可切除，复发或进展脑胶质瘤的治疗方法是什么？

儿童低级别脑胶质瘤占多数，随着年龄增加，高级别脑胶质瘤发病率增加，相对于单发病灶患儿而言，多灶性肿瘤、发病年龄小于1岁或早期诊断时有播散证据的患儿的进展概率往往更高，确定是否立即针对进展或复发展开治疗往往比较困难，同时选择哪种治疗方式也比较困难，需要通过多学科讨论制定。

如果影像学提示肿瘤增大25%或视力、神经症状恶化则认为是进展，但应确保不是放射治疗后坏死引起的；对于可手术切除的病变，手术切除仍为首选；如之前没有放射治疗，本次可考虑，而既往接受过放射治疗，则建议进行化学治疗，并不推荐再次放射治疗；如果曾接受过化学治疗，那么应当选择与既往化学治疗方案不同的方案。

鉴于放射治疗对小儿正在发育的神经系统及骨髓造血系统等有难以预测的影响，甚至可引起血管病变（出血或烟雾综合征）和激素失衡、NF 1型神经纤维瘤病的儿童继发恶性肿瘤。放射治疗时机应根据病情进展情况把握，尽可能延迟，不可否认对于某些肿瘤，放射治疗具有良好的效果，儿童病人放射治疗需注意对危及器官（包括眼睛、视神经、视交叉、脑干、颞岛叶、语言中枢、前联合、海马区、内耳以及下丘脑、垂体等神经内分泌轴）的保护，可采用新型的放射治疗技术，如调强放射治疗、超分割放射治疗、质子放射治疗，保护海马区，同时建议在全麻下放射治疗，放射治疗过程中进行心理干预是全麻之外的另一种选择，尽管如此，应尽量延迟放射治疗至3岁以后。

化学治疗正逐渐成为治疗儿童脑胶质瘤的重要手段，但化学治疗的安全性是儿童化学治疗中需着重解决的问题，低剂量多次化学治疗和复发重复化学治疗等方案均证明对儿童是安全、有效的；根据现有的证据，长春新碱–卡铂每周治疗方案被推荐为一线治疗方案。对于卡铂过敏和二线化学治疗，长春新碱的建议使用量为每周6mg/m²。观察和记录化学治疗毒性很重要，其结果决定是否需要修改剂量或省略某些药物或疗程。化学治疗耐药机制方面的探索及靶向药物的应用及研究将进一步提高疗效，最终达到儿童脑胶质瘤的良好预后。

10. 儿童室管膜瘤的治疗现状是什么？

室管膜瘤是第三常见的儿童中枢神经系统肿瘤，占6%～10%。在儿童中约

90%的室管膜瘤发生在颅内，约2/3出现在后颅窝内。室管膜瘤起源于室壁下区放射状胶质细胞，可发生于中枢神经系统各个部位，经治疗后5年生存率75%～85%。

2016年版《WHO中枢神经系统肿瘤分类》中室管膜瘤分为3级，即WHO Ⅰ级：包括室管膜下瘤、黏液乳头型；WHO Ⅱ级：包括乳头型、伸长型、透明细胞型；WHO Ⅱ～Ⅲ级：RELA基因融合阳性型室管膜瘤；WHO Ⅲ级：间变性室管膜瘤。WHO Ⅰ级室管膜瘤存在明显的临床特征，如室管膜下瘤几乎均发生在脑室内，且强化不明显；而黏液乳头型室管膜瘤通常发生在脊髓圆锥、马尾、终丝区域，其他区域较罕见。

随着分子生物学技术的发展，室管膜瘤按部位特性、组织形态、分子表型分类如下：①幕上室管膜瘤（supratentorial ependymoma，ST-EPN）分为两种分子分型，一种分型为RELA-C11ORF95基因融合突变型（ST-EPN-RELA型），该分子型主要发生在儿童，约占ST-EPN 70%以上，预后差；另一种分型为肿瘤基因YAP1与其他基因相互融合型（ST-EPN-YAP1型），该分型可发生在儿童及成人，预后较好。②后颅窝室管膜瘤（posterior fossa ependymoma，PF-EPN）也分为两种分子亚型，Group A型（PF-EPN-A）常发生在婴幼儿病人中，具有较高的复发率，预后相对较差；Group B型（PF-EPN-B）主要发病人群为成年人，该型预后较好。③脊髓室管膜瘤中部分（43%）发生NF2基因突变，该类室管膜瘤被认为是一种亚型，与预后较好相关。

术后放射治疗：①室管膜瘤术后放射治疗指征为WHO Ⅲ级间变性室管膜瘤无论是否手术全切，均需行术后放射治疗；儿童WHO Ⅱ级室管膜瘤未能手术全切者，需行术后放射治疗，但对于手术完全切除者，术后是否需行放射治疗尚有争议。②何时行全脑全脊髓照射：室管膜瘤术后放射治疗主要采用局部野照射，不需常规进行全中枢预防性照射，推荐术后2～3周复查脑、脊髓增强MRI，必要时做脑脊液脱落细胞检查，检查为阳性的病人，无论其病理类型和切除程度如何，必须行全脑全脊髓照射。③以转移为复发表现的儿童室管膜瘤行再次放射治疗时，也建议行全脑全脊髓照射。

化学治疗方案：化学治疗是否获益目前还缺乏RCT研究的明确结论。间变性室管膜瘤（WHO Ⅲ级）病人，在手术及放射治疗后，可以考虑进行化学治疗；年幼不宜行放射治疗的室管膜瘤病人，可术后行辅助化学治疗。随着分子病理深入研究，将会寻找到更好的靶向药物。

宫杰（山东大学齐鲁医院）

第十二章
弥漫性中线胶质瘤诊疗解读

第一节　诊疗规范专家解读

　　弥漫性中线胶质瘤是发生于丘脑、脑干和脊髓等中线位置的弥漫性高级别脑胶质瘤，预后极差。弥漫性中线胶质瘤的定义包括四要素：①弥漫性（浸润性）生长的肿瘤；②中线（即丘脑、脑干、脊髓等中线位置）；③脑胶质瘤；④H3K27M突变。其中H3K27M突变，是指位于H3F3A或HIST1H3B/C基因的组蛋白27位赖氨酸（lysine，K）突变为甲硫氨酸（methionine，M）。

　　弥漫性中线胶质瘤是2016年WHO发表的中枢神经系统肿瘤分类标准中，新定义的一类特殊的脑胶质瘤，被归为WHO Ⅳ级脑胶质瘤。2016年的新定义中，将所有位于中线位置，并带有H3K27M突变的脑胶质瘤，都划分在此类当中。在此之前，具有类似特征的分类方法，主要包括发生于儿童的弥漫内生型脑桥胶质瘤（diffuse intrinsic pontine glioma，DIPG）、发生于中线位置的毛细胞性星形细胞瘤、毛黏液性星形细胞瘤、节细胞胶质瘤，以及罕见的成人中线位置胶质瘤。其中80%的弥漫内生型脑桥胶质瘤具有H3K27M突变。由于在丘脑、脑桥等重要位置，手术及穿刺活检的风险较高，以往人们对中线位置胶质瘤，以及儿童弥漫内生型脑桥胶质瘤的了解和研究较少。以往的分类依据主要依赖于发病年龄、影像学、病理分析和尸检。对于丘脑、脑干、脊髓等中线位置的胶质瘤来说，其诊断、治疗方案的确立，更多依托于对成年人脑部其他位置胶质瘤的研究，再类比到弥漫性中线胶质瘤。

　　但随着技术的成熟，中线位置进行穿刺活检的安全性有所提升，使得对弥漫性中线胶质瘤的病理特征、分子特征，乃至表观遗传学特征的研究，成为了可能。一方面，研究发现在弥漫内生型脑桥胶质瘤中，H3K27M突变是明确的预后标志物，且总生存期仅与H3K27M突变有关。具有H3K27M突变的病人，其预后比

H3K27M未突变的病人，明显更差，总生存期与组织病理学分级、肿瘤位置均无明显关联。同时，研究还发现，即使有时镜下表现符合Ⅱ、Ⅲ级低级别脑胶质瘤，弥漫内生型脑桥胶质瘤的整体预后远比低级别脑胶质瘤要差。故而在2016年新制定的中枢神经系统肿瘤分类标准中，根据分子分型H3K27M突变，新定义了弥漫性中线胶质瘤，作为一个新的分类。值得注意的是，弥漫性中线胶质瘤与弥漫内生型脑桥胶质瘤并非完全包含关系，双向各有一部分重合，一部分独立存在。

2018年cIMPACT-NOW（Consortium to Inform Molecular and Practical Approaches to CNS Tumor Taxonomy—Not Official WHO）对弥漫性中线胶质瘤的定义进行了更新，2016年版《WHO中枢神经系统肿瘤分类》中以H3K27M和中线位置为依据的分类基础上，又添加了"弥漫性脑胶质瘤"作为限制条件。2016年版《WHO中枢神经系统肿瘤分类》认为，在脑肿瘤中，H3K27M突变仅会出现在弥漫性中线胶质瘤中，且整体预后差，具有一致性。然而研究发现，H3K27M突变也可发生于其他脑肿瘤，包括室管膜瘤、毛细胞性星形细胞瘤、儿童弥漫性星形细胞瘤和节细胞胶质瘤等。而对这些其他含有H3K27M突变的脑肿瘤，其临床特征与H3K27M突变的弥漫性中线胶质瘤的相关性并不明确。比如毛细胞性星形细胞瘤和弥漫性星形细胞瘤的病人，生存期可以达到10年，远超弥漫性中线胶质瘤。在中线节细胞胶质瘤中也有报道称，其H3K27M突变体的预后，好于弥漫性中线胶质瘤。故而在cIMPACT-NOW更新中，认为应当给弥漫性中线胶质瘤的定义，加上符合弥漫性脑胶质瘤，而不符合弥漫性脑胶质瘤组织病理的其他H3K27M突变肿瘤，则不适用弥漫性中线胶质瘤的预后特征。

另外研究还发现，H3K27野生型的弥漫内生型脑桥胶质瘤，不论组织病理分级是Ⅱ、Ⅲ、Ⅳ级，预后都很差，与H3K27M突变型的预后水平相当，其中Ⅱ、Ⅲ级的H3K27野生型弥漫内生型脑桥胶质瘤，不能等同于普通低级别脑胶质瘤对待。即儿童弥漫内生型脑桥胶质瘤，无论H3K27M突变与否，预后均不佳。而发生在其他位置，如丘脑位置的胶质瘤则不同，发生于丘脑位置的胶质瘤，H3K27野生型（Ⅰ、Ⅱ级）的预后要远远好于H3K27M突变型。该研究认为，应当单独附加命名"脑桥弥漫性中线胶质瘤，H3K27y野生型，WHO Ⅳ级"，予以重视。

1. 弥漫性中线胶质瘤的流行病学

目前对于弥漫性中线胶质瘤的流行病学统计数据并不确切。一项研究显示，弥漫性中线胶质瘤整体的中位生存期为1.04年，2年生存率只有不到10%。国外报道儿童弥漫内生型脑桥胶质瘤分别占儿童中枢神经系统肿瘤的10%，和儿童脑干胶质瘤的80%。而弥漫内生型脑桥胶质瘤中，约有80%存在H3K27M突变。成年人弥漫性中线胶质瘤非常罕见，所有报道均为散发。儿童发病高峰在6～10岁，中位年龄约为7岁，在性别之间没有差异性，中位生存期是9～11个月，中位无进展生存期为7个月。成年人发病的高峰在20～50岁（一项研究中，中位年龄为32岁；另一项中则为52岁），倾向于比其他脑胶质瘤发病时间更早，但全年龄段都有发病的概率。成年人发病率在性别之间也没有差异性。

2. 弥漫性中线胶质瘤的临床特征

（1）**临床症状：**弥漫性中线胶质瘤的临床症状取决于肿瘤生长位置和压迫位置。对于儿童常见的弥漫内生型脑桥胶质瘤，由于其对脑桥腹侧面的压迫，会产生包括脑神经麻痹、锥体束功能障碍、共济失调在内的三联征典型症状。最先出现的症状，往往是脑神经麻痹，尤其是从第六对脑神经展神经麻痹开始，发展到第六、七对脑神经，导致内斜视和复视，进而发展为面神经麻痹、动作笨拙、行走困难、平衡力下降、四肢无力等。锥体束的受损，可以导致巴宾斯基（Babinski）征阳性、反射亢进等症状。约1/3的病人，会表现有脑干扩张导致的脑积水，进而导致颅内压升高。弥漫性中线胶质瘤症状进展速度很快，一般3个月内可以做出诊断。

（2）**组织病理学特征：**在2016年WHO发表新的《WHO中枢神经系统肿瘤分类》以前，对中线胶质瘤的分级，依赖于组织病理学。该类肿瘤包含有多种病理类型，可以具有各种浸润性脑胶质瘤的组织病理学特点，但都或多或少表现有一定程度的经典星形细胞特征。最常见的类型还是以星形细胞瘤为主的特征。多数情况下，肿瘤由大小一致的小细胞或大的多形性细胞组成，多数细胞呈星形细胞形态，少数呈少突胶质细胞形态，表现为胶质母细胞瘤特征（WHO Ⅳ级），可见核分裂象，75%的病例还可以看到坏死及微血管增生。弥漫性中线胶质瘤也可以表现为间变的、较高分化的Ⅱ、Ⅲ级星形细胞瘤特征，缺乏核分裂象、微血管增生和坏死。

尽管弥漫性中线胶质瘤在组织学分级中，常常可能显示为WHO Ⅱ级、Ⅲ级的脑胶质瘤，这些肿瘤的实际发展速度和预后情况，与组织学分级并不相符。所以2016年后，利用更加具有统一性和预后意义的H3K27M突变，对弥漫性中线胶质瘤进行分级。不论组织学表现为Ⅱ、Ⅲ级，还是Ⅳ级，在新标准下，一律分入WHO Ⅳ级脑胶质瘤，代表这种肿瘤恶性程度高、预后差。

这些弥漫性中线胶质瘤的组织病理学共同点，就是都能够通过免疫组织化学染色的方式，得到在细胞核区域聚集深染的H3K27M突变产物。检测H3K27M突变的存在，也是弥漫性中线胶质瘤诊断的金标准。

除此之外，弥漫性中线胶质瘤镜下还可能表现出毛细胞性星形细胞瘤、毛黏液性星形细胞瘤、上皮样细胞、节细胞胶质瘤，以及和原始神经外胚层肿瘤类似的团块的表现。肿瘤细胞的密集程度以及异型性都可以有很大的差距。然而，新的研究进展提示，在遇到这些组织病理类型的中线肿瘤时，需要注意其与弥漫性中线胶质瘤的关系，可能并不适用弥漫性中线胶质瘤的预后特征，需要划入NEC（not elsewhere classified）的范围。

（3）儿童与成人对比：弥漫性中线胶质瘤常见于儿童，但偶尔也发生在成年人。儿童与成年人弥漫性中线胶质瘤可以发生在丘脑、脑桥、脊髓、下丘脑、小脑，但儿童弥漫性中线胶质瘤更多发生于脑桥，而成人弥漫性中线胶质瘤更多发于丘脑。换言之，肿瘤位于脑桥的弥漫性中线胶质瘤病人的平均年龄，要远远小于发生于丘脑、脊髓的弥漫性中线胶质瘤病人平均年龄。除了好发位置的不同以外，儿童与成人弥漫性中线胶质瘤的其他组织病理学特征、性别差异以及预后，都没有明显的差别。说明将二者合并分入一类，有着充分的合理性。

3. 弥漫性中线胶质瘤的分子机制

（1）H3K27M突变：弥漫性中线胶质瘤最重要的分子特征是具有H3K27M突变。研究发现H3K27M突变发生在编码H3.3组蛋白的H3F3A基因或编码H3.1组蛋白的HIST3H1B基因上。两个基因同时只有一个会发生突变。其中H3.1突变体比H3.3突变体，发病年龄更早，在女性中更多见，且只发生在脑桥位置。

H3K27M的意义是，H3组蛋白27位赖氨酸（lysine，K）突变为甲硫氨酸（methionine，M）。H3K27M突变组蛋白和正常H3组蛋白在细胞内同时都有表达。但研究发现，H3K27M突变的组蛋白能够导致正常H3组蛋白，其27位赖氨酸上的三甲基化水平降低（H3K27me3），以及同位点上乙酰化水平升高（H3K27ac）。即使是很少一部分的H3K27M突变，也可以导致H3K27me3整体水平的下降。

正常情况下，H3K27me3多肽能够与多梳蛋白抑制复合体2（polycomb repressive complex 2，PRC2）变构结合，激活PRC2的组蛋白甲基转移酶活性，作用于核小体的底物，通过对组蛋白27位赖氨酸的二甲基化或三甲基化，从而维持染色质的表观基因沉默。

PRC2含有蛋白复合物核心蛋白（zeste 2，EZH2）亚基，EZH2亚基又包含一个保守的SET结构域。SET结构域含有多个保守的芳香族残基，用于结合底物并介导催化作用。在H3K27M突变时，H3K27M突变组蛋白上的甲硫氨酸具有疏水性，其疏水侧链能够与SET结构域中的芳香族残基发生相互作用，竞争性结合PRC2组蛋白甲基转移酶的底物结合位点，使得H3K27me3无法与PRC2结合，无法激活PRC2活性。

起到了抑制PRC2活性，进而降低H3K27me3水平的作用。PRC2受到抑制后，不能正常维持基因沉默和X染色体的选择性失活，促进了弥漫性中线胶质瘤的发生。

（2）**其他分子特征**：弥漫性中线胶质瘤除了全部都含有H3K27M突变以外，还有一些与其他常见脑胶质瘤不尽相同的特征。以往对弥漫性中线胶质瘤研究尚不明确的时候，人们常常将其他部位脑胶质瘤的各项组织病理学、分子特征直接类比应用于弥漫性中线胶质瘤。比如异柠檬酸脱氢酶（isocitrate dehydrogenase，IDH）野生型和突变型是脑胶质瘤重要的分级标准和预后标志物；O^6甲基鸟嘌呤-DNA甲基转移酶（O^6-methylguanine-DNA methyltransferase，MGMT）启动子甲基化提示老年胶质母细胞瘤病人对替莫唑胺敏感，且是成人及老年胶质母细胞瘤预后良好的标志；表皮生长因子受体（epidermal growth factor receptor，EGFR）过表达也是脑胶质瘤中的常见突变，作为靶向治疗的靶点，为研制新药提供了重要思路。然而研究发现，弥漫性中线胶质瘤的病人，全部都是IDH野生型、缺少EGFR过表达，绝大部分病人为MGMT启动子甲基化阴性、BRAF-V600E野生型。这些常用治疗靶点的缺失，解释了为什么化学治疗药物对弥漫性中线胶质瘤的治疗效果不佳。提示在治疗弥漫性中线胶质瘤不能直接照搬其他部位脑胶质瘤诊疗指南。

另外，大约一半的弥漫性中线胶质瘤病人，也会有α-地中海贫血/精神发育迟滞综合征蛋白（alpha thalassemia/mental retardation syndrome X-linked，ATRX）缺失、p53过表达的发生，但与预后无关。值得注意的是，ATRX缺失在丘脑位置的弥漫性中线胶质瘤病人中，发生率达到75%。也就是说，成年弥漫性中线胶质瘤病人有更大的概率携带ATRX缺失突变。H3.1K27M突变体常常携带有活化蛋白A受体1（activin A receptor 1，ACVR1）功能获得性突变或过表达。ACVR1突变是弥漫性中线胶质瘤的预后标志物，其突变携带者对放射治疗更敏感，预后相对较好。揭示这些分子特征，是研究并进一步治疗弥漫性中线胶质瘤的基础。

4. 弥漫性中线胶质瘤的诊断

组织病理学是诊断弥漫性中线胶质瘤的金标准。随着对脑干解剖结构细节认识的不断加深、显微手术技术的不断发展以及神经影像学和术中导航技术的发展，立体定向穿刺活检或部分切除肿瘤组织成为可能。目前脑干穿刺活检技术已经可以做到较低风险、较少并发症和高成功率。目前推荐对弥漫性中线胶质瘤进行穿刺活检，通过免疫组织化学的方法进行分子病理诊断H3K27M突变阳性，从根本上明确诊断。由于免疫组织化学染色法无法区分H3.1、H3.2、H3.3的突变体，所以对H3K27me3进行免疫染色，是补充的诊断手段。值得注意的是，单独对H3K27me3进行免疫组化染色并不具有特异性，必须与H3K27M突变体染色结合使用。除了检测H3K27M突变类型以外，还建议检测BRAF-V600E、IDH突变、MGMT启动子甲基化、ATRX、p53、ACVR1等标志物，为进一步制订治疗方案提供分子病理学依据。

一般认为H3K27M是发生于肿瘤进展早期，是最早出现的突变，表现为H3K27M广泛、一致地出现在弥漫性中线胶质瘤细胞内。近期研究发现个例，H3K27M突变只存在于癌细胞的亚克隆中，说明H3K27M突变可能在肿瘤发展的稍晚期才出现。对于这些H3K27M突变呈镶嵌性分布的肿瘤，其预后关系尚不明确，需要更多的案例加以研究。

在病理学镜下检验中，弥漫性中线胶质瘤应为胶质瘤，可以呈现WHO Ⅱ、Ⅲ、Ⅳ级的细胞密集程度和细胞异型性，但这些肿瘤恶性程度都很高，预后差，镜下表现与预后并无明显关系。另外，弥漫性中线胶质瘤镜下还可能发现与原始神经外胚层肿瘤类似的细胞团。

弥漫性中线胶质瘤症状进展速度较快，往往会在3～6个月内产生至少3个与丘脑、脑干、小脑功能相关的症状。影像学上，头部电子计算机断层扫描（computed tomography，CT）显示弥漫性中线胶质瘤为等密度或低密度，无钙化。头颅磁共振影像是影像学诊断弥漫性中线胶质瘤的最佳手段。T_1加权一般表现为低信号，而T_2加权一般表现为高亮信号，T_2磁共振成像液体衰减反转恢复序列（fluid attenuated inversion recovery，FLAIR）中，肿瘤区域占正常脑干体积的50%以上。T_1相增强磁共振中几乎不出现对比增强或仅有很少的增强。磁共振波谱分析会出现轻度的胆碱水平升高，和N-乙酰天门冬氨酸水平降低。影像学中可以出现坏死，也可以不出现。根据肿瘤生长部位的不同，可能会出现阻塞性脑积水。弥漫性中线胶质瘤常常可以浸润到中脑、双侧侧脑室、小脑脚，但一般不会影响到延髓，故而在矢状位影像学中，常常可以看到清晰的脑桥-延髓分界线。除了常见的丘脑、脑干部位肿瘤以外，弥漫性中线胶质瘤也可以发生在脊髓，常见有脊髓的神经轴散布。如果有与脊髓相关的症状出现，应做脊髓影像着重了解散布情况。

通过症状、病程和影像学还可以对局灶性脑干胶质瘤、背向外生性胶质瘤、颈髓胶质瘤等进行鉴别诊断。局灶性脑干胶质瘤一般会环绕在被盖周围，背向外生性胶质瘤会累及第四脑室，而颈髓胶质瘤则从颈髓起源，沿脊髓向上向下双向生长，上达脑闩。若症状持续6个月以上，则需要考虑与毛细胞性星形细胞瘤、胚胎性肿瘤、脱髓鞘疾病或血管病进行鉴别。毛细胞性星形细胞瘤是一种WHO Ⅰ级脑胶质瘤，一般呈现外生型生长，界限清楚，磁共振成像（MRI）上表现为对比增强。胚胎性肿瘤影像学增强具有异质性，并伴有大量瘤周水肿。脱髓鞘疾病则可以通过弥散张量成像（diffusion tensor imaging，DTI）检测神经纤维鉴别诊断。

5. 弥漫性中线胶质瘤的治疗方案

（1）手术： 尽管神经外科手术技术近年来不断发展，对丘脑、脑干、小脑等中线位置的解剖结构细节的认识也不断加深，但在如此重要的功能区进行手术切除肿瘤，难度大风险高。由于弥漫性中线胶质瘤具有浸润性生长的特质，无法做到完全切除。研究也表明，手术以及手术切除的完整程度，对弥漫性中线胶质瘤的预后都没有明显的改善，所以目前不常规推荐手术切除肿瘤。但立体定向活检技术的成功率和安全性目前已经比较理想，推荐通过活检明确分子病理诊断。

（2）放射治疗： 局部放射治疗是治疗弥漫性中线胶质瘤的主要手段，能够延长病人生存期平均3个月，但不能治愈。常规选择三维适形放射治疗（3-dimensional conformal radiation therapy，3D-CRT）或调强放射治疗技术（intensity modulated radiation therapy，IMRT），总量54～59.4Gy，30～33分割，每天1.8Gy。研究证实更高的分割总剂量70.2Gy，以及低分割模式（39Gy，13～16分割），均未比传统分割总剂量更令病人获益。过去30余年的根治性放射治疗研究，均未对弥漫性中线胶质瘤病人的生存期起到显著提升。尽管低分割放射治疗在生存期和无进展生存期方面并未获益，但能够降低病人和家庭的治疗负担。对弥漫性中线胶质瘤的最佳的放射治疗剂量和方案，目前还没有形成共识。对于无法手术并且占位症状明显的病人，放射治疗也是短时间内缓解症状的有效方法。

局部放射治疗区域的划定，强烈推荐使用CT或MRI模拟定位，根据手术或穿刺活检前后的影像资料及病程期间的影像资料，确定靶区。靶区勾画建议大体肿瘤体积（gross tumor volume，GTV）以MRI T_2或FLAIR为标准，通过多模态影像融合技术勾画GTV，临床靶区（clinical tumor volume，CTV）则以GTV外扩1.5～2cm为标准，CTV再向外扩0.3～0.5cm形成计划靶体积（planning tumor volume，PTV）。精准局灶放射治疗能够更好地保护正常脑组织，降低放射性损伤导致的坏死，降低治疗负担。

多药联合诱导化学治疗（卡铂+依托泊苷+长春新碱或顺铂+依托泊苷+环磷酰胺），能够使肿瘤对放射治疗的敏感性增强，即放射治疗同步系统性放射治疗增敏剂治疗。系统性放射治疗增敏剂的使用对生存期是否有益存在争议。放射治疗联合替莫唑胺、卡培他滨等联合治疗未观察到生存获益。有研究称，在放射治疗基础上使用烷化类药物，比完全不使用系统性放射治疗增敏治疗，生存期更长，具体方案可参考胶质母细胞瘤治疗方案。综合各类增敏剂方案，平均生存期为11.5个月，并未有明显提高。与多种化学治疗药物累加相对应的，是逐渐累加的化学治疗药物毒性，导致3、4级不良反应的概率更高，甚至影响长期生活质量，而不能临床受益。临床应用中需要在副作用与疗效中选取适当的平衡。

近期发表的一项Ⅲ期临床试验，应用放射治疗加同步尼妥珠单抗联合治疗弥漫内生型脑桥胶质瘤的病人，尽管其中位总生存期和中位无进展生存期，与放射治疗加多药联合化学治疗的疗效持平，但放射治疗同步尼妥珠单抗的治疗，不需要病人长期入院，具有一定优越性。

多数病人在首次局部放射治疗结束后的3~8个月内，会再次表现出临床或影像学上的疾病进展，复发位置往往位于原发灶或放射治疗区域附近。对于复发的弥漫性中线胶质瘤，近年来往往会再次应用放射治疗。复发再次放射治疗的方案，比起一次根治性放射治疗，能够使从第一次诊断开始的总生存期延长到16.3个月。复发再次放射治疗应该与首次放射治疗间隔3个月以上，间隔的长短与生存期改善有一定相关性。

（3）化学治疗及其他： 由于血-脑屏障的存在，限制了化学治疗的应用价值，难以在不破坏正常脑组织的前提下使肿瘤部位达到足够的杀伤药物浓度。超过200次临床试验，尝试了多种组合的细胞毒性化学治疗药物和多种不同剂量，以及骨髓抑制后干细胞移植的方案，然而这些化学治疗方案均未对弥漫性中线胶质瘤病人的生存期有显著提升。铂类加依托泊苷加亚硝基脲类药物的联合治疗方案，也没能显著提高总生存期。与替莫唑胺在其他脑胶质瘤病人中的疗效不同，在多个临床试验中，单独使用替莫唑胺标准方案和增强方案对于弥漫性中线胶质瘤病人，并未显著提高其的生存期。靶向血管内皮生长因子（vascular endothelial growth factor，VEGF）或EGFR的靶向药物，以及吉西他滨、卡培他滨、吉非替尼、各种酪氨酸激酶抑制剂（tyrosine kinase inhibitors，TKI）和EGFR单克隆抗体，均未对弥漫性中线胶质瘤病人的生存期起到显著提高作用。吉非替尼的1年生存率为56%，略高于许多其他治疗方案。在应用贝伐珠单抗抗血管生成治疗的小样本量临床试验中，病人生存期有所提高，然而在大样本量临床试验中，新诊断和复发弥漫性中线胶质瘤的生存期均未得到延长。

化学治疗药物疗效不理想，与弥漫性中线胶质瘤本身的分子特征有很大关系。前面提到，弥漫性中线胶质瘤的分子病理特征，包括与IDH野生型连锁出现、缺少EGFR过表达，绝大部分病人为MGMT启动子甲基化阴性、BRAF-V600E野生型等。有研究在143例不同类型的弥漫性中线胶质瘤病人中，未检测出任何MGMT启动子甲基化阳性病人，而MGMT启动子甲基化是烷化类药物替莫唑胺的疗效预测标志物，大量的MGMT启动子甲基化阴性病人，提示在弥漫性中线胶质瘤中应用替莫唑胺的受益十分有限。同样，弥漫性中线胶质瘤中缺少EGFR过表达和EGFRⅧ突变体的情况，使得靶向EGFR的药物难以起效。基于弥漫性中线胶质瘤的这些特殊分子病理特征，提示在制定治疗方案时不能照搬其他位置脑胶质瘤及胶质母细胞瘤的治疗经验。化学治疗药物疗效不佳的另一原因，是弥漫性中线胶质瘤的病人，具有相较于胶质母细胞瘤病人更完整的血–脑屏障，体现在MRI中对比增强不明显。

另外，糖皮质激素如地塞米松，常常用于减轻肿瘤和放射治疗导致的脑水肿。应用时需要小心长期应用糖皮质激素带来的多重副作用，包括睡眠障碍、愈合障碍、体重增加、心理和行为障碍、糖尿病、免疫抑制以及库欣综合征。地塞米松还会加强血–脑屏障的作用，限制化学治疗药物穿过血–脑屏障发挥作用。

总体而言，目前对弥漫性中线胶质瘤尚无成熟的放射治疗、化学治疗方案。目前的研究重心集中于发展针对表观遗传学调控因子、受体酪氨酸激酶、细胞周期检查点和DNA损伤修复系统的药物，以及肿瘤干细胞和免疫治疗。制定诊疗方案时可以推荐合适的病人参加临床试验。

马文斌（北京协和医院）

参考文献

[1] KARREMANN M, GIELEN G H, HOFFMANN M, et al. Diffuse high-grade gliomas with H3 K27M mutations carry a dismal prognosis independent of tumor location [J]. Neuro Oncol, 2018, 20(1): 123-131.

[2] LOUIS D N, GIANNINI C, CAPPER D, et al. cIMPACT-NOW update 2: diagnostic clarifications for diffuse midline glioma, H3 K27M-mutant and diffuse astrocytoma/anaplastic astrocytoma, IDH-mutant [J]. Acta Neuropathol Springer Berlin Heidelberg, 2018, 135(4): 639-642.

[3] PAGES M, BECCARIA K, BODDAERT N, et al. Co-occurrence of histone H3 K27M and BRAF V600E mutations in paediatric midline grade I ganglioglioma [J]. Brain Pathol, 2018, 28(1): 103-111.

[4] BUEREN AO VON, KARREMANN M, GIELEN G H, et al. A suggestion to introduce the diagnosis of "diffuse midline glioma of the pons, H3 K27 wildtype (WHO grade IV)." [J]. Acta Neuropathol Springer Berlin Heidelberg, 2018, 136(1): 171-173.

[5] GRASSO C S, TANG Y, TRUFFAUX N, et al. Functionally defined therapeutic targets in diffuse intrinsic pontine glioma [J]. Nat Med Current Treatment Options in Neurology, 2015, 21(6): 555-559.

[6] MEYRONET D, ESTEBAN-MADER M, BONNET C, et al. Characteristics of H3 K27M-mutant gliomas in adults [J]. Neuro Oncol, 2017, 19(8): 1127-1134.

[7] KLEINSCHMIDT-DEMASTERS B K, LEVY J M M. H3 K27M-mutant gliomas in adults vs. children share similar histological features and adverse prognosis [J]. Clin Neuropathol, 2018,

37(03): 53-63.

[8] HENNIKA T, BECHER O J. Diffuse Intrinsic Pontine Glioma [J]. J Child Neurol, 2016, 31(12): 1377-1385.

[9] FISHER P G, BREITER S N, CARSON B S, et al. A clinicopathologic reappraisal of brain stem tumor classification [J]. Cancer, 2000, 89(7): 1569-1576.

[10] SOLOMON D A, WOOD M D, TIHAN T, et al. Diffuse Midline Gliomas with Histone H3-K27M Mutation: A Series of 47 Cases Assessing the Spectrum of Morphologic Variation and Associated Genetic Alterations [J]. Brain Pathol, 2016, 26(5): 569-580.

[11] ANGELINI P, HAWKINS C, LAPERRIERE N, et al. Post mortem examinations in diffuse intrinsic pontine glioma: challenges and chances [J]. J Neurooncol, 2011, 101(1): 75-81.

[12] MACKAY A, BURFORD A, CARVALHO D, et al. Integrated Molecular Meta-Analysis of 1, 000 Pediatric High-Grade and Diffuse Intrinsic Pontine Glioma [J]. Cancer Cell, 2017, 32(4): 520-537. e5.

[13] LEWIS P W, MULLER M M, KOLETSKY M S, et al. Inhibition of PRC2 Activity by a Gain-of-Function H3 Mutation Found in Pediatric Glioblastoma [J]. Science (80-), 2013, 340(6134): 857-861.

[14] COHEN K J, JABADO N, GRILL J. Diffuse intrinsic pontine gliomas - Current management and new biologic insights. Is there a glimmer of hope? [J] Neuro Oncol, 2017, 19(8): 1025-1034.

[15] PUGET S, BECCARIA K, BLAUWBLOMME T, et al. Biopsy in a series of 130 pediatric diffuse intrinsic Pontine gliomas [J]. Child's Nerv Syst, 2015, 31(10): 1773-1780.

[16] HAMISCH C, KICKINGEREDER P, FISCHER M, et al. Update on the diagnostic value and safety of stereotactic biopsy for pediatric brainstem tumors: A systematic review and meta-analysis of 735 cases [J]. J Neurosurg Pediatr, 2017, 20(3): 261-268.

[17] LOPEZ G Y, OBERHEIM BUSH NA, PHILLIPS J J, et al. Diffuse midline gliomas with subclonal H3F3A K27M mutation and mosaic H3. 3 K27M mutant protein expression [J]. Acta Neuropathol, 2017, 134(6): 961-963.

[18] GALLITTO M, LAZAREV S, WASSERMAN I, et al. Role of Radiation Therapy in the Management of Diffuse Intrinsic Pontine Glioma: A Systematic Review [J]. Adv Radiat Oncol The Authors, 2019, 4(3): 520-531.

[19] FLEISCHHACK G, MASSIMINO M, WARMUTH-METZ M, et al. Nimotuzumab and radiotherapy for treatment of newly diagnosed diffuse intrinsic pontine glioma (DIPG): a phase III clinical study [J]. J Neurooncol Springer US, 2019, 143(1): 107-113.

[20] WARREN K E. Diffuse intrinsic pontine glioma: poised for progress [J]. Front Oncol, 2012, 2: 205.

[21] GWAK H S, PARK H J. Developing chemotherapy for diffuse pontine intrinsic gliomas (DIPG) [J]. Crit Rev Oncol Hematol Elsevier, 2017, 120: 111-119.

[22] CLYMER J, KIERAN M W. The integration of biology into the treatment of diffuse intrinsic pontine glioma: A review of the North American clinical trial perspective [J]. Front Oncol, 2018, 8: 169.

[23] BANAN R, CHRISTIANS A, BARTELS S, et al. Absence of MGMT promoter methylation in diffuse midline glioma, H3 K27M-mutant [J]. Acta Neuropathol Commun Acta Neuropathologica Communications, 2017, 5(1): 98.

[24] MEEL M H, KASPERS G J L, HULLEMAN E. Preclinical therapeutic targets in diffuse midline

glioma [J]. Drug Resist Updat Elsevier, 2019, 44(April): 15-25.

[25] GRASSO C S, TANG Y, TRUFFAUX N, et al. Functionally defined therapeutic targets in diffuse intrinsic pontine glioma [J]. Nat Med, 2015, 21(6): 555-559.

[26] 国家卫生健康委员会医政医管局. 脑胶质瘤诊疗规范（2018年版) [J]. 中华神经外科杂志, 2019, 35(3): 217-239.

[27] LOUIS D N, PERRY A, REIFENBERGER G, et al. The 2016 World Health Organization classification of tumors of the central nervous system: a summary [J]. Acta Neuropathol, 2016, 131(6): 803-820.

[28] LOUIS D N, GIANNINI C, CAPPER D, et al. cIMPACT-NOW Update 2: Diagnostic Clarifications for Diffuse Midline Glioma, H3 K27M-mutant and Diffuse Astrocytoma/Anaplastic Astrocytoma, IDH-mutant [J]. Acta Neuropathol, 2018, 135(4): 639-642.

[29] LU V M, ALVI M A, MCDONALD K L, et al. Impact of the H3K27M mutation on survival in pediatric high-grade glioma: a systematic review and meta-analysis [J]. J Neurosurg Pediatr, 2018, 23(3): 308-316.

[30] VON BUEREN A O, KARREMANN M, GIELEN G H, et al. A suggestion to introduce the diagnosis of "diffuse midline glioma of the pons, H3 K27 wildtype (WHO grade IV)" [J]. Acta Neuropathol, 2018, 136(1): 171-173.

[31] KARREMANN M, GIELEN G H, HOFFMANN M, et al. Diffuse high-grade gliomas with H3 K27M mutations carry a dismal prognosis independent of tumor location [J]. Neuro Oncol, 2018, 20(1): 123-131.

第二节　诊疗规范实践中的常见问题

1. 弥漫性中线胶质瘤的定义及诊断标准是什么？

弥漫性中线胶质瘤被定义为"在中枢神经系统中线部位发生的侵袭性胶质瘤并伴有组蛋白H3F3A或HIST1H3B/C上K27M突变"，是预后最差的中枢神经系统肿瘤之一。弥漫性中线胶质瘤是2016年版《WHO中枢神经系统肿瘤分类》中的一个新的分类，既不管组织学形态属于哪个类型，也不管组织学分级是哪一级，只要有H3 K27M突变就直接诊断为高度恶性的"H3K27M突变型弥漫性中线胶质瘤，WHO Ⅳ级"。由于存在上述的争议，中枢神经系统肿瘤分类分子信息及实践方法联盟–非官方WHO（the Consortium to Inform Molecular and Practical Approaches to CNS Tumor Taxonomy—Not Official WHO，cIMPACT-NOW），于2018年提出了对弥漫性中线胶质瘤诊断的建议说明。弥漫性中线胶质瘤的诊断需要满足以下4点：①弥漫性生长的肿瘤；②位于中枢神经系统中线部位（比如丘脑、脑干、脊髓等）；③病理组织学为胶质肿瘤；④H3 K27M突变。

2. 弥漫性中线胶质瘤的好发人群有哪些?

由于弥漫性中线胶质瘤是新的肿瘤类型,目前缺少相应的流行病学研究。但由于脑干胶质瘤和弥漫内生性脑桥胶质瘤(diffuse intrinsic pontine glioma,DIPG)好发于儿童,故认为弥漫性中线胶质瘤在儿童中占优势。但实际上,丘脑胶质瘤以及胼胝体扣带回等部位的高级别脑胶质瘤常见于成人。故弥漫性中线胶质瘤在成人中也占有一定的比例,现在越来越多的弥漫性中线胶质瘤被诊断。

3. 中线部位的脑胶质瘤,比如常见的丘脑胶质瘤、脑干胶质瘤,是否都可诊断为弥漫性中线胶质瘤?

虽然丘脑、脑桥部位的胶质瘤发生H3K27M突变的概率很高,包括脑桥胶质瘤H3K27M突变率高达93%,其次是丘脑为75%,脊髓为40%,这一数据来自德国、奥地利和瑞士合作的HIT-HGG数据库(图12-1)。因此仍然有一定比例的丘脑及脑干胶质瘤未发生H3K27M突变,这一类肿瘤不可诊断为弥漫性中线胶质瘤。

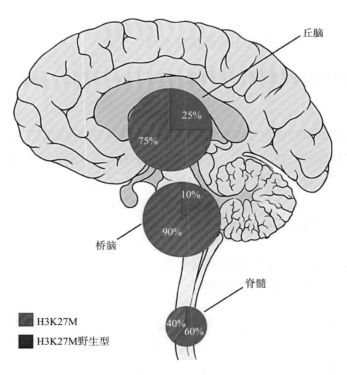

图12-1 85例弥漫性中线胶质瘤病人中H3K27突变的分布

4. 弥漫内生性脑桥胶质瘤（DIPG）是否为弥漫性中线胶质瘤？

弥漫内生性脑桥胶质瘤（DIPG）的诊断是依赖于影像和病理检测，即脑桥内侵袭性弥漫生长的胶质肿瘤。弥漫内生性是该类肿瘤的影像特点，有别于其他三类脑干胶质瘤（背侧外生性脑干胶质瘤，局限性脑干胶质瘤，以及颈延髓性脑干胶质瘤）。弥漫内生性脑桥胶质瘤是脑干胶质瘤中恶性程度最高的，即使是组织病理学为低级别的弥漫内生性脑桥胶质瘤也会表现为高侵袭性行为，和与高级别脑胶质瘤相似的生存预后。这一临床特点也确实与弥漫性中线胶质瘤类似。而H3K27M突变在DIPG中的发生概率也高达78%～93%，DIPG其他的重要的分子改变包括血小板衍生生长因子突变，PI3K突变和位于ACVR1中循环的体细胞突变。因此我们可以认为DIPG与弥漫性中线胶质瘤具有较大的重叠，大多数的DIPG都是位于中线部位弥漫生长H3K27M突变的高恶性的弥漫性中线胶质瘤。

但DIPG似乎又是一个单独的类型，因为DIPG的整体预后都很差，其预后并不依赖H3K27M突变的情况。H3K27野生型的胶质瘤与突变型胶质瘤同样具有类似很差的预后。报道中WHO Ⅱ级和Ⅳ级的DIPG，H3K27野生型DIPG中位生存期分别为11个月和10.5个月，而H3K27M突变型DIPG均为12个月，野生型DIPG预后还略差。这与丘脑胶质瘤中的弥漫性中线胶质瘤不同。

5. 非中线部位脑胶质瘤，但具有 H3K27M 突变的，是否为弥漫性中线胶质瘤？

由于目前H3K27M的检测是在考虑中线恶性脑胶质瘤的情况下才进行，故非中线部位的H3K27M突变的检测较少。尽管如此，还是有非中线部位H3K27M突变脑胶质瘤的病例报道。这一类的脑胶质瘤同样具有不好的预后。H3K27M突变是一个不依赖于肿瘤部位独立的不良预后因素。非中线部位脑胶质瘤，但具有H3K27M突变的，不能诊断为弥漫性中线胶质瘤。

6. 组织类型为弥漫星形细胞瘤（WHO Ⅱ级），但具有 H3K27M 突变，是否诊断为弥漫性中线胶质瘤？

2016年版《WHO中枢神经系统肿瘤分类》以及中枢神经系统肿瘤分类分子信息及实践方法联盟（cIMPACT-NOW）发布的对弥漫性中线胶质瘤的建议说明中，对弥漫性中线胶质瘤明确定义为"中枢神经系统中线部位弥漫生长的高级别脑胶质瘤，主要为星形细胞分化的脑胶质瘤，且具有组蛋白H3F3A或HIST1H3B/C上K27M突变"。因此，即使是WHO Ⅱ级的弥漫星形细胞瘤，如具备H3K27M突变和中线部位这两个条件，就可诊断为"H3K27M突变型弥漫性中线胶质瘤，WHO Ⅳ级"。也提示这一类组织病理类型为WHO Ⅱ级的脑胶质瘤，由于有特异的分子表型，其生存预后很差，与WHO Ⅳ级的胶质母细胞瘤相似。

7. 组织类型为毛细胞性星形细胞瘤、节细胞胶质瘤、室管膜瘤的，但具有 H3K27M 突变，是否诊断为弥漫性中线胶质瘤？

2016年版《WHO中枢神经系统肿瘤分类》提出了弥漫性中线胶质瘤新的分类，但在该标准施行一段时间后就发现了问题，事实上属于WHO Ⅰ级的非侵袭性毛细胞性星形细胞瘤、节细胞胶质瘤及室管膜下瘤，以及侵袭性弱的WHO Ⅱ级室管膜瘤，即使有H3K27M突变也可长期生存。这就说明有H3K27M突变的肿瘤，不一定就是高度恶性的。因此中枢神经系统肿瘤分类分子信息及实践方法联盟（cIMPACT-NOW）于2018年重新强调了弥漫性中线胶质瘤的诊断标准，突出"弥漫性生长"这一特点，且主要指有星形细胞成分的脑胶质瘤。因此包括毛细胞性星形细胞瘤、节细胞胶质瘤及各种室管膜瘤亚型在内的非弥漫生长的或非星形细胞胶质瘤一类的脑胶质瘤，即使有H3K27M突变也不能诊断为"H3K27M突变型弥漫性中线胶质瘤"。

8. 弥漫性中线胶质瘤的预后如何？相比胶质母细胞瘤，2 年总体生存率是好还是差？

虽然都是WHO Ⅳ级，但H3K27M突变型弥漫性中线胶质瘤的预后比胶质母细胞瘤差很多。已经报道的文献中，弥漫性中线胶质瘤依据中线部位的不同，中位生存期在8～13个月左右，2年生存率不超过10%。而胶质母细胞瘤在目前综合治疗下，2年生存率达到了30%～40%。

9. 手术在弥漫性中线胶质瘤治疗中的价值如何？如何选择手术切除还是活检术？

目前对弥漫性中线胶质瘤手术治疗评估的研究主要还是在DIPG为代表的弥漫性内生性脑桥胶质瘤上。尽管现在对脑中线结构的解剖认识不断加深，以及神经导航和术中监测技术的不断进步，但手术切除该类肿瘤仍存在高风险，且由于肿瘤的弥漫性浸润性生长导致做不到完全切除。来自德国、奥地利和瑞士合作的HIT-HGG数据库发表的论文"Diffuse high-grade gliomas with H3K27M mutations carry a dismal prognosis independent of tumor location"中，证实手术切除程度并不能带来好的生存获益。基于以上情况，目前对于考虑弥漫性中线胶质瘤的病人，推荐进行肿瘤组织活检手术。

10．弥漫性中线胶质瘤术后使用胶质母细胞瘤标准的 STUPP 放射治疗、化学治疗方案效果有限，还可以考虑使用哪些治疗手段？电场治疗在弥漫性中线胶质瘤中的应用前景如何？

尽管效果有限，放射治疗仍然是弥漫性中线胶质瘤的首选治疗。病人如不进行放射治疗，生存期不到5个月，如果进行放射治疗可以延长生存约3个月。放射治疗方案推荐为放射总剂量54Gy，分割为每次1.8Gy进行，共6周。而总量为39Gy，13～16个分割的放射治疗方案与前述方案总体效果相似，但是能显著减少医疗负担。

目前针对弥漫性中线胶质瘤尚无成熟的化学治疗方案。包括替莫唑胺以及EGFR小分子抑制剂在内的药物治疗都没有体现出明显的效果。在一项EGFR单克隆抗体尼妥珠单抗联合放射治疗治疗新诊断弥漫内生性脑桥胶质瘤（DIPG）的Ⅲ期临床试验中，平均PFS为5.8个月，平均OS为9.4个月。

鉴于免疫治疗在其他实体瘤中取得的成功，针对弥漫性中线胶质瘤的免疫治疗仍然是一个值得期望的方向。包括免疫检查点抑制剂PD1以及针对GD2、B7H3、Her2、EGFR806等靶点的CART治疗也在先后开展。

鉴于此，推荐此类病人参加临床试验，以寻找可能的有效治疗方法。肿瘤电场治疗（TTField）是一种新的治疗脑胶质瘤手段，电场联合替莫唑胺治疗新诊断的胶质母细胞瘤的Ⅲ期临床试验中，中位生存期达到了20.9个月，2年生存率达到了43%，5年生存率达到了13%。虽然目前尚无电场治疗在弥漫性中线胶质瘤治疗疗效的临床试验报道，但其应用前景是值得期待的。

王翔（四川大学华西医院）

第十三章
较低级别脑胶质瘤诊疗概述

第一节 诊疗规范专家解读

较低级别脑胶质瘤（lower grade glioma，LGG）是WHO Ⅱ级和WHO Ⅲ级脑胶质瘤的统称。在传统概念中，低级别脑胶质瘤（LGG）指WHO Ⅰ级和Ⅱ级脑胶质瘤，通常恶性程度较低，预后较好；而高级别脑胶质瘤（high grade glioma）指WHO Ⅲ和Ⅳ级脑胶质瘤，恶性程度较高，预后较差，治疗方案相似。然而，随着近期研究的深入，出现了较低级别脑胶质瘤的概念，原因是WHO Ⅱ～Ⅲ级脑胶质瘤在镜下的有丝分裂相上的差异十分模糊；同时，与Ⅳ级胶质母细胞瘤相比，这一类脑胶质瘤多数都具有IDH突变，揭示这一类脑胶质瘤具有相类似的分子遗传学背景和分子表型特征。对这部分脑胶质瘤进行联合预后分析后，发现临床预后结果与原有的病理级别的相关性并非十分紧密，相反，与其IDH突变和1p/19q缺失等分子表型直接相关。因此，更多的研究关注到这一部分恶性程度较胶质母细胞瘤低的一类肿瘤，结合其分子遗传学特征，进行重新的分类，并促进了2016年版《WHO中枢神经系统肿瘤分类》的更新。

1. 病理

较低级别脑胶质瘤是一类异质性肿瘤，主要有星形细胞来源和少突胶质细胞来源。一直以来，在显微镜下区分星形细胞瘤和少突胶质细胞瘤是十分困难的，因此出现了混合型脑胶质瘤的诊断。20世纪90年代，研究发现1p/19q联合缺失是少突胶质细胞瘤的重要特征，此后，1p/19q缺失的检测成为形态学和免疫组化之外的重要诊断依据之一。随着测序技术的进步，尤其是二代测序技术的进步，分子病理整合时代来临了。其中最早研究的就是异柠檬酸脱氢酶（IDH）突变，IDH突变发生在弥漫性脑胶质瘤形成的早期，发生在70%的较低级别脑胶质瘤，以及继发于它们的继发性胶质母细胞瘤中。尤为重要的是，不论在星形细胞瘤还是在少突胶质细胞瘤中，IDH突变的发生与组织级别并没有显著的相关性，同时，一旦发生突变，意味着病人具有较好的预后。IDH突变与1p/19q共缺失同时出现是诊断少突胶质细胞瘤的重要因素。通过IDH突变，1p/19q染色体检测，在分子检测时代基本排除了以前分类标准中混合来源的少突星形细胞瘤。

2015年，NEJM连续发表两个标志性的临床研究成果。一篇研究纳入1 087例弥漫型脑胶质瘤，应用IDH1/2突变、1p/19q联合缺失和TERT启动子突变三个分子标志物进行分类，将615例较低级别脑胶质瘤（WHO Ⅱ和Ⅲ级）分为与临床预后相关的5种不同亚型。另外一项研究分析了TCGA数据库中293例较低级别脑胶质瘤，应用IDH1/2突变、1p/19q联合缺失两种分子标志物将其分为与临床预后相关的3种不同亚型，分别为IDH突变伴1p/19q联合缺失、IDH突变不伴1p/19q联合缺失和IDH野生型，三者的中位生存期分别为8.0年、6.3年和1.7年。研究还发现IDH突变不伴有1p/19q联合缺失的病例多数为星形细胞来源，同时伴有TP53突变（94%）和ATRX突变（86%），而IDH突变伴1p/19q联合缺失者多数为少突胶质细胞来源，同时伴有CIC、PUBP1、Notch1和TERT启动子突变。

基于这些研究成果，WHO于2016年更新了脑胶质瘤的诊断标准，整合分子病理和组织病理学结果进行诊断，将脑胶质瘤分为6种亚型，每一种分型均伴有相应的分子特征。其中弥漫性星形细胞瘤（WHO Ⅱ级）和间变型星形细胞瘤（WHO Ⅲ级）具有IDH突变，但不伴有1p/19q联合缺失，常出现TP53、ATRX突变；少突胶质细胞瘤（WHO Ⅱ级）和间变少突胶质细胞瘤（WHO Ⅲ级）同时有IDH突变和1p/19q联合缺失，常伴有TERT突变。胶质母细胞瘤分为IDH突变型和IDH野生型。

不过，仍有近20%的较低级别脑胶质瘤缺乏IDH突变，多数为WHO Ⅲ级和星形细胞来源。这些肿瘤还出现了很多胶质母细胞瘤出现的分子改变，如7号染色体获得、10号染色体缺失、EGFR扩增、TERT启动子突变和CDKN2A和RB1缺失等。同时此部分脑胶质瘤的预后较同级别的脑胶质瘤更差，与IDH野生型的胶质母细胞瘤类似。基于此，cIMPACT NOW近期提出将IDH野生，并伴有EGFR扩增联合7号染色体获得/10号染色体缺失（+7/−10）或TERT启动子突变型的WHO Ⅱ级或Ⅲ级的弥漫性星形细胞瘤诊断为WHO Ⅳ级。其诊断名称为"弥漫性星形胶质瘤，IDH野生型，伴有胶质母细胞瘤分子特征，WHO Ⅳ级"。具有这一表型的WHO Ⅱ/Ⅲ级的弥漫性脑胶质瘤绝大多数都是WHO Ⅲ级的间变星形细胞瘤。

2. 影像学表现

CT和MRI仍是较低级别脑胶质瘤主要的影像学检查手段，额叶是最常见的发生部位，其中少突胶质细胞瘤的额叶发病率高于星形细胞瘤。此外，与IDH野生型肿瘤相比，IDH突变的脑胶质瘤更可能发生在额叶。由于微血管密度的差异导致相对脑血容量（rCBV）不同，MRI的灌注加权成像可有助于区分星形细胞瘤和少突胶质细胞瘤。少突胶质细胞瘤通常具有比星形细胞瘤更高的rCBV最大值。当rCBV最大值的截止值为3.0时，准确区分两者的特异性可高达87.5%。

少突胶质细胞瘤的钙化、强化、表观弥散系数（ADC）、rCBV等影像学特征与分级及预后密切相关。KHALID等研究发现无增强表现的病灶可能是Ⅱ级，而有任何增强改变的病灶更可能是Ⅲ级。此外，具有低ADC表现的少突胶质细胞瘤更倾向于高级别。水肿、出血和囊性变性也与较高级别的间变性病变相关。

与已知常见突变相关的成像和分子表征研究进展有助于肿瘤的影像学诊断与治疗反应预测。例如，IDH突变型肿瘤中具有代谢物2-羟基戊二酸（2HG），2HG与肿瘤分级相关，在肿瘤进展时浓度明显增加。利用磁共振波谱学对2HG定量分析可用于诊断IDH突变型肿瘤，此外，也可通过定量2HG评估对治疗的反应。

3. 预后

较低级别脑胶质瘤的预后相关因素包括组织学、肿瘤特征、病人年龄、体力状况和神经症状。PIGNATTI等对EORTC 22 844中322例病人的不良预后因素进行了分析，并在EORTC 22 845的288例病人队列中进行验证。不良预后因素包括肿瘤直径≥6cm、星形细胞来源、肿瘤跨中线、年龄大于40岁，以及神经功能受损。基于该风险评分系统，高风险组病人（具有3~5个危险因素）中位OS为3.7年，低风险病人（具有0~2个危险因素）中位OS为7.8年。简易精神状态检查（MMSE）异常的病人与正常病人相比，PFS和OS更差。

此外，分子标记物也是重要的预后因素。多项研究证实1p/19q共缺失的病人预后更好，研究发现1p/19q完整的低级别脑胶质瘤病人中位OS为9.1年，而1p/19q共缺失组的中位OS为13.0年。从对高级别脑胶质瘤的研究中发现，无论1p/19q状态如何，IDH突变型比IDH野生型具有更好的预后，且与治疗无关。这些分子的相互作用尚未完全阐明。MGMT启动子甲基化已被证实具有预后和预测价值。Wick等对IDH、1p/19q和MGMT状态的预后与预测价值进行了研究，发现在IDH突变病人中，MGMT甲基化的病人具有更好的预后（无论采用何种辅助治疗，PFS均增加），但不能预测对治疗的反应。然而，对于IDH野生型肿瘤，MGMT可预测对治疗的反应，但不能判断预后。接受化学治疗的MGMT甲基化病人PFS增加，与放射治疗组的PFS无显著差异。

前述NEMJ对1 087例脑胶质瘤分子病理学检测的研究中，运用多因素COX模型研究了传统因素和分子标记（包括TERT突变）对Ⅱ级和Ⅲ级脑胶质瘤预后的作用。与少突胶质细胞瘤相比，星形细胞瘤在单因素分析中具有更差的预后，但在多因素分析中没有差异。年龄与病理级别与生存相关，当控制上述变量时，分子分型与OS显著相关。具有1p/19q共缺失，IDH和TERT突变的"三阳性"病人具有最高的中位OS，其次是IDH和TERT联合突变、仅IDH突变和"三阴性"。仅TERT突变的病人中位OS最低，HR为11.74（$P < 0.05$）。然而，该组中的Ⅱ级脑胶质瘤很少，有85%被诊断为胶质母细胞瘤。Ⅱ级脑胶质瘤中仅TERT突变的比例为10%。

4. 观察

较低级别脑胶质瘤病人的最佳治疗时机仍存在争议，观察性研究显示这部分病人的自然病程具有显著的差异性，因此对于部分病人，观察仍然是选择之一。但仍有众多专家认为，积极手术仍是较低级别脑胶质瘤治疗的首选方案。但由于缺乏明确的证据支持包括手术切除，放射治疗在内的治疗可使较低级别脑胶质瘤病人有更好的预后，观察仍为一种治疗选择。然而，对于中位发病年龄在30~40岁的病人，所有病理类型和分子亚型的自然史均差于健康对照组，回顾性分析还显示切除范围与存活率相关。此外，最近的研究包括RTOG 9802提供了前瞻性证据，表明对高风险病人进行治疗干预可以提高生存率，然而何时开始治疗仍然需要高级别的证据支持。

5. 手术

准确的病理诊断需要更多组织标本来完成，针对位置较深、手术风险高或者病变弥散、不宜完成切除的较低级别脑胶质瘤可以采用立体定向活检等获得组织标本。脑胶质瘤术后24~72小时内需复查MRI以评估肿瘤切除程度。许多回顾性分析以及前瞻性试验表明，最大范围安全切除仍是最佳手术方案。JAKOLA等比较挪威采用不同治疗策略的两个临床中心数据，一个临床中心选择活检和观察等待，一个临床中心选择最大安全切除。对于Ⅱ级星形细胞瘤，观察等待组的中位OS为5.6年，而最大安全切除组的中位OS为9.7年。有回顾性研究将次全切（STR）与全切除（GTR）进行比较，发现更大范围的手术切除可改善OS，并降低向高级别转化的概率。对加州大学洛杉矶分校接受治疗的216名Ⅱ级脑胶质瘤病人进行分析，在MRI的FLAIR序列上测量术前和术后的肿瘤体积，切除率大于90%组的5年和8年OS分别为97%和91%；切除率小于90%组的5年和8年的OS分别为76%和60%。在校正年龄、KPS评分、肿瘤位置和肿瘤亚型等因素后，肿瘤切除率仍然可以预测OS。梅奥诊所对300余名病人的长期随访数据，同样支持完整切除能显著改善

OS。完整切除的肿瘤还和较好的癫痫控制有关。目前的多数回顾性研究认为，针对IDH突变的脑胶质瘤，沿着FLAIR像的肿瘤边界切除可以延长生存，IDH野生的WHO Ⅲ和WHO Ⅳ级脑胶质瘤，沿着T_1增强像的肿瘤边界切除可以延长生存，但继续沿着FLAIR像边界切除并未能额外地获益。

有研究表明，针对IDH突变伴1p/19q联合缺失的少突胶质细胞瘤，少量的肿瘤残留，并不会影响其预后，可能与少突胶质细胞瘤惰性生长有关，但是对于弥漫性星形细胞瘤（不论是否发生IDH突变）而言，少量残留也会影响预后。

全部切除肿瘤可提供更全面的病理信息，但必须注意手术的安全性，尤其是肿瘤邻近重要功能脑区时。可以采用多种术中辅助方式在减少手术并发症的前提下尽可能全部切除肿瘤。常用的有效方法有神经影像导航、术中磁共振、功能磁共振及DTI辅助、经颅磁刺激、清醒麻醉下皮质和皮质下电刺激等。

由于伦理的原因，没有有关较低级别脑胶质瘤肿瘤切除范围和生存之间关系的前瞻性随机对照研究结果。目前有关手术方面存在几点共识：第一，由于肿瘤的位置或侵及范围的原因不能实现全部切除时，相较立体定向活检，更推荐开放手术活检，这样可以提供更多的组织进行多种分子病理检测。第二，不论哪种亚型的脑胶质瘤，早期切除比晚期切除好。第三，近期的研究发现，较低级别脑胶质瘤中，完成80%～90%的切除程度可以获得更好的PFS和OS。此外，非功能区较低级别脑胶质瘤的超范围切除（suprotortle resection）仍需要进一步评估，可能在不同的分子亚型脑胶质瘤中有所不同。最后，较低级别脑胶质瘤复发后的手术原则与初次手术相同。

6. 放射治疗

对于WHO Ⅲ级的脑胶质瘤来说，已有研究证实术后放射治疗可以延长生存，生存时间与治疗开始时间密切相关。尽管这些研究中以胶质母细胞瘤为主，但是，目前仍推荐WHO Ⅲ级脑胶质瘤术后2～6周进行放射治疗。放射治疗剂量一般不采用与胶质母细胞瘤相同的60Gy/30Fx照射方案；不过对于IDH野生型的间变星形细胞瘤可以考虑60Gy/30Fx的照射方案，通常的剂量为59.4Gy/33Fx或57Gy/30Fx。对于Ⅲ级脑胶质瘤的放射治疗靶区仍存在争议，争议点主要是CTV是否需要包括瘤周的水肿区，Ⅱ期临床试验证实包含或不包含水肿区对肿瘤的控制及生存无明显差异。目前RTOG或EORTC靶区勾画原则均可使用，KPS评分高，神经功能较好且预后相对较好的病人更适合大靶区，反之适合小靶区。RTOG推荐GTV为高风险区域（瘤床、增强区域和FLAIR/T_2异常区域），CTV1包括瘤周水肿区域外2cm，接受46Gy照射后缩野局部推量，CTV2为GTV外扩2cm；EORTC的勾画不考虑瘤周水肿情况，CTV为GTV外扩2cm。

对于WHO Ⅱ级脑胶质瘤，术后放射治疗可以控制症状，延迟肿瘤复发和改善OS（与化学治疗联合）。关于最佳放射治疗时机（手术后立即放射治疗或者复发后再放射治疗），剂量和靶区范围等仍存在争议。EORTC 22845对WHO Ⅱ级脑胶质瘤的放射治疗时机进行了研究，将病人随机分为术后早期放射治疗与疾病进展后放射治疗两组，放射治疗剂量为54Gy。该研究发现，两组的中位生存期无差异，早期放射治疗组为7.4年，延迟放射治疗组为7.2年。但术后早期放射治疗可将无进展生存期延长至5.3年，而延迟放射治疗组的PFS为3.4年。早期放射治疗组的1年癫痫发作控制率更佳。对于2年无疾病进展的病人，虽然没有评估总生活质量，但在体力状况或认知状态方面两组没有明显差异。表明术后即刻放射治疗并不优于延迟放射治疗。正在进行的前瞻性临床试验EORTC1635（I-WOT）针对IDH突变伴1p/19q完整的较低级别脑胶质瘤，随机分为早期放射治疗和12周期TMZ辅助化学治疗后放射治疗两组进行比较，有望回答放射治疗时机这一问题。

RTOG 9802发现对于高风险病人，与单纯放射治疗相比，在放射治疗后加入6个周期的PCV化学治疗（丙卡苄肼，洛莫司汀，长春新碱）有明显的生存获益。高风险病人包括年龄≥40岁的弥漫性Ⅱ级脑胶质瘤且接受任何切除程度的病人，和40岁以下肿瘤次全切的成人。中位OS在RT加PCV组为13.3年，RT组为7.8年，有统计学意义。这项研究使得放射治疗联合PCV方案成为LGG高风险病人的治疗方案之一，也是首个Ⅱ级脑胶质瘤研究中OS有显著差异的研究。

对于WHO Ⅱ级脑胶质瘤的放射治疗推荐剂量为45~54Gy，每次1.8~2.0Gy。增加照射剂量并不能改善治疗效果。EORTC 22 844将病人随机分至45Gy组和59.4Gy组，结果显示两组OS无差异，但高剂量组病人的生活质量下降，包括乏力、精神萎靡和失眠。NCCTG 86-72-51纳入203例病人，随机接受50.4Gy或64.8Gy照射，未发现两组的PFS和OS存在差异，但64.8Gy组的毒性更高。且接受高剂量照射的病人复发部位多数仍位于原发部位。因此，建议根据术后T$_2$、FLAIR和T$_1$增强序列提示的肿瘤范围和术后残腔确定GTV，在GTV基础上外扩1cm（CODEL试验）或1~1.5cm（EORTC 22033-26033）为CTV。CTV勾画时需考虑天然屏障并进行适当修回，如骨、小脑幕、脑膜和跨中线结构（如胼胝体）等。术后MRI有助于确定残留的病灶和术后残腔，如果可能勾画靶区时应进行图像融合。

急性的毒性反应通常在放射治疗期间发生，与放射治疗所致血管扩张、血-脑屏障受损和水肿有关，主要有部分脱发、乏力、头痛、恶心、嗜睡和脑水肿引起的神经系统症状等，症状通常可逆，颅内高压症状可用皮质类固醇等缓解。晚期毒性反应通常是进行性且不可逆的，包括白质病变、放射性脑坏死和其他各种病变等。通常发生在放射治疗后几个月到几年的时间，不过在Ⅱ～Ⅲ级脑胶质瘤中发生的概率小于5%。脑胶质瘤放射治疗最严重的晚期毒性反应为放射性脑坏死，其发生率低但可能危及生命，其发生率与剂量相关，临床表现与肿瘤复发相似，如神经功能障碍恶化、症状加重、影像学出现不可逆强化灶等，发生率为3%～24%，在低级别脑胶质瘤中的发生率为1%～5%。NCCTG 86-72-51研究中，50.4Gy组中2年时发生Ⅲ级以上放射性坏死的比例为2.5%，而64.8Gy组为5%。QUANTEC发现将脑局部照射加量至72Gy会带来5%的放射性坏死风险。随着大多数病人接受包括MRI在内的先进成像技术进行随访，与既往的试验相比，无症状性的放射性坏死检出率增加。

急性副反应通常可以解决，但晚期副反应如神经认知功能下降、垂体功能减退和放射性脑坏死，可能导致严重的症状，并且在极少数情况下会导致死亡。尽管运用现代放射治疗技术给予45～60Gy的局部脑照射产生的认知功能下降程度仍有争议，但为了减轻放射治疗相关毒性在手术后延迟或避免放射治疗是合理的。多数回顾性研究报道认为脑部放射治疗可能导致认知功能下降，但是这些研究大都缺乏基线的认知评价资料，同时，肿瘤本身也可引起认知功能下降。总体上来说，前瞻性研究并没有发现在局部放射治疗后认知功能具有显著的下降。在NCCTG86-72-51研究中，20例Ⅱ级脑胶质瘤病人在放射治疗前进行了认知功能测定，5年后并没有显著的认知功能变化。还有研究表明，在Ⅱ级脑胶质瘤病人中，接受放射治疗的病人6个月后的认知功能没有显著变化，与未行放射治疗的病人没有显著的差异。这些结果与为了降低认知影响而进行的中等剂量放射治疗（45～54Gy）、常规分割放射治疗（1.8～2.0Gy）、新型局部放射治疗等前瞻性研究的结果一致。不过仍有一项前瞻性研究结果认为放射治疗会引起相关的认知下降。

质子治疗具有较好的物理学特性，其大多数剂量分布在靶区，而周围的正常组织分布较少，可进一步减少放射治疗毒性。鉴于Ⅱ～Ⅲ级脑胶质瘤的预后较好，越来越多的研究期望应用质子治疗来减少周围正常组织的剂量，进而减少晚期毒性反应。一项前瞻性研究中，20例接受54Gy/30Fx质子放射治疗的WHO Ⅱ级脑胶质瘤病人，中位5.1年的随访后未发现认知功能和生活质量评分的下降。基于此项研究及相关其他研究，目前正在开展以IDH野生型的WHO Ⅱ～Ⅲ级脑胶质瘤质子治疗后认知功能改变作为主要研究终点的临床研究（NGR-BN005，NCT03180502）。

7. 化学治疗

PCV（丙卡巴肼、洛莫司汀、长春新碱）和TMZ（替莫唑胺）化学治疗是较低级别脑胶质瘤首选的化学治疗方案，在少突胶质细胞瘤中其疗效更好。近期相关的临床研究如表13-1所示，尽管研究中有56%～79%的复发后交叉治疗，但所有的研究都表明在放射治疗的基础上增加化学治疗会提高生存。对于Ⅲ级脑胶质瘤，在1p19q联合缺失的间变少突胶质细胞瘤中应用PCV化学治疗可以获得最佳的生存获益，此外的三个与获益相关的分子标记是：IDH突变、CpG岛甲基化表型和MGMT启动子甲基化状态。EORTC 26951研究中，MGMT启动子甲基化是PCV获益的最佳预测因子，RTOG9402研究中，IDH突变状态为预测因素。NOA-04比较了在间变性脑胶质瘤中单纯放射治疗和PCV/TMZ化学治疗的疗效，提示仅用化学治疗没有显著获益。

对于WHO Ⅱ级脑胶质瘤的化学治疗仍存在争议，主要包括化学治疗的时机、化学治疗方案的选择和放射治疗、化学治疗次序等。EORTC 22033-26033是一项Ⅲ期随机临床试验，该研究纳入了477名高风险的病人（至少具有1个高风险因素，包括年龄≥40、星形细胞瘤、肿瘤直径≥5cm、肿瘤越中线或伴有神经系统症状）。比较了单纯放射治疗与TMZ剂量密集方案的疗效，结果显示两组的主要研究终点PFS没有显著差异。亚组分析显示，对于IDH突变型1p19q完整的病人，放射治疗组较替莫唑胺组PFS更长。替莫唑胺组的相关毒性更多，主要为血液学毒性，但未影响生活质量或危及生命。通过简易精神状态检查表进行随访，36个月时两组之间的认知功能没有差异。无论何种治疗方案，具有IDH突变、1p19q共缺失以及IDH野生型的病人PFS没有统计学差异。该研究证实了IDH野生型是脑胶质瘤的独立不良预后因子。STUPP等发现放射治疗和替莫唑胺的联合治疗在高级别脑胶质瘤中可改善OS，Ⅱ期临床试验RTOG 0424研究了STUPP方案应用于Ⅱ级脑胶质瘤的疗效，该试验纳入具有3种及以上高危因素（年龄≥40岁、星形细胞瘤、肿瘤跨中线、术前肿瘤直径≥6cm或术前神经功能状态评分＞1）的病人。治疗方案为放射治疗同期口服替莫唑胺和12个周期的序贯化学治疗。该研究的3年OS为73.1%，显著高于历史数据中采用单纯放射治疗的54%，且MGMT启动子甲基化是高风险组的重要预后因子。由于替莫唑胺或PCV联合放射治疗对低危组病人的生存有所改善需要更长时间的随访数据进行验证，在没有1级证据的情况下，Ⅱ级脑胶质瘤的最佳治疗方案包括是否行辅助放射治疗与化学治疗需经过多学科讨论。

综上研究结果认为，较低级别脑胶质瘤术后放射治疗、化学治疗联合较单一放射治疗或化学治疗均有显著的生存获益。初始治疗只应用化学治疗可以延迟放射治疗导致的认知功能下降，但却有可能影响生存获益。鉴于IDH野生型的较低级别脑胶质瘤具有与胶质母细胞瘤类似的分子特征，首选治疗方案是放射治疗、化学治疗联合。

表13-1 WHO Ⅱ级～Ⅲ级脑胶质瘤化学治疗相关临床研究

项目标号	研究对象	研究方案	总例数	中位OS	HR
EORTC 26951	间变少突胶质细胞瘤	RT/PCV vs. RT	368	3.5 vs. 2.5	0.75 [0.60, 0.95]
RTOG 9402	间变少突胶质细胞瘤	RT/PCV-i vs. RT	291	4.6 vs. 4.7	0.79 [0.60, 1.04]
RTOG 9802	低级别脑胶质瘤	RT/PCV vs. RT	251	13.3 vs. 7.8	0.59 [0.42, 0.83]
EORTC 26882	间变星形细胞瘤	RT/carmustine + DBD vs. RT	193	2.3 vs. 2.0	0.77 [0.56, 1.06]
EORTC 26053-22054	间变胶质瘤（1p/19q 未全缺失）	RT/TMZ vs. RT	745	NR vs. 3.4	0.65*[0.45, 0.93]
NOA-04	间变胶质瘤	TMZ or PCV vs. RT	318	6.9 vs. 6.0	1.11 [0.8, 1.55]
EORTC 22033-26033	低级别脑胶质瘤	RT vs. TMZ	447	3.3 vs. 3.8 (PFS)	1.16 [0.9, 1.5]
RTOG 9813	间变星形胶质瘤	RT/TMZ vs. RT/CCNU或BCNU	197	3.9 vs. 3.8	0.94 [0.67, 1.32]

TMZ和基于烷化剂的化学治疗方案仍存在争议。PCV在较低级别脑胶质瘤中已经显示了很好的疗效，CATNON研究发现在1p/19q未联合缺失的WHO Ⅲ级脑胶质瘤中PCV有显著的获益。RTOG9813对比间变星形细胞瘤放射治疗后应用TMZ和CCNU/BCNU的疗效，发现两组之间并没有显著的差异，不过应用烷化剂组有更多病人因为血液毒性未完成化学治疗。NOA-04研究中，TMZ显示出较PCV更好的耐受性。此外还有很多回顾性的研究显示在1p/19q联合缺失的病人中，PCV较TMZ有更好的生存获益。基于以上结果，部分专家建议在1p/19q联合缺失的病人中应用PCV联合放射治疗，而在1p/19q未联合缺失的病人中应用TMZ。正在进行的CODEL研究（NCT00887146）将比较1p/19q联合缺失的Ⅱ～Ⅲ级脑胶质瘤分别应用PCV和TMZ辅助放射治疗的疗效，期待能解决这一问题。

8. 靶向抗血管治疗

贝伐珠单抗早期被应用于复发的胶质母细胞瘤，有研究表明在复发的Ⅲ级脑胶质瘤中也可以获得与胶质母细胞瘤一致的结果，影像学的客观缓解率达到40%～70%，中位生存时间为9～15个月。在原发性胶质母细胞瘤中，贝伐珠单抗并未延长总生存。TAVAREC研究针对1p/19q完整的较低级别脑胶质瘤复发后具有增强病灶的病人，应用贝伐珠单抗加TMZ对比单用TMZ，发现并没有OS和PFS获益。因此，贝伐珠单抗在较低级别脑胶质瘤复发后的应用局限于缓解肿瘤进展后的血管源性水肿。

9. 靶向 IDH 的治疗

尽管IDH突变预示着较好的预后和对治疗较高的敏感性，但是IDH蛋白仍被认为是极具潜力的治疗靶点。IDH1和IDH2突变独立发生，野生型IDH催化异柠檬酸生产α-酮戊二酸（α-KG），而突变型IDH具有新的酶功能，催化α-KG转化为2-HG，二者结构相似。IDH突变与肿瘤发生、细胞生存和增殖有关。IDH1主要存在于过氧化物酶体和胞质溶胶中，IDH2和IDH3位于线粒体内。IDH突变使肿瘤细胞获得新功能，可将α-KG向2-HG转化，而2-HG通过DNA甲基化和VEGFR的激活等几种途径来增加肿瘤增殖和转移活性。2-HG可通过影响DNA甲基化、组蛋白甲基化修饰、细胞能量代谢等机制抑制肿瘤细胞分化，影响脑胶质瘤的发生、发展。

最近的研究表明2-HG在白血病和脑胶质瘤中具有抗肿瘤活性，这一活性是通过抑制肥胖基因相关蛋白FTO的酶活性而实现的。抑制IDH突变和FTO抑制剂在IDH突变的肿瘤中有效。不过目前为止还没有FTO的抑制剂，不过，在IDH突变的急性髓细胞白血病（AML）中，已经证明IDH突变抑制剂AG-120安全有效。不过对于IDH抑制剂在脑胶质瘤中的潜在益处仍存在一些争议，有人担心一旦IDH突变肿瘤发生表观遗传改变，抑制突变IDH可能失效。不过在针对66例脑胶质瘤的 I 期临床试验中发现，AG120（ivosidenib）对复发的高级别肿瘤没有显著的疗效，但是可以控制没有增强的低级别脑胶质瘤的进一步生长。其他的IDH突变抑制剂还包括AG-881（vorasidenib）、BAY 1436032和IDH305。AG881是IDH1和IDH2的双重抑制剂，可完全渗透血–脑屏障，联合AG-120后可以延缓影像学无增强的低级别脑胶质瘤生长。

已有临床试验研究PARP抑制剂BGB-290联合TMZ治疗复发的IDH突变脑胶质瘤。由于IDH突变的细胞可利用谷氨酰胺分解的α-KG产生2-HG。因此，使用谷氨酰胺酶抑制剂也是一种潜在的途径来抑制IDH突变型的α-KG。已有研究发现，小分子谷氨酰胺酶抑制剂BPTES可抑制IDH1突变型胶质母细胞瘤细胞的生长。这种对IDH1突变型胶质母细胞瘤细胞生长的抑制与谷氨酰胺酶的抑制以及较低水平的谷氨酸、α-KG水平相关。此外，还有烟酰胺磷酸核糖基转移酶（NAMPT）抑制剂等药物可能在临床有效。

新表位特异性疫苗在脑胶质瘤中很受关注。刚刚结束的NOA-16研究是首次多中心 I 期人体试验，靶向此表位的肽疫苗达到主要研究终点。但疫苗治疗仍需要进一步的临床研究。

10. 电场治疗

是新兴的针对高级别脑胶质瘤的治疗方法，在胶质母细胞瘤的治疗中取得了良好的治疗效果。鉴于目前间变胶质瘤参考胶质母细胞瘤的治疗方案，在WHO Ⅲ级的脑胶质瘤中亦可以使用电场治疗（具体治疗方案参见相关章节）。

11. 复发

尽管较低级别脑胶质瘤标准治疗后预后较胶质母细胞瘤好，自然病程较长，但大多数病人会在病程中的某个时间复发。复发可因出现进展性症状而被发现，也可能在影像学随访时被检出。治疗方案取决于病人的功能状态和之前曾接受的治疗。通常情况下，手术、放射治疗（包括再程放射治疗）和化学治疗仍然可行。

复发病灶多为更具侵袭性、更高级别的病变，预后较差。对于能手术的病人，通常建议先组织活检后行最大安全切除。对于未接受过放射治疗的病人，建议行放射治疗联合辅助化学治疗。关于再程放射治疗，由于缺乏相应的随机对照研究，再程放射治疗需考虑与初次放射治疗的间隔时间、初次放射治疗的剂量、复发病灶的部位及体积等。对于较小的靶区，可考虑SRS或SRT。病灶体积较大的可行常规分割放射治疗，已有研究表示35Gy/10Fx的照射方案在高级别病变中是有效和可耐受的，间变性脑胶质瘤复发再程放射治疗后的中位生存时间为12个月，也可应用于较低级别脑胶质瘤。

复发脑胶质瘤病人目前尚无公认有效的化学治疗或靶向治疗方案。可用方案包括TMZ密集方案、放射治疗联合TMZ、放射治疗联合贝伐单抗、伊利替康联合贝伐单抗、TMZ联合贝伐单抗等。

12. 总结

基于IDH突变在较低级别脑胶质瘤具有关键作用的新发现，重新定义了这一群肿瘤的分级和分型。随着比形态学变化更为准确的分子标志物的发现，分子分型将进一步地深入发展。同时基于MRS检测2-HG技术的提升，我们可能将获得一种评价肿瘤活性的新方法，未来对脑胶质瘤的诊断和治疗也将发生翻天覆地的变化。

治疗方面，仍推荐基于FLAIR序列的最大程度手术安全切除、辅助烷化剂化学治疗及局部放射治疗。靶向IDH突变及其相关代谢产物的新型治疗方式有望改变这一类肿瘤的预后。

王樑（中国人民解放军空军军医大学唐都医院）

汪洋（复旦大学附属华山医院）

参考文献

[1] LOUIS D N, PERRY A, REIFENBERGER G, et al. The 2016 World Health Organization classification of tumors of the central nervous system: a summary [J]. Acta Neuropathol, 2016, 131(6): 803-820.

[2] LOUIS D N, OHGAKI H, WIESTLER O D, et al. The 2007 WHO classification of tumours of the central nervous system [J]. Acta Neuropathol, 2007, 114(2): 97-109.

[3] OLAR A, WANI K M, ALFARO-MUNOZ K D, et al. IDH mutation status and role of WHO grade and mitotic index in overall survival in grade II-III diffuse gliomas [J]. Acta Neuropathol, 2015, 129(4): 585-596.

[4] REUSS D E, MAMATJAN Y, SCHRIMPF D, et al. IDH mutant diffuse and anaplastic astrocytomas have similar age at presentation and little difference in survival: grading problem for WHO [J]. Acta Neuropathol, 2015, 129(6): 867-873.

[5] SAHM F, REUSS D, KOELSCHE C, et al. Farewell to oligoastrocytoma: in situ molecular genetics favor classification as either oligodendroglioma or astrocytoma [J]. Acta Neuropathol, 2014, 128(4): 551-559.

[6] PARSONS D W, JONE S, ZHANG X, et al. An integrated genomic analysis of human glioblastoma multiforme [J]. Science, 2008, 321(5897): 1807-1812.

[7] YAN H, PARSONS D W, JIN G, et al. IDH1 and IDH2 mutations in gliomas [J]. N Engl J Med, 2009, 360(8): 765-773.

[8] ECKEL-PASSOW J E, LACHANCE D H, MOLINARO A M, et al. Glioma groups based on 1p/19q, IDH, and TERT promoter mutations in tumors [J]. N Engl J Med, 2015, 372(26): 2499-2508.

[9] BRAT D J, VERHAAK R G, ALDAPE K D, et al; Cancer Genome Atlas Research Network. Comprehensive, integrative genomic analysis of diffuse lowergrade gliomas [J]. N Engl J Med, 2015, 372(26): 2481-2498.

[10] BETTEGOWDA C, AGRAWAL N, JIAO Y, et al. Mutations in CIC and FUBP1 contribute to human oligodendroglioma [J]. Science, 2011, 333(6048): 1453-1455.

[11] SUZUKI H, AOKI K, CHIBA K, et al. Mutational landscape and clonal architecture in grade II and III gliomas [J]. Nat Genet, 2015, 47(5): 458-468.

[12] CECCARELLI M, BARTHEL F P, MALTA T M, et al. TCGA Research Network. Molecular profiling reveals biologically discrete subsets and pathways of progression in diffuse glioma [J]. Cell, 2016, 164(3): 550-563.

[13] SHIRAHATA M, ONO T, STICHEL D, et al. Novel, improved grading system(s) for IDH-mutant astrocytic gliomas [J]. Acta Neuropathol, 2018, 136(1): 153-166.

[14] CHEN H, JUDKINS J, THOMAS C, et al. Mutant IDH1 and seizures in patients with glioma [J]. Neurology, 2017, 88(19): 1805-1813.

[15] CHANG S M, PARNEY I F, HUANG W, et al; Glioma Outcomes Project Investigators. Patterns of care for adults with newly diagnosed malignant glioma [J]. JAMA, 2005, 293(5): 557-564.

[16] DANG L, WHITE D W, GROSS S, et al. Cancer-associated IDH1 mutations produce 2-hydroxyglutarate [J]. Nature, 2009, 462(7274): 739-744.

[17] ANDRONESI O C, KIM G S, GERSTNER E, et al. Detection of 2-hydroxyglutarate in IDH-mutated glioma patients by in vivo spectral-editing and 2D correlation magnetic resonance spectroscopy [J]. Sci Transl Med, 2012, 4(116): 4.

[18] CHOI C, GANJI S K, DEBERARDINIS R J, et al. 2-hydroxyglutarate detection by magnetic resonance spectroscopy in IDH-mutated patients with gliomas [J]. Nat Med, 2012, 18(4): 624-629.

[19] SOFFETTI R, BAUMERT B G, BELLO L, et al; European Federation of Neurological Societies. Guidelines on management of low-grade gliomas: report of an EFNS-EANO Task Force [J]. Eur J Neurol, 2010, 17(9): 1124-1133.

[20] VOGELBAUM M A, JOST S, AGHI M K, et al. Application of novel response/progression measures for surgically delivered therapies for gliomas: Response Assessment in Neuro-Oncology (RANO) working group [J]. Neurosurgery, 2012, 70(1): 234-243.

[21] HERVEY-JUMPER S L, LI J, LAU D, et al. Awake craniotomy to maximize glioma resection: methods and technical nuances over a 27-year period [J]. J Neurosurg, 2015, 123(2): 325-339.

[22] SANAI N, MIRZADEH Z, BERGER M S. Functional outcome after language mapping for glioma resection [J]. N Engl J Med, 2008, 358(1): 18-27.

[23] MOHAMMADI A M, SULLIVAN T B, BARNETT G H, et al. Use of high-field intraoperative magnetic resonance imaging to enhance the extent of resection of enhancing and nonenhancing gliomas [J]. Neurosurgery, 2014, 74(4): 339-348; discussion 349; quiz 349.

[24] SMITH J S, CHANG E F, LAMBORN K R, et al. Role of extent of resection in the long-term outcome of low-grade hemispheric gliomas [J]. J Clin Oncol, 2008, 26(8): 1338-1345.

[25] GRABOWSKI M M, RECINOS P F, NOWACKI A S, et al. Residual tumor volume versus extent of resection: predictors of survival after surgery for glioblastoma [J]. J Neurosurg, 2014, 121(5): 1115-1123.

[26] WIJNENGA M M J, FRENCH P J, DUBBINK H J, et al. The impact of surgery in molecularly defined low-grade glioma: an integrated clinical, radiological, and molecular analysis [J]. Neuro Oncol, 2018, 20(1): 103-112.

[27] BUCKNER J., GIANNINI C, ECKEL-PASSOW J, et al. Management of diffuse low-grade gliomas in adults - use of molecular diagnostics [J]. Nat Rev Neurol, 2017, 13(6): 340-351.

[28] JAKOLA A S, MYRMEL K S, KLOSTER R, et al. Comparison of a strategy favoring early surgical resection vs. a strategy favoring watchful waiting in low-grade gliomas [J]. JAMA, 2012, 308(18): 1881-1888.

[29] YORDANOVA Y N, MORITZ-GASSER S, DUFFAU H. Awake surgery for WHO Grade II gliomas within "noneloquent" areas in the left dominant hemisphere: toward a "supratotal" resection. Clinical article [J]. J Neurosurg, 2011, 115(2): 232-239.

[30] BUCKNER J C, SHAW E G, PUGH S L, et al. Radiation plus procarbazine, CCNU, and vincristine in low-grade glioma [J]. N Engl J Med, 2016, 374(14): 1344-1355.

[31] VAN DEN BENT M J, AFRA D, DE WITTE O, et al. EORTC Radiotherapy and Brain Tumor Groups and the UK Medical Research Council. Long-term efficacy of early versus delayed radiotherapy for low-grade astrocytoma and oligodendroglioma in adults: the EORTC 22845 randomised trial [J]. Lancet, 2005, 366(9490): 985-990.

[32] KARIM A B, MAAT B, HATLEVOLL R, et al. A randomized trial on doseresponse in radiation therapy of low-grade cerebral glioma: European Organization for Research and Treatment of Cancer (EORTC) study 22844 [J]. Int J Radiat Oncol Biol Phys, 1996, 36(3): 549-556.

[33] SHAW E, ARUSELL R, SCHEITHAUER B, et al. Prospective randomized trial of low-versus high-dose radiation therapy in adults with supratentorial low-grade glioma: initial report of a North Central Cancer Treatment Group/Radiation Therapy Oncology Group/Eastern Cooperative Oncology Group study [J]. J Clin Oncol, 2002, 20(9): 2267-2276.

[34] LAACK N N, BROWN P D, IVNIK R J, et al. North Central Cancer Treatment Group. Cognitive function after radiotherapy for supratentorial lowgrade glioma: a North Central Cancer Treatment Group prospective study [J]. Int J Radiat Oncol Biol Phys, 2005, 63(4): 1175-1183.

[35] DOUW L, KLEIN M, FAGEL S S, et al. Cognitive and radiological effects of radiotherapy in patients with low-grade glioma: long-term follow-up [J]. Lancet Neurol, 2009, 8(9): 810-818.

[36] SHIH H A, SHERMAN J C, NACHTIGALL L B, et al. Proton therapy for low-grade gliomas: results from a prospective trial [J]. Cancer, 2015, 121(10): 1712-1719.

[37] CAIRNCROSS G, MACDONALD D, LUDWIN S, et al. Chemotherapy for anaplastic oligodendroglioma. National Cancer Institute of Canada Clinical Trials Group [J]. J Clin Oncol, 1994, 12(10): 2013-2021.

[38] YUNG W K, PRADOS M D, YAYA-TUR R, et al. Multicenter phase II trial of temozolomide in patients with anaplastic astrocytoma or anaplastic oligoastrocytoma at first relapse. Temodal brain tumor group [J]. J Clin Oncol, 1999, 17(9): 2762-2771.

[39] VAN DEN BENT M J, TAPHOORN M J. , BRANDES A A. , et al; European Organization for Research and Treatment of Cancer Brain Tumor Group. Phase II study of first-line chemotherapy with temozolomide in recurrent oligodendroglial tumors: the European Organization for Research and Treatment of Cancer Brain Tumor Group Study 26971 [J]. J Clin Oncol, 2003, 21(13): 2525-2528.

[40] TAAL W, DUBBINK H J, ZONNENBERG C B, et al. Dutch Society for Neuro-Oncology. First-line temozolomide chemotherapy in progressive lowgrade astrocytomas after radiotherapy: molecular characteristics in relation to response [J]. Neuro Oncol, 2011, 13(2): 235-241.

[41] CAIRNCROSS G, WANG M, SHAW E, et al. Phase III trial of chemoradiotherapy for anaplastic oligodendroglioma: long-term results of RTOG 9402 [J]. J Clin Oncol, 2013, 31(3): 337-343.

[42] VAN DEN BENT M J, BRANDES A A, TAPHOORN M J, et al. Adjuvant procarbazine, lomustine, and vincristine chemotherapy in newly diagnosed anaplastic oligodendroglioma: long-term follow-up of EORTC brain tumor group study 26951 [J]. J Clin Oncol, 2013, 31(3): 344-350.

第二节　诊疗规范实践中的常见问题

1. 何为较低级别脑胶质瘤，与传统低级别脑胶质瘤有何区别？

在较低级别脑胶质瘤这一名词出现之前，低级别脑胶质瘤主要指的是传统分类中的WHO Ⅰ、Ⅱ级脑胶质瘤。然而，由于诸如IDH1/IDH2、1p/19q共缺失等重要分子靶标的发现提供了更为准确的肿瘤预后预测，2016年版《WHO中枢神经系统肿瘤分类》基于此进行了大篇幅的修改。修改后，分子表型被更多地用于肿瘤分类。例如，少突胶质瘤现在被定义为同时具有IDH突变和1p/19q联合缺失的脑胶质瘤，具有较好的预后。弥漫性星形细胞瘤则被分为两型：IDH突变型（经常含有ATRX缺失和TP53突变）具有中等的预后，IDH野生型具有较差的预后。虽然传统的WHO Ⅰ～Ⅳ级分类系统依然在临床中应用，但已有许多临床试验采用分子分型对脑胶质瘤进行分类，且研究结果证实较传统分级有更准确的预后预测。例如，IDH突变型伴1p/19q共缺失的肿瘤，即使是WHO Ⅲ级，在RTOG 9402临床试验中接受放射治疗和化学治疗也可获得中位14.7年的总生存期。因此，基于Cancer Genome Atlas Project的分类，"较低级别脑胶质瘤"的概念现在经常用于WHO Ⅱ级和Ⅲ级脑胶质瘤，并且已经有数个正在进行的RCT采用这一概念。同时，诸多研究正在深入探讨更细化的分子分型，例如，IDH野生型的低级别脑胶质瘤中并非全部表现出类似胶质母细胞瘤的侵袭性临床行为，因此更细化的分子标记可以发现真正意义上的"分子学胶质母细胞瘤"。因此，cIMPACT NOW近期推荐将WHO Ⅱ级和Ⅲ级IDH野生型弥漫性星形细胞瘤中具有EGFR扩增、全7号染色体扩增伴10号染色体缺失或TERT启动子突变者分类为"弥漫性星形细胞瘤，IDH野生型，具有胶质母细胞瘤分子特征，WHO Ⅳ级"。基于对较低级别脑胶质瘤生物学行为认知中的重要变化，临床医师需对低级别脑胶质瘤的治疗方案进行重新思考。

2. 较低级别脑胶质瘤的手术治疗原则是什么？

较低级别脑胶质瘤的手术治疗原则已经在修订版本的2016年WHO CNS肿瘤分类中描述。针对较低级别脑胶质瘤的首次手术主要涉及两个问题：①病变到底是什么？ ②切除多大范围可让病人获益。针对这两个问题而涉及的治疗目标则是：①病变的准确WHO分型；②达到可获得最大生存获益的切除阈值。值得注意的是，这个最适的切除阈值针对不同的脑胶质瘤亚型而不同，因此，最佳的手术切除范围取决于病变的WHO分型诊断。同时，最佳的手术治疗也需要达到两个目的，即诊断性和治疗性的切除，并将手术带来的神经功能缺失最小化。

3. 如何面对术前和术中对较低级别脑胶质瘤诊断的不确定性？

在临床中需要认识到手术前病人疾病诊断的不确定性：病人的MRI检查可能提示较低级别脑胶质瘤，但没有病理学的最终确认。MRI对肿瘤WHO分型的预测在过去曾十分不精确，现代影像组学的进展使得术前影像学诊断的准确率大幅度提高，其中包括充分的对FLAIR像分析进行诊断。某些情况下，手术的安全评估需要采用两阶段的方式。现代脑胶质瘤诊断需要组织学诊断和分子学诊断，而后者在术中并不常规进行。在特定情况下，若诊断的不确定性和其后续手术带来生存获益的预期在治疗考量权重中大于手术切除带来的风险，则此类病例应采取两段手术，先进行活检或有限的减压，待获得准确诊断后再决定是否二期扩大切除。

4. 分子病理和传统病理诊断在取样偏倚现象方面是否会有所不同？

2016年版《WHO中枢神经系统肿瘤分类》修订版本出现以前，脑胶质瘤的诊断常需要面对"取样偏倚"的问题。病理医师仅能根据肿瘤的一小部分组织进行诊断，而无法获得肿瘤细胞组织学的完整信息。同时，若针对这一问题详尽研究，会发现不同病理医师间的诊断重复性非常差，而针对较低级别脑胶质瘤尤为如此。这一问题将肿瘤切除范围和肿瘤分型的诊断连接起来互相影响，从而总体上进一步支持肿瘤尽可能更多地切除（同时也就带来更准确的诊断）。而在当代，脑胶质瘤的分子诊断被证明更具重复性，有着更少的观察者间差异。

不论是否进行活检，脑胶质瘤的首次手术治疗都需要着重于妥善平衡不同手术策略间的细微差别，即是否仅切除肿瘤增强部分，还是进一步将非增强部分纳入切除范围。分子分型则可在该方面帮助手术的决策。基于过去的技术，回顾性研究经常需要面对在同一队列中混入异质性病例而影响研究结果的问题。而现在，由于分子分型有着不受活检组织大小影响的优点，该分型方法可使手术方案独立于WHO分级诊断，从而在回顾性研究中更好地评估手术治疗的结果。

5. 较低级别脑胶质瘤是否切除范围越大远期获益越大？

基于已有的证据，针对IDH野生型胶质母细胞瘤的最佳手术方案是增强范围全切。针对IDH野生型较低级别脑胶质瘤，则由于进一步分子分型的不同而有所差异。具有BRAF改变的较低级别脑胶质瘤可能在手术扩大切除中进一步获益，而H3.3突变的中线弥漫性脑胶质瘤和TERT启动子突变"前胶质母细胞瘤"则较少在扩大切除中获益。在IDH突变型较低级别脑胶质瘤中主要有两个亚型，一类是更为常见的IDH突变型星形细胞瘤，主要包含TP53和ATRX突变，另一类为IDH突变型少突细胞瘤，同时伴有1p/19q共缺失、TERT启动子突变并经常有CIC/FUBP1突变。在2016年以前，低级别脑胶质瘤的扩大切除与生存获益相关。而近期的4项独立研究均表明，扩大切除对于IDH突变型星形细胞瘤可获得显著生存获益，然而对于IDH突变型星形细胞瘤中的特定含有三级进展性突变（如CDKN2A缺失或MET扩增）标记的亚型，扩大切除是否可使其获益仍需进一步研究。

相反，在众多回顾性研究中尚未能找到明确支持扩大切除对IDH突变型少突细胞瘤的生存获益。然而，这可能并非由于这类肿瘤无法在扩大切除中获益，而是由于其较好的预后，需要更长的随访来发现生存期的差异。对IDH突变型少突细胞瘤进行化学治疗带来的生存获益也是经过更长的随访而确认。针对老年病人，该型肿瘤的较长病程可能超过其预期寿命，因而消除了扩大切除的必要性。

6. 在分子诊断时代，放射治疗在较低级别脑胶质瘤辅助治疗中的权重如何？

放射治疗依然是分子诊断时代WHO Ⅱ级和Ⅲ级脑胶质瘤的常规治疗手段。虽然有观点认为放射治疗会带来后续的并发症，但不进行放射治疗则常带来差于标准水平的治疗结果。EORTC（European Organisation for Research and Treatment of Cancer）22033-26033的结果表明替莫唑胺单药辅助治疗在WHO Ⅱ级脑胶质瘤治疗中并未获得较单独放射治疗更好的结果，前者PFS为39个月，后者PFS为46个月。而高风险病人（年龄超过40岁或次全切）接受辅助同步放射治疗、化学治疗则可获得中位PFS 10.4年（RTOG 9802）。针对分子分型方面，暂时还没有前瞻性研究确定针对不同亚型的最佳放射治疗、化学治疗方案。EORTC 22033-26033的结果显示IDH突变型1p/19q非联合缺失肿瘤经过TMZ单药同步放射治疗可获得更长的PFS。

7. 较低级别脑胶质瘤放射治疗时机的选择是否有变化？

较低级别脑胶质瘤的放射治疗时机尚存争议。EORTC 22845曾在WHO Ⅱ级脑胶质瘤病人中对比了术后立即放射治疗和疾病进展时进行挽救性放射治疗的结果。虽然辅助放射治疗有着更好的PFS（5.3年 vs. 3.4年）和更低的1年癫痫率（25% vs. 41%），但总生存率未见明显差异（7.4年 vs. 7.2年）。RTOG（radiation therapy oncology group）则采用了针对性的治疗方案，针对低风险WHO Ⅱ级脑胶质瘤（年龄小于40岁，肿瘤全切），术后未行放射治疗并未导致更短的总生存期。这项研究的另外一个发现便是手术医师认定的肿瘤全切并不准确，因此许多医师仅会对小于40岁、磁共振检查证实无残余肿瘤的病人采取术后随访观察的方案。分子分型对于放射治疗时机选择的作用尚不清楚，但鉴于IDH野生型WHO Ⅱ级脑胶质瘤的不良预后，推荐术后立即进行辅助放射治疗。NOA-04研究探讨了WHO Ⅲ级脑胶质瘤的放射治疗时机，病人随机分组至术后接受放射治疗，PCV和TMZ组。在疾病进展时，放射治疗组接受TMZ或PCV，化学治疗组接受放射治疗。随访结果表明各组间治疗失败率、PFS和OS无明显区别。然而，亚组分析发现，IDH突变1p/19q共缺失和IDH突变1p/19q非共缺失病人的中位OS分别为9.8年和4.5年。与此相比，RTOG9402研究采用术后放射治疗后立即PCV化学治疗，结果显示IDH突变1p/19q共缺失和IDH突变1p/19q非共缺失病人的中位OS分别为14.7年和5.5年。这一结果表明NOA-04研究中单独化学治疗的方案治疗结果不如RTOG 9402研究中的序贯放射治疗、化学治疗。由于NOA-04和EORTC 22033-26033研究均未有术后同步放射治疗、化学治疗与TMZ单药化学治疗加挽救性放射治疗的对照数据，针对IDH突变1p/19q共缺失的肿瘤，术后先采用TMZ单药化学治疗也是一种合理的方案。为了进一步明确放射治疗、化学治疗的最佳时机，EORTC针对WHO Ⅱ级或Ⅲ级IDH突变而无1p/19q共缺失的脑胶质瘤开展了3期RCT，其疗效尚待进一步观察确定。

8. 分子分型时代，对于较低级别脑胶质瘤，放射治疗的最佳剂量是否有变化？

在分子分型时代前，有两个前瞻性RCT针对WHO Ⅱ级脑胶质瘤最佳放射治疗剂量进行了研究，并发现从45Gy增加至59.4Gy或从50.4Gy增加至64.8Gy并未得到更好的治疗结果。因此，推荐的剂量为从45~54Gy，分割剂量为1.8~2Gy。两项研究则分别用了50Gy（CODEL）和54Gy（NRGBN00539），分割剂量1.8Gy。目标靶区为包含术后瘤腔、剩余T_2/FLAIR高信号及周围1cm区域。WHO Ⅲ级脑胶质瘤的放射治疗剂量无前瞻性研究，常用计量为59.4Gy，分割剂量1.8Gy，覆盖周围1~2cm区域。有的研究为单靶区（CATNON），而有的研究则采用低/高剂量靶区（CODEL）。由于IDH突变型WHO Ⅱ级脑胶质瘤和IDH突变型WHO Ⅲ级脑胶质瘤有着相似的预后，NRGBN005研究将WHO Ⅱ级和WHO Ⅲ级IDH突变型胶质瘤纳入为一组，给予光子或质子放射治疗（54Gy，30分次），靶区参照先前的WHO Ⅱ级脑胶质瘤研究。IDH野生型较低级别脑胶质瘤的放射治疗剂量和靶区尚未有研究，但鉴于其侵袭性行为，有学者建议采用与经典间变型胶质瘤或胶质母细胞瘤相同的放射治疗方案。

9. 新的分子分型后，较低级别脑胶质瘤放射治疗晚期并发症是否有变化？

由于分子分型可以发现具有潜在长生存期的病人，针对这部分病人而言，放射治疗的晚期并发症是值得重点关注的。具体而言，放射治疗可能影响神经认知功能和生活，虽然针对这一内容的文献数据并不清晰。认为放射治疗并不会带来负面影响的研究为EORTC 22033-26033，其结果认为与TMZ单药治疗相比，术后放射治疗不会影响病人神经认知功能和生活。另两项前瞻性研究表明在放射治疗后3~4年的时间段内，病人的神经认知功能并不会受到放射治疗的影响。相反，EORTC 22844的研究结果则表明相比常规剂量放射治疗，高剂量放射治疗可在

7~15个月的期间内影响病人闲余时间的情感功能。其他研究则表明放射治疗可负面影响病人记忆和注意力。GONDI等人针对良性或低级别脑瘤病人接受放射治疗的结果进行了研究，发现双侧海马区接受超过7.3Gy放射的病人中40%会在进行列表学习延迟回忆时表现出记忆力的长期损害。鉴于这些担忧，许多研究正在探讨质子放射治疗在减缓放射治疗导致的认知损害中的作用，因为质子放射治疗可降低正常脑组织和结构接受放射治疗的剂量。有趣的是，EORTC 22033-26033结果的二次数据分析表明，病人脑部接受50.4Gy或大于30Gy剂量的放射治疗与2年时间内健康相关生活质量改变并无关联，而肿瘤进展则与更差的生活质量相关。另一项WHO Ⅱ级脑胶质瘤的前瞻性研究（20例病人）表明接受质子放射治疗在中位随访5.1年的时间段内并未表现出对神经认知功能和生活质量的负面影响。现在，NRG BN005正在招募IDH突变型WHO Ⅱ级或Ⅲ级脑胶质瘤病人进行一项Ⅱ期临床试验。试验中，病人随机分配至普通放射治疗和质子放射治疗组，两组均在放射治疗后接受TMZ。该研究的科学假说认为采用质子治疗的剂量学优势可较好地保护神经认知功能并带来更少的副作用。首要研究终点为神经认知功能。

10. 分子诊疗时代，较低级别脑胶质瘤的化学治疗有何变化？

基于先前的PCV治疗低级别脑胶质瘤Ⅱ期临床试验，RTOG进行了一项高风险WHO Ⅱ级弥漫性脑胶质瘤术后接受单独放射治疗或放射治疗后进行6个周期PCV化学治疗的临床研究。分析表明，接受放射治疗、化学治疗可显著增加少突胶质细胞瘤、少突星形细胞瘤和伴有IDH RI32H突变肿瘤的PFS和OS。星形细胞瘤病人表现出治疗结果更好的趋势，但未达到统计学意义。2017年11月的Society for Neuro-Oncology会议中，BELL等人报告了RTOG 9802中对获得足够组织病理的入组病人进行1p/19q联合缺失和IDH突变分析的数据。值得注意的是，伴有1p/19q联合缺失和IDH突变的病人在接受化学治疗后PFS显著延长，而IDH野生型病人则未有获益。这一结果与RTOG 9402和EORTC 26951的研究结果相印证。这两项研究的设计为病人随机分组至接受放射治疗或接受放射治疗加PCV。两项研究均证实了放射治疗加PCV可进一步提升OS，但这一获益限于1p/19q联合缺失或IDH突变病人。值得注意的是，基本上全部有1p/19q联合缺失的脑胶质瘤同时有IDH突变。因为2016 WHO分型将少突细胞瘤定义为有1p/19q共缺失的肿瘤，可以非常明确所有未切除的少突细胞瘤不论是低级别还是间变型，在初治时，相比于单独放射治疗，均可从放射治疗、化学治疗中获益。对于没有1p/19q联合缺失的间变型胶质瘤，接受放射治疗后立刻给予，相对于单独接受放射治疗，可延长生存期（5年生存率55.9% vs. 44.1%）。

另一方面，EORTC 22033-26033的Ⅲ期临床试验表明，初治TMZ加疾病进展时放射治疗的组合和与初治放射治疗加疾病进展时TMZ的方案在病人PFS上并无显著性差异，但IDH突变1p/19q非联合缺失的病人初治时采用放射治疗较初治时采用TMZ可获得更好的PFS。

其他试验结果则支持对WHO Ⅲ级星形细胞瘤行同步放射治疗、化学治疗。WHO Ⅱ级和Ⅲ级星形细胞瘤中IDH突变率为50%～75%，虽然尚没有Ⅲ期临床试验对WHO Ⅱ级脑胶质瘤单独放射治疗与放射治疗加TMZ方案进行对照，而在WHO Ⅲ级和WHO Ⅳ级肿瘤中TMZ加放射治疗较单独放射治疗可延长生存期。到现在为止研究尚未报告根据IDH突变和治疗方案分组的生存数据，但基于放射治疗加PCV在IDH突变型肿瘤中明显的作用，TMZ很可能在未来被证实对于WHO Ⅲ级和Ⅳ级IDH突变型星形细胞瘤有效。

徐松柏（吉林大学白求恩第一医院）

第十四章
脑胶质瘤康复治疗解读

第一节 诊疗规范专家解读

脑胶质瘤是最常见的颅内原发恶性肿瘤，随着外科手术治疗、放射治疗、化学治疗及生物治疗等在内的综合治疗水平逐渐增高，病人在综合治疗后生存期有了明显的延长。由于手术或肿瘤病灶本身对脑结构或神经网络构成损害，不同程度导致病人出现神经行为学水平方面的病损，表现为运动、吞咽、言语、认知，甚至意识等方面的功能受损，进一步会对病人日常生活能力和社会参与两个方面构成显著影响。

目前为止，尽管有一些关于脑胶质瘤病人康复治疗疗效方面的研究提示早期、个体化的康复治疗有利于减少病人并发症发生率、缩短住院时间、提高病人生活质量，但系统的高等级证据尚很少，尚未形成系统的共识和规范的指南。由于各种原因（如脑卒中、脑外伤、脑肿瘤等）脑损伤后只要病损位置相同，所出现的功能障碍基本上类似。故目前关于脑胶质瘤的康复评定和康复治疗基本上采用脑卒中康复方案。关于脑卒中后各种功能障碍康复的研究证据相对较多，国内外近年来先后编写了多版脑卒中康复治疗指南和共识。

关于脑胶质瘤康复治疗基本原则，主要是通过综合的康复治疗方法，在病人病情允许范围内，尽可能减少病人的并发症，促进病人残损功能恢复，使病人最大程度地获得生活独立，增加回归社会和家庭的可能性。脑胶质瘤康复包括康复评定、康复治疗及康复模式，具体情况如下。

1. 脑胶质瘤所致功能障碍的康复评定

按照国际功能、残疾和健康分类（international classification of functioning, disability and health，ICF），脑胶质瘤所导致的康复问题可分为残损、活动限制和

参与受限3个层面，所以康复评定也是从这3个层面进行。

（1）残损：主要包括肢体肌肉无力、感觉缺失、平衡障碍、吞咽障碍、构音障碍、失语症、认知障碍和心理障碍等，取决于肿瘤的病理分级、位置及大小。肢体肌肉无力可用徒手肌力测试评定，感觉缺失可用Fugl-meyer四肢感觉功能评测法进行评定，平衡障碍则可用Berg平衡量表进行评定，吞咽障碍可用洼田饮水试验、视频吞咽造影检查评定，构音障碍可用改良Frenchay法评定，失语症可用波士顿诊断性失语检查法（Boston diagnosticaphasia examination，BDAE）评定，认知障碍评定可用简易智力状态检查法（mini-mental state examiation，MMSE）、认知与精神测定量表评定，焦虑和抑郁可用汉密顿焦虑和抑郁量表评定。

（2）活动限制：上述神经残损导致病人在移动和自我照料方面的困难，如床上移动、床下转移、行走及日常生活活动（如：穿衣、洗澡、如厕）等。可采用Barthel量表、功能独立性量表（functional independence measure，FIM）来评定。

（3）参与受限：上述神经残损导致病人在就业、家庭生活及社会融合等方面的困难。可采用SF-36生存质量量表来评定。

2. 脑胶质瘤所致功能障碍的康复治疗

针对上述脑胶质瘤所致的常见康复问题，推荐采用个体化的综合治疗方案，包括物理治疗（physical therapy，PT）、作业治疗（occupational therapy，OT）、言语和吞咽治疗（swallowing therapy，ST）、认知和行为治疗、娱乐治疗、心理治疗、康复工程（推荐，2级证据）。除此之外，尚包括康复护理、营养支持和祖国传统医学等治疗方法，另可采用药物治疗来管理疼痛和痉挛、促进认知功能恢复等。推荐早期康复，脑胶质瘤术后或其他治疗后，病人生命体征稳定后即可开始康复治疗。

（1）物理治疗：以运动疗法为主，包括正确体位的摆放、关节活动度练习、肌力训练、耐力训练、神经肌肉促进技术训练、平衡及协调性训练、步态训练、呼吸训练等（推荐，3级证据）。不推荐磁、电等物理因子常规剂量治疗（推荐，2级证据）。

（2）作业治疗：应用与日常生活、工作有关的各种作业活动或工艺过程中的某个运动环节作为训练方式，最终以提高病人在生活自理、工作及休闲活动上的独立能力为目的的治疗方法。主要包括：维持日常生活所必需的基本作业治疗、创造价值的作业治疗、消遣性或文娱性作业治疗、教育性作业治疗及辅助支具使用训练等（推荐，3级证据）。

（3）言语及吞咽治疗：言语障碍包括失语症及构音障碍，需要根据病人言语康复评定的结果，分别采用促进言语功能恢复的训练和非言语交流方式的使用训练。前者包括语音训练、听力理解训练、口语表达训练等，后者包括手势语、画图、交流板、交流手册及电脑交流装置使用训练（推荐，3级证据）。吞咽障碍治疗主要包括营养摄入途径的改变、促进吞咽功能恢复的康复训练、食物性状和进食体位的调整、吞咽康复相关的康复护理和教育四个方面。

（4）认知和行为治疗：认知障碍主要表现为注意力、记忆力、执行功能、定向力、结构和视空间功能障碍等。认知康复主要包括增强对认知缺损认识和理解的教育、减少认知缺损所造成影响的适应性治疗，及针对认知缺损的修复性治疗，其中适应性和修复性治疗时，应以病人特定生活方式和工作需要为导向。

规范的认知康复有助于认知功能的改善。Gehring K对140例脑胶质瘤致认知障碍病人的随机对照研究中发现，在认知康复干预结束后，干预组病人主观认知功能和自觉负担评分，较对照组有明显改善，在干预结束6个月后，干预组病人在注意力及言语记忆的客观神经心理测试结果，较对照组有明显改善，同时心理疲劳感也更少（强烈推荐，1级证据）。

（5）娱乐治疗：可根据脑胶质瘤病人既往的爱好，陪同病人参与某些娱乐活动，如打牌、下棋、唱歌、跳舞、听音乐、弹琴、写诗、绘画、太极拳、气功及球类或田径运动等，最终达到缓解病人紧张或忧虑的情绪、增强身心健康及改善认知功能的目的。

（6）心理康复：针对脑胶质瘤病人出现的焦虑和抑郁，可通过心理干预的方法（如：支持性治疗、认知行为治疗及人际关系治疗等）来缓解和消除（可推荐，3级证据），对于中、重度焦虑或抑郁病人可酌情给予抗焦虑和抑郁的药物。同时应兼顾对病人的家属、护工的心理支持和教育。

（7）康复工程：对于脑胶质瘤病人的肢体无力和平衡障碍，可以通过康复工程制作各种辅助器具，达到改善病人的日常生活能力（推荐，3级证据）。如佩戴踝足矫形器来改善足下垂，用宽基底的四脚杖、标准助行器或半助行器来增加支撑面从而降低步行或站立时的跌倒风险。

（8）其他康复治疗方法和祖国传统医学方法：脑胶质瘤病人在手术前后、放射治疗或化学治疗期间，应给予充分的营养支持和护理。针灸、推拿和拳操也可用于脑胶质瘤病人的康复。

（9）药物治疗：适当的神经营养支持对神经功能修复有一定的帮助。对于病人康复治疗过程中出现的肢体痉挛或疼痛、肺部及泌尿系统感染、抑郁或焦虑等症状时，酌情使用一些对症药物是很有必要的。

3. 脑胶质瘤康复的模式

参考国内推广应用的脑卒中三级康复治疗体系，应用于脑胶质瘤病人的康复中。一级康复是指病人早期在神经外科的早期康复治疗；二级康复指病人在康复病房或康复中心进行的康复治疗；三级康复是指在社区或家中继续进行的康复治疗。

上述脑胶质瘤康复评定、治疗方法及康复模式，在功能障碍层面主要是参考脑卒中康复，但鉴于脑胶质瘤通常需要先在神经外科接受手术治疗、在放射治疗科行放射治疗等，术后早期存在手术切口和瘤腔愈合问题及放射治疗、化学治疗期间出现各种副作用，同时脑胶质瘤的不同病理级别预后不同，儿童脑胶质瘤病人心理影响更为显著等特殊性，与脑卒中康复又存在着显著差异，故脑胶质瘤康复在具体实施方面，常会遇到脑胶质瘤康复的特殊性问题，如哪些脑胶质瘤病人需要康复治疗、康复介入的合适时机、康复治疗的执行科室、早期康复是否会影响切口愈合和增加瘤腔出血概率、脑胶质瘤不同病理级别最终康复预后是否有差异、哪些因素可以影响脑胶质瘤康复疗效等。针对这些问题的解答将显著提高脑胶质瘤康复的可操作性，使脑胶质瘤康复获得更好的疗效。

秦智勇（复旦大学附属华山医院）

参考文献

[1] LONDON CANCER ALLIANCE. LCA Brain/CNS Cancer Clinical Guidelines. 2014.

[2] GIORDANA M T, CLARA E. Functional rehabilitation and brain tumour patients: a review of outcome [J]. Neurol Sci, 2006, 27(4): 240-244.

[3] HAN E Y, CHUN M H, KIMM B R, et al. Functional improvement after 4-week rehabilitation therapy and effects of attention deficit in brain tumor patients: comparison with subacute stroke patients [J]. Ann Rehabil Med, 2015, 39(4): 560-569.

[4] GELER-KULCU D, GULSEN G, BUYUKBABA E, et al. Functional recovery of patients with brain tumor or acute stroke after rehabilitation: a comparative study [J]. J Clin Neurosci, 2009, 16(1): 74-78.

[5] KHAN F, AMATYA B, NG L, et al. Multidisciplinary rehabilitation after primary brain tumour treatment [J]. Cochrane Database of Systematic Reviews, 2013, 1: CD009509.

[6] GEHRING K, SITSKOORN M, GUNDY C, et al. Cognitive Rehabilitation in Patients with Gliomas: A Randomized, Controlled Trial [J]. Journal of Clinical Oncology, 2009, 27(22): 3712-3722.

[7] POGGI G, LISCIO M, PASTORE V, et al. Psychological intervention in young brain tumor survivors: the efficacy of the cognitive behavioural approach [J]. Disabil Rehabil, 2009, 31(13): 1066-1073.

[8] 胡永善. 脑卒中三级康复治疗方案的探讨[J]. 中华全科医师杂志, 2005, 4(12): 712-714.

[9] YU J, JUNG Y, PARK J, et al. Intensive rehabilitation therapy following brain tumor surgery: A pilot study of effectiveness and long-term satisfaction [J]. Ann Rehabil Med, 2019, 43(2): 129-141.

[10] COOMANSA M B, VAN DER LINDENB S D, GEHRING K, et al. Treatment of cognitive deficits in brain tumour patients: current status and future directions [J]. Curr Opin Oncol, 2019, 31(6): 540-547.

[11] BURGESS G, JENSEN L E. Occupational therapy for adults with brain tumors in the acute care setting [J]. NeuroRehabilitation, 2019, 45(2): 151-161.

第二节 诊疗规范实践中的常见问题

1. 哪些脑胶质瘤病人需要康复治疗？

脑胶质瘤病人大多存在不同程度的功能和社会心理方面的障碍，从而使得病人的日常活动和社会参与度受到限制，生活质量降低。而适当的康复治疗能使大多数病人获得明显的功能进步。因此所有脑胶质瘤的病人术前、术后均应接受康复治疗，包括物理治疗、认知行为治疗、心理治疗等。

2. 脑胶质瘤病人康复治疗的合适时机是什么？

目前为止，一些关于脑胶质瘤病人康复治疗疗效方面的研究提示早期、个体化的康复治疗有利于减少病人并发症发生率、缩短住院时间、提高病人生活质量，但系统的高等级证据尚很少，尚未形成系统的共识和规范的指南。但结合脑卒中康复指南，中枢神经系统脑胶质瘤术后或其他治疗后，当病人生命体征平稳后开始介入康复治疗，对一般健康功能进行适当的治疗，动员病人，并对病人及其家属给予精神支持。

3. 脑胶质瘤病人康复治疗执行科室是什么？

脑胶质瘤术后康复涉及多学科、多部门的合作，是一个集体协同的工作模式。应成立脑胶质瘤康复体系，提高治疗疗效，为脑胶质瘤术后病人提供药物治疗、肢体功能锻炼、语言训练、生活活动训练、认知训练、心理康复和健康教育。由神经外科医师协调整个诊疗过程，与病人及家属进行沟通，规范治疗方案，并在不同治疗时期调整侧重点。术后急性期以神经外科为主，帮助病人度过围手术期的同时积极结合康复科、心理咨询师等康复锻炼。后续放射治疗、化学治疗阶段，存在肢体运动障碍、言语及吞咽障碍、认知行为障碍的病人以康复病房及康复中心为主。若病人生活能够自理，仅存轻微不适则以社区或家庭康复为主。

4. 对功能结构已发生器质性破坏者，康复治疗是否真能奏效？

脑胶质瘤术后功能结构已发生器质性破坏，其常见功能障碍为肌肉无力，通过高强度渐进式抗阻力训练、神经肌肉电刺激、运动再学习方案等提高病人的肌肉力量和运动功能恢复。对于感觉障碍的病人，采用特定感觉训练以及经皮电刺激联合常规治疗可提高感觉障碍病人的感觉能力，同时感觉能力的改善也可以同时改善病人的运动功能。包括语言障碍、吞咽障碍等均可通过康复治疗得到一定恢复，因此对于脑胶质瘤术后功能结构发生器质性破坏的病人，综合康复治疗有助于病人得到一定的功能恢复。

5. 一级康复是否影响切口愈合、增加瘤腔出血概率？

一级康复是指病人术后早期在神经外科的康复治疗。因脑胶质瘤具有较强的侵袭性，手术全切有助于减缓肿瘤复发并延长病人生存期。但术后神经功能缺损发生率较高。因此需要早期康复锻炼，促进病人术后恢复，近年来在神经外科领域提出了加速康复外科的理念。其通过多模式、多途径、集成综合的方式来减少创伤及应激反应，其主要策略涵盖了围手术期的处理、外科、麻醉、护理等多领域、多学科的最新临床应用。多项临床研究均表明加速康复外科可降低术后并发症的发生率，缩短住院时间，增加病人满意度，有助于脑胶质瘤术后病人早期康复，因此一级康复不会影响切口愈合，不会增加瘤腔出血概率。

6. 儿童脑胶质瘤病人心理康复治疗的时机、方法和标准与成人病人的异同有哪些？

儿童病人突出的特点是年龄小，心理活动多随活动情境而迅速变化。因手术、腰穿等痛苦的治疗、疾病的不良刺激及住院时间较长等导致患儿产生悲伤、好哭、易怒等，导致儿童脑胶质瘤病人心理波动与成人不同。不同年龄的儿童个性差异较大，其心理特点也不相同。儿童病人的一般心理反应包括分离性焦虑、恐惧不安、反抗、抑郁自卑、发脾气、睡眠障碍、拒食及不服药等，且因为家属的心理状态对儿童病人有着直接的影响，因此对儿童病人的护理在很大程度上是对家属的心理支持。不同年龄阶段病人的心理康复亦不同，6个月左右的婴儿常需要母亲的爱抚，应采取轻拍、抚摸、逗笑等方式；6个月至4岁的儿童住院心理反应明显，应体贴关心患儿，从而建立良好的信任关系，减少其对医院的恐惧；而年龄较大的儿童能与人很好地沟通，可以适当解释住院的原因，取得信任和配合。对病情危重的脑胶质瘤患儿应制定临终关怀流程，帮助患儿面对死亡，协助减轻家属的痛苦。

7. 脑胶质瘤康复治疗是否需个体化？

由于脑胶质瘤不同病理级别、不同分子类型病人生存期差异较大，且病变位置不同，其功能损伤亦不同，因此需要对脑胶质瘤术后病人制定个体化康复治疗方案。脑胶质瘤术后所导致的康复问题可分为残损、活动限制和参与受限3个层次。残损主要包括肢体肌肉无力、感觉缺失、平衡障碍、吞咽障碍、构音障碍、失语症、认知障碍和心理障碍等。活动限制指上述神经残损导致病人在移动和自我照料方面的困难。参与受限指上述神经残损导致病人在就业、家庭生活及社会融合等方面的困难。不同功能障碍、不同损伤程度需制定个体化治疗方案进行针对性康复治疗，从而加速病人康复。

8. 邀请和安排脑胶质瘤病人参与脑胶质瘤学术会议（国外模式）是否属于脑胶质瘤康复治疗方式之一？

脑胶质瘤病人在整个治疗过程中会出现不适感，其通过各种途径（网络资源及病友交流）等接触不同繁杂的信息，而这些信息良莠不齐，往往会导致病人产生恐惧感，从而出现焦虑和抑郁。而鼓励参与脑胶质瘤学术会议，病人及其家属可正确地认识疾病，有助于缓解和消除紧张情绪，减低疾病恐惧，同时病人可接触到最前沿的诊疗进展，提高其治疗信心及配合程度，有助于康复治疗的进行，加速病人恢复。但是对于病人参加的学术会议内容需要甄别，避免造成病人的误解。

9. 心理治疗何时开始，心理治疗的原则和目的有哪些？

脑胶质瘤病人从术前磁共振诊断开始即出现紧张情绪，严重会发展为焦虑和抑郁，因此心理治疗应贯穿术前、术后整个治疗阶段。主要通过心理治疗的方法来缓解和消除病人的紧张情绪，对于中、重度焦虑或抑郁的病人可酌情给予抗焦虑和抑郁的药物，同时应兼顾对病人的家属、护工的心理支持和教育。心理治疗的原则是建立良好的治疗性医患关系，医患间彼此相互信任、相互尊重、相互合作，这是心理治疗的基础和重要条件。心理治疗师需具备丰富的心理学专业知识和技能，向病人提供心理支持，帮助病人正确面对疾病及治疗，改善病人紧张等不良情绪，同时对病人家属进行心理干预，强调家属的心理支持，创造良好的社会环境，提高病人康复水平。

10. 脑胶质瘤康复治疗疗效的影响因素有哪些？

脑胶质瘤康复治疗的疗效受诸多因素影响。例如年龄，有研究表明，病人年龄越轻，恢复的可能性越大，这可能与老年病人既往已有脑功能受损，且老年病人的配合程度往往差于年轻病人所致。损伤范围比较局限，一些基本功能未被损伤者，康复前景较为良好。术后恢复的迹象越早，表明病人损伤的原因是由病变的继发效应所致，如颅内压增高等，此类病人积极辅助康复训练，通常会获得满意的康复效果。还包括情绪、社会环境、受教育程度等均会对病人康复治疗产生影响。

王樑（中国人民解放军空军军医大学唐都医院）

陈银生（中山大学附属肿瘤医院）

第十五章
脑胶质瘤多学科诊疗解读

第一节　诊疗规范专家解读

脑胶质瘤单纯依靠神经外科手术，即使位于可扩大切除的非功能区，应用目前最先进的多模态影像技术及电生理技术辅助手术，达到影像学意义上的全切除，也仍然会复发。经过手术切除为主，结合放射治疗、化学治疗、电场治疗等综合治疗后，胶质母细胞瘤的中位生存期仅为16～20个月左右，5年生存率徘徊在5%～13%之间，预后差。因此脑胶质瘤的诊疗，传统神经外科只是其中的手段之一，需要包括影像科、神经外科、放射治疗科、肿瘤科、病理科等多学科综合治疗的模式（multidisciplinary team，MDT）。近年来，MDT治疗方式已成为肿瘤治疗的国际趋势以及医疗体系的重要组成部分。国内外学者的临床研究表明，脑胶质瘤的MDT治疗模式能进一步提高疗效和病人生命质量。

英国国立健康与临床优化研究所（the national institute for health and care excellence，NICE）1996年发表了以循证医学为基础的系列临床肿瘤治疗指南，越来越多的肿瘤病人通过MDT治疗模式提高疗效。目前，国外指南一致推荐采用MDT模式治疗脑胶质瘤，包括欧洲肿瘤内科学会的高级别脑胶质瘤临床实践指南（European society for medical oncology，ESMO指南）、NCCN中枢神经系统癌症临床实践指南、英国国家卫生与临床优化研究所脑及中枢神经系统肿瘤指南（NICE）等。2008年在中华医学会神经外科学分会发表了多学科专家编写的《中国中枢神经系统恶性胶质瘤诊断和治疗共识》，2012年进行了更新和扩容编写成国内第一版《中国中枢神经系统胶质瘤诊断和治疗指南》，2015年再次更新版，首次将MDT模式治疗写入脑胶质瘤诊疗指南。中国医师协会脑胶质瘤专业委员会2018年发表了《胶质瘤多学科诊治（MDT）中国专家共识》，同年国家卫生健康委员会发布了《脑胶质瘤诊疗规范》（2018年版），明确提出"MDT应贯穿脑胶质瘤规范化诊疗的全过程。脑胶质瘤MDT的目标是整合神经肿瘤相关多学科优势，以病人为中心，提供一站式医疗服务，实现最佳序贯治疗"。上述国内外指南充分肯定了MDT在脑胶质瘤治疗中的价值，并规范脑胶质瘤MDT模式，为推动MDT在我国脑胶质瘤诊疗中的运用发挥了重要的积极作用。许多医院也先后成立了脑胶质瘤中心，但脑胶质瘤MDT仍需更广泛地推广和完善。

单一分科治疗模式无法为脑胶质瘤病人提供全面而及时的诊疗。而脑胶质瘤MDT是根据病人的疾病状况和需要解决的临床问题，由多个相关学科专业人员共同讨论制定并实施诊疗方案，提供个体化、综合性的诊疗，以适当的经济费用取得最佳的治疗效果。

MDT组织形式包括MDT病例讨论会和MDT联合门诊等形式。开展MDT可为病人带来诸多获益。①方便病人就医。提高病人对诊疗方案的依从性和进入临床试验的可能性，有助于临床试验和科研的开展。一项前瞻性研究，纳入288例新诊断结直肠癌病人，其中40例病人就诊多学科门诊，248例病人就诊非多学科门诊，旨在确定多学科门诊对肿瘤管理的影响。研究发现，与非多学科门诊相比，多学科门诊可显著改善术前检查及辅助治疗的比例。非多学科门诊病人完成完整术前评估的比例仅为23%，多学科门诊病人显著提高至85%，同时进行新辅助治疗的比例也显著提高（非多学科门诊对比多学科门诊分别为30.9%、82.6%）。②实施MDT可改善病人的预后。一项纳入了新加坡2家医院的67例高级别脑胶质瘤病人的临床研究，其中MDT管理的病人47例，非MDT管理的病人20例，旨在比较MDT管理和非MDT管理病人临床结局的差异。研究显示，MDT管理的高级别脑胶质瘤病人可显著改善临床结局，与非MDT管理的病人相比，MDT管理延长了病人6.8个月的中位总生存期（分别为11.9个月、18.7个月）。

此外，MDT也为医疗团队带来获益。MDT提高了医疗团队成员之间的沟通，增加了团队成员的学习和受教育机会，有利于科研工作的开展，提高医疗单位的学术水平。由于团队成员共享决策，责任由成员共同承担，也可降低团队成员的工作压力，减少医疗纠纷。

一项评估MDT模式对结直肠癌小组成员工作生活的影响研究中，MDT团队成员在开展MDT前后进行自我评估，包括MDT对工作压力，工作满意度和团队绩效的影响，来自75个MDT中的333位团队成员完成问卷调查。调查显示，MDT可以显著降低所有团队成员的工作压力。

根据国外MDT运行模式，我国脑胶质瘤MDT团队有"联邦制"和"邦联制"两种模式可供选。"联邦制"MDT模式，是指将脑胶质瘤治疗手段集中于同一个大科室或同一中心内，如肿瘤专科医院，建立以病种为主线的综合型脑胶质瘤治疗科室或中心，同时配备神经外科、神经内科、肿瘤科、放射治疗科、影像科、病理科等专业的医师。MDT病例讨论是该团队的常规工作模式，绝大多数病人均经过MDT讨论会诊，该模式有利于病人联合序贯治疗方案的制定及跟进，病人依从性高，便于总结和开展临床研究。"邦联制"MDT模式，是将脑胶质瘤的各个治疗方式归属于相应的不同学科，如神经外科、肿瘤科、影像科、病理科、放射治疗科等，对各个学科所收集的较为复杂、疑难的病例，由神经外科医师或脑胶质瘤首席专家召集上述相关科室的专家，定期召开MDT会诊及病例讨论，集体形成诊疗建议，然后由首诊医师或提供讨论病例的医师，协调安排病人的后续治疗，适用于综合性医院或MDT模式组建初期的医院。"邦联制"模式的缺点是团队成员相对分散，MDT会诊病人的例数及后续治疗的依从性、资料随访的完整性方面不如"联邦制"。在我国无论是肿瘤专科医院还是综合性医院，脑胶质瘤外科治疗及影像学诊断、病理科诊断、抗肿瘤药物治疗、放射治疗都分属不同科室实施，脑胶质瘤MDT模式以"邦联制"为主。

MDT组织构架包括召集人、各科专家、秘书协调员、记录员等，同时可考虑成立MDT委员会。召集人（首席专家）由权威专家担任，对MDT项目全权负责，主持并参与讨论，合理分配讨论时间，协调组织讨论，最终总结并形成个体化的专业意见。各科专家，主要包括神经外科、医学影像、病理及分子病理、放射科、肿瘤科等，需要时可邀请神经内科、血液科、康复科、护理和临终关怀等相关学科专家参与。建议各科专家至少具有高年资主治医师或以上职称，能按时定期参与MDT讨论，负责提供MDT病例，事先准备病人资料，讨论时解答其他专家的问题，提出本专业领域的观点，对自己提交讨论的病人，负责做下一步诊疗包括随访。秘书（协调员）负责统一受理各专家推荐的病人预约，收集资料，安排讨论顺序、通知MDT时间地点及注意事项、出勤签到等；保管、存档讨论记录和相关资料。记录员：负责全程记录MDT，包括讨论专家的发言和最终建议；统计MDT病例的临床资料。记录员和秘书（协调员）可由一人兼任。除了上述组织架构，还可成立MDT委员会，负责制定MDT团队的工作制度、流程，监督MDT的执行情况，注意保护病人的隐私及相关医疗记录不向外泄露作为非医疗用途。

会议室、圆桌台椅、电脑及投影仪等是建立MDT的必需场地及设施。会议室要求照明设施完善、有较好的通风系统，有足够宽敞的独立空间，固定会议室为佳。圆桌台椅建议配备能容纳10人左右的圆桌，供各科专家集中在一起方便讨论，同时有足够多的后排座椅，供各科医师或研究生、实习医师观摩学习或示范教学。电脑及投影仪或触屏式电子屏，用于投影影像学及病历资料，使讨论的资料内容更便捷、直观，供各科专家分析及讨论病情。应配备医院内网，可连接医院数据库，方便查询资料。有条件的单位可以通过内网连接医院的数据库，查询和调取病人的影像学、实验室等相关检查结果及病历内容。可建立MDT微信群，成员包括参与MDT的各科医师或研究生、实习医师，通过微信群通知MDT会诊的时间或地点，待讨论病人的资料及会诊目的、提醒影像科及病理科医师提前阅片等，提高会诊的效率。

MDT标准化程序流程包括MDT前、MDT以及MDT后需进行的相关工作。MDT会议前准备，包括预约病人和资料准备。病人可通过参与MDT团队的专家、专科门诊预约；也有其他医院转诊过来讨论，均需通过秘书（协调员）预约。门诊或住院病人的病情资料由门诊或管床医师收集整理，MDT秘书提前将当次MDT讨论的病情资料，通过邮件或微信群发送给参与讨论的成员，以便相关医师提前阅片，提出需要进一步完善的检查项目和资料，使即将讨论的病例资料准备更加完善。MDT会议中包括病情汇报、影像学和病理学分析、专家讨论、决定方案、会议记录。病情汇报由提交讨论的医师或床位医师，用PPT汇报病情（包括病史、治疗经过、检验和检查结果、患方疗效期望、经济状况、依从性等）及提请MDT讨论的目的和理由。影像科及病理科专家分别分析病人的影像学、病理学资料，解答临床各科医师的疑问。在MDT召集人的主持下，由相关专科的专家提出自己的诊断和治疗策略，阐述各种治疗手段对该病人的适应证、禁忌证、预期疗效、可能的并发症和风险。以国家卫生健康委员会《脑胶质瘤诊疗规范》（2018年版）、NCCN、ESMO等国内外脑胶质瘤诊疗指南为指导，结合最新研究成果及病人的具体情况，综合上述医师的诊疗意见，最终确定合理的个体化治疗方案。记录员或秘书（协调员）记录会议讨论的内容并整理归纳、统一保管。MDT会议后，包括患方沟通交流、诊疗方案实施及修订、随访及监测评估。由提交讨论的医师所在医疗组向病人家属说明会诊的意见，在实施具体诊疗方案中，如果发现疗效不满意、疾病进展等情况，可再次提请MDT讨论，更新治疗方案。所有MDT决策的治疗方案实施，定期组织专人随访，向MDT反馈治疗疗效，不断提高诊治水平。各单位可制定符合本单位的MDT病例申请表模板和MDT会议记录模板。MDT程序如图15-1所示。

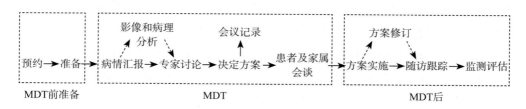

图15-1 MDT程序

标准化程序中实线表示必须进行的过程；虚线表示视情况而定，根据不同病例的特点决定是否进行。

MDT贯穿脑胶质瘤规范化诊疗的全过程（图15-2）。对初次诊治病人，可讨论诊断及鉴别诊断、是否手术及手术方式。对术后经组织病理诊断和分子检测的整合病理报告为脑胶质瘤者，则讨论下一步治疗方案。如病理不明确，则讨论下一步措施（如转入其他相关科室治疗或观察）。在治疗及随访过程中，如有需要可再次MDT讨论，调整诊疗方案；对可疑复发病人，需要讨论病灶性质（如治疗反应、肿瘤进展）及下一步诊疗措施。复发脑胶质瘤常规治疗无效且需要纳入各类新型药物临床试验的病例也需进行MDT讨论。

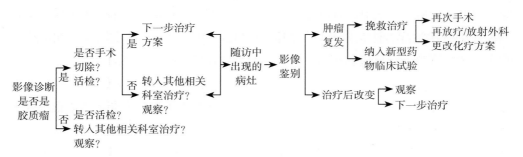

图15-2　脑胶质瘤MDT实施路径

　　MDT应得到所属医院管理部门支持，首先认可MDT治疗模式，在参与人员、时间、设备和设施等方面提供支持。此外，需加强与国内外其他脑胶质瘤中心MDT团队的交流，可以通过邀请国内外其他MDT团队参与本团队的MDT病例讨论会或以网络视频会议的形式组织多个中心的MDT团队同时在线参与的联合病例讨论会。通过与国内外同级别脑胶质瘤诊疗中心之间及和有脑胶质瘤诊疗资质的基层医院的MDT讨论，互相取长补短，学习脑胶质瘤诊疗的最新进展，同时提高基层医院脑胶质瘤的诊疗水平，实现弱势学科学术水平的提升及医教研健康管理的融合，弥补医院学科发展不平衡的局面。MDT全过程的相关诊疗数据，在医院平台能被MDT团队实时收集并利用，以便及时调整诊疗方案，也有利于MDT成员进行学习和提高。

　　医院管理部门应对MDT进行年度评估，并对相关问题督促整改。脑胶质瘤MDT的临床评估，主要包括内部及外部评估，建议每年对本院MDT内部评估两次，全国或区域MDT委员会每年1次对各医院MDT进行外部评估。评估内容包括脑胶质瘤MDT团队的建立与实施、脑胶质瘤MDT的标准化程序及实施路径以及开展脑胶质瘤MDT的频率、MDT会议制定诊疗方案及临床数据库等的评估。要求MDT会议上因为信息缺失而无法制定临床决策的病人比例不超过10%，MDT会议上获MDT诊疗建议的病人比例应超过80%。建议MDT会议开展频率为每月1~4次；MDT门诊开展频率为每周1~2次。MDT临床数据的评估，建议在完成MDT会议或MDT门诊后7个工作日内收集并上传至数据库；随访数据，应在获随访数据后7个工作日内上传至数据库。

　　MDT模式可为肿瘤病人提供最佳的个体化诊疗方案及高质量的医疗服务。2018年国家卫生健康委员会发布的《脑胶质瘤诊疗规范》（2018年版），其中的第五部分"多学科诊疗模式（MDT）"指出"脑胶质瘤是需要多学科综合治疗的疾病，MDT应贯穿脑胶质瘤规范化诊疗的全过程。脑胶质瘤MDT的目标是整合神经肿瘤相关多学科优势，以病人为中心，提供一站式医疗服务，实现最佳序贯治疗"。MDT在临床实践中，通过各个专业医师的交流与讨论，判断哪种手段更适合病人作为首次治疗方法，以及后续的治疗是选择单一治疗或联合治疗。在治疗过程中，严密观察治疗反应和疾病进展，及时调整治疗方案。

秦智勇（复旦大学附属华山医院）

<h1 align="center">参考文献</h1>

[1] 《中国中枢神经系统胶质瘤诊断和治疗指南》编写组. 中国中枢神经系统胶质瘤诊断与治疗指南（2015）[J]. 中华医学杂志, 2016, 96(7): 485-509.

[2] 中国医师协会神经外科医师分会脑胶质瘤专业委员会. 胶质瘤多学科诊治（MDT）中国专家共识[J]. 中华神经外科杂志, 2018, 34(2): 113-118.

[3] National Comprehensive Cancer Network. NCCN clinical practice guidelines in Oncology: Central Nervous System Cancers(2016. V1), 2016. [EB/OL]. http://www.Nccn.org/professionals/physician_gls/pdf/colon.pdf.

[4] FLEISSIG A, JENKINS V, CART S, et al. Multidisciplinary teams in cancer care: are they effective in the UK? [J]. Lancet Oncol, 2006, 7(11): 935-943.

[5] GUIFOYLE M R, WEEMKKODY R A, OSWAL A, et al. Implementation of neuro-oncology service reconfiguration in accordance with NICE guidance provides enhanced clinical care for patients with glioblastoma multiforme [J]. Br J Cancer, 2011, 104(12): 1810-1815.

[6] STUPP R, BMDA M, VAN DEN BENT M J, et al. High-grade glioma: ESM0 Clinical Practice Guidelines for diagnosis. treatment and Follow-up [J]. Ann Oncol, 2014, 25 Suppl 3: iii93-101.

[7] National Collaborating Centre for Cancer. Improving outcomes forpeople with brain and other CNS tumours: the manual [M]. London: National Institute for Health and Clinical Excellence, 2006.

<h2 align="center">第二节　诊疗规范实践中的常见问题</h2>

1. MDT 在脑胶质瘤诊疗中的作用是什么？

肿瘤是一种全身性疾病，神经系统肿瘤（CNS neoplasms）的诊断和治疗是系统性的。尤其是对于复杂的、单一治疗无法解决的脑胶质瘤的临床治疗，MDT目标是整合神经肿瘤相关多学科优势，以脑胶质瘤病人为中心，提供一站式网状医疗服务（allied medical service）。MDT模式的开展可为病人带来诸多益处。①在方便病人就医的同时提高了病人对既定诊治方案的依从性。研究显示，非多学科门诊病人完成完整术前评估的比例仅为23%，多学科门诊病人显著提高至85%，同时进行辅助治疗的比例也显著提高（非多学科门诊对比多学科门诊分别为30.9%、82.6%）。②MDT的实施可提高病人进入临床试验的可能性。③实施MDT可改善病人的预后。一项临床研究显示，与非MDT管理的病人相比，MDT管理延长了病人6.8个月的中位总生存期（分别为11.9个月、18.7个月）。④此外，MDT有助于临床试验和科研的开展。

除了脑胶质瘤病人，MDT同时也为医疗团队带来诸多益处。①提高了医疗团队成员之间的沟通，增加了团队成员的学习和受教育机会；②MDT团队成员共享决策，更易获得最佳实践和循证医学的建议，决策制定和治疗实施责任由成员们共同承担，可降低团队成员的工作压力，减少医疗纠纷；③MDT还有利于科研工作的开展，提高医疗单位的学术水平。

2. 脑胶质瘤 MDT 的核心人员构成有哪些？

MDT团队由医疗相关专科医师和专业人员组成。其中，召集人（首席专家）通常由主导脑胶质瘤诊疗的临床科室（如神经外科等科室）权威专家担任，负责主持、协调并参与讨论，合理分配讨论时间，当意见不一致时，负责以投票制或者其他形式决定意见的形成，最终总结并形成个体化的专业意见。召集人同时需审核医疗记录并签名负责。如本人不能参与MDT会诊，需委托另外一位专家代为主持。

MDT团队的核心成员包括：神经外科、神经影像、神经病理、放射肿瘤、临床肿瘤、神经内科、分子病理、血液病、内分泌、神经心理等专科的医师、临床护理人员、生物样本库、病案库管理者等。并推荐MDT设定医疗秘书（同样属于核心成员）。其中，神经外科医师作为脑胶质瘤MDT诊疗网络的关键节点需承担以下职责：①最大范围安全切除肿瘤，这是绝大多数脑胶质瘤的首选也是第一步的治疗，同时也是决定病人预后的关键因素；②获取组织样本，以明确肿瘤的组织病理及分子病理诊断；③招募临床试验受试者和生物样本捐献者；④随访病例。各临床科室专家成员一般应具有副高职称或高年资主治医师以上资格，有良好的神经肿瘤诊治基础并热心从事该事业。承诺按时定期参与MDT讨论，如本人不能参加，要指派另外一位相应专家代替参与。MDT核心成员对于关键临床问题的发起拥有平等话语权。

3. 脑胶质瘤 MDT 团队除了核心成员外，还需要哪些辅助人员参与？

脑胶质瘤MDT团队除了核心成员外，还需要有康复师、临终关怀医护人员、社会工作者、心理学家、数据管理者、科研秘书等辅助人员参与。

4. MDT 在脑胶质瘤病人诊疗的哪个阶段介入？

MDT在病人诊疗的各个阶段都可介入，如诊断、鉴别诊断阶段、治疗阶段，以及随访阶段（图15-3）。病人的诊疗进入MDT模式后，其后的诊疗方案的制定、诊疗结果的随访都将得到MDT团队的持续关注及专职人员的指导。

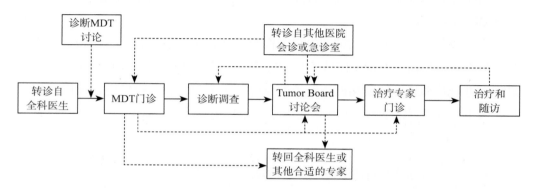

图15-3　MDT在脑胶质瘤诊疗过程中的介入点

5. 脑胶质瘤的 MDT 临床运作形式主要有哪些？

对脑胶质瘤病人推荐两种临床MDT运作形式。

（1）**脑肿瘤多学科讨论会（brain tumor board）：**讨论会由MDT团队的首席专家召集，建议在固定的时间（每一周或几周一次）、固定的地点由MDT团队成员参与，同时向相关科室临床医师、进修医师、研究生、医学生等开放。每次会议之前由发起病例讨论的MDT成员或相关科室医师预先向MDT秘书申报所需讨论的病例资料，以便参与讨论的专家提前准备；会议讨论内容由专门的记录员记录并整理归纳，由各科专家审核后存档保管。该病例讨论的发起者，负责根据会议讨论结果落实进一步诊疗方案，并将后续检查、治疗及随访结果及时更新并交给团队的临床资料管理人员，统一存档管理。

（2）**脑肿瘤多学科联合门诊（MDT clinic）：**多学科联合门诊通常由神经外科发起组织，由MDT团队的核心科室的专家参加。参加联合门诊的主要科室和专家应相对固定，且不宜过多。通常由神经外科、放射影像科、放射肿瘤科（放射治疗科）、临床肿瘤科等参与。建议MDT门诊配专职的秘书对病人的资料进行收集整理、对病人进行随访指导。其余如病理科、神经内科、感染科、血液科等其他科室的MDT核心专家，作为咨询专家，如病例有需要可临时加入MDT门诊。建议MDT团队的秘书参加多学科联合门诊，对病人的资料进行收集整理、对病人进行随访指导。MDT门诊建议设在门诊较为宽敞的专用诊室，由专职的MDT护士进行病人的预检、预约及复诊等流程的安排。

6. 脑胶质瘤 MDT 门诊的病人转诊、预约与筛选如何进行？

MDT门诊建议采取专家转诊制，全预约制和诊前预筛制。所有病例均需由MDT临床核心成员或MDT相关科室的医师首诊后推荐到MDT门诊预约。门诊预约时须填写MDT门诊预约申请单。为提高MDT门诊的诊疗效率，建议MDT门诊专职护士在预约时指导病人或家属在就诊前将病患的病史、既往诊疗经过、影像资料进行整理。经MDT门诊诊疗的病人如后续需转诊其他科室，建议由出诊专家或MDT门诊秘书负责联系落实，并给予病人指导。

7. MDT 讨论会可否以网络会议形式进行多中心的讨论？

MDT讨论会可以尝试采用新型的互联网移动医疗模式。①网络视频会议：MDT网络视频会议，一般由一个MDT工作开展较为成熟的单位发起，并作为主会场，同时设立若干个分会场，每一个分会场由一个完整的MDT团队参与。会议前发起讨论会的主场团队，需将要讨论的病例资料包括病史、影像学资料、诊疗经过、病理切片照片（如果有）发送给所有参与会议的各分会场MDT团队，以供讨论准备。各分会场如有病例需要发起讨论，也可以事先发给所有的MDT团队做讨论准备。会议当天，先由主会场的MDT团队介绍病例，并由各专家发表意见，然后由各分会场MDT团队逐一发言，进行讨论。讨论中所有会场的MDT团队专家拥有平等的发言权，在病例讨论的范围内可畅所欲言。主会场的病例讨论发起者和MDT秘书，对专家讨论的意见进行详细的记录，并将讨论总结的结果反馈给病患并指导其进一步的诊疗。并在病人治疗的一定阶段将后续结果反馈给所有参加MDT讨论会的团队。②MDT微信讨论群：建立MDT微信群一般主要用于MDT讨论会前的准备工作及会后反馈的沟通、MDT门诊的预约及病例的预筛。MDT微信群也可以作为一些紧急危重病例在来不及召开正式多学科讨论会的情况下的紧急讨论平台。

在进行基于互联网的MDT诊疗模式时，要特别注意医疗安全和病人隐私保护。

8. 经 MDT 讨论给出诊疗意见的病例后续随访与反馈如何进行？

每个MDT团队都应设专门负责病例随访的人员。对于门诊或MDT讨论会制定的诊疗方案的实施过程及结果进行随访，并将随访结果补充入数字病案库。脑胶质瘤MDT的反馈包括数据反馈、病人反馈和MDT团队反馈3个方面。①MDT团队中的数据管理人员对MDT门诊及tumor board讨论会收集的资料及数据经过分析后，应及时反馈给MDT成员，以便进行学习和改进；②MDT团队的专家在后续的门诊中、负责随访的人员在例行随访中应收集病人对MDT诊疗决策的反馈意见以及对治疗方案应用后的结果反馈等，以便于MDT工作的持续改进；③MDT团队应与MDT诊疗决策执行的相关科室专家保持联系，对诊疗决策的执行过程、治疗反应、严重并发症等及时反馈，以便调整治疗方案，同时需定期回顾并总结。

9．如何对 MDT 的病史资料及临床数据进行管理？

MDT团队建议设专门的临床资料管理员。每次tumor board讨论会讨论的病例资料（幻灯）、专家发言记录及最终形成的诊疗决策由发起讨论的医师，记录整理形成讨论纪要，经主要专家审核后交由临床资料管理员以电子文档的形式归档保存。MDT门诊的纸质病例建议由MDT门诊护士或秘书复印以纸质资料存档，同时将病人信息病史及诊疗意见做电子化表格交由临床资料管理员归档保存。每个MDT病例后续的随访结果，由MDT团队负责随访的专员加入电子存档。所有的MDT临床资料团队成员可以共享，亦可向MDT团队提出书面申请提取数据进行后续研究。完成MDT诊疗决策执行的病例，由临床资料管理员发给发起病例讨论的医师进行总结，然后由主诊专家撰写专家点评，以形成一个完整的MDT病例资料。建议每年将已完成总结和专家点评的完整MDT病例，汇集成册供MDT成员共享，供相关科室的临床医师和研究生、医学生学习。亦可由MDT召集人牵头编辑形成正规的出版物，出版发行。

10．通过什么渠道，如何对脑胶质瘤病人及家属进行 MDT 诊疗模式的宣教？

所有的脑胶质瘤诊疗相关科室的临床医师、护理及辅助人员，在日常诊疗中均可向病患及家属宣传MDT的运行方式、诊疗途径及意义。同时可以基于MDT的诊疗经验，由团队的成员们编写脑胶质瘤多学科诊疗的宣传手册，发给每一位就诊的脑胶质瘤病患或家属。亦可通过医疗机构的官网，官方微信公众号或面向病患的MDT微信公众号进行普及宣教。

庄冬晓（复旦大学附属华山医院）